中医体质
营养学

主　审　王　琦（北京中医药大学）

主　编　王　济（北京中医药大学）

　　　　郑燕飞（北京中医药大学）

副主编　（以姓氏笔画为序）

　　　　马晓峰（中国中医药出版社）

　　　　李英帅（北京中医药大学）

　　　　李玲孺（北京中医药大学）

　　　　张　妍（北京中医药大学）

　　　　陈　禹（中日友好医院）

　　　　孟志君（北京上医琦方健康科技有限公司）

中国中医药出版社

· 北 京 ·

图书在版编目（CIP）数据

中医体质营养学 / 王济，郑燕飞主编 . — 北京：
中国中医药出版社，2020.12（2024.2重印）
ISBN 978-7-5132-6559-1

Ⅰ . ①中⋯　Ⅱ . ①王⋯ ②郑⋯　Ⅲ . ①中医学—体质
学 ②中医学—营养学　Ⅳ . ① R2

中国版本图书馆 CIP 数据核字（2020）第 243126 号

中国中医药出版社出版

北京经济技术开发区科创十三街 31 号院二区 8 号楼
邮政编码　100176
传真　010-64405721
唐山市润丰印务有限公司印刷
各地新华书店经销

开本 710×1000　1/16　印张 22.25　字数 318 千字
2020 年 12 月第 1 版　2024 年 2 月第 3 次印刷
书号　ISBN 978-7-5132-6559-1

定价　86.00 元
网址　www.cptcm.com

服 务 热 线　010-64405510
购 书 热 线　010-89535836
维 权 打 假　010-64405753

微信服务号　zgzyycbs
微商城网址　https://kdt.im/LIdUGr
官 方 微 博　http://e.weibo.com/cptcm
天猫旗舰店网址　https://zgzyycbs.tmall.com

如有印装质量问题请与本社出版部联系（010-64405510）

孙鹏程（北京中医药大学）

李竹青（北京中医药大学）

李芳莉（北京中医药大学深圳医院）

李倩茹（北京中医药大学）

杨　正（北京中医药大学）

周开林（北京中医药大学）

周玉美（北京中医药大学）

孟翔鹤（北京中医药大学）

赵晓山（南方医科大学）

赵蔚波（北京中医药大学）

侯淑涓（北京中医药大学）

姚海强（北京中医药大学）

姚雪霞（北京上医琦方健康科技有限公司）

秦静波（北京中医药大学）

高惠贤（北京中医药大学）

崔家瑞（北京中医药大学）

董　阳（北京中医药大学）

董思颖（北京中医药大学）

蒋永国（北京上医琦方健康科技有限公司）

序

　　食物在人的一生中任何时候都是健康和幸福所必需的物质，但当身体在受伤或患病后受到生长、繁殖或修复等增强的生理活动影响时，饮食的质量和数量就具有特殊的意义。营养学是研究食物与机体健康相互作用的一门学科，是研究人体营养规律及改善措施的科学。营养学通过合理膳食促进和维护人体健康，要求人体必需的营养素平衡适宜，同时也根据不同人群对营养素的需要搭配膳食。

　　中医药学是中华民族的伟大宝库。药食同源，中医食疗在我国有着悠久的历史，选择特定食物养生防病的记载古已有之，比如用海藻治瘿病（甲状腺肿）、用羊肝治雀盲（夜盲症）、用猪胰治疗消渴病（糖尿病）等食疗方法。而当今时代是中西医学共同发展、寻求交融的时代。如何将中医食疗与营养学理论和实践结合起来，也是我们应该思考的问题。

　　"精准医学"和追求"个性化营养"是当今医学和营养学的发展方向，我们在强调精准医学的同时，也应当强调"个体化营养"。体质中医学说早已深入人心，如何做到"个体化营养"？是不是可以根据人不同的体质给予相应的营养处方和膳食指导呢？这可能是具有创新意义的思路。

　　北京中医药大学王琦院士是中医体质学的开创者，根据中医气血阴阳理论，他将中国人的体质分为九种类型，并提出了体质辨识方法及《中医体质分类与判定》标准等中医体质测评标准。该标准从 2009 年起被纳入《国家基本公共卫生服务规范》，成为首次进入国家公共卫生服务体系的中医体检项目，并在全国推广应用。

　　在去年的一次学术会议上，我听到王琦院士的高徒王济教授作了有关中医体质理论的报告，也欣闻王济教授在着手编著《中医体质营养学》，要把中医体质食疗的理念与营养学理论结合起来，根据中医学对食物的性、味、归经等特性，综合考虑食物的营养成分，组成适合不同体质的膳食处方，达到调理体质、预防疾病、养生保健的目的。

　　现书稿即将付梓之际，王济教授邀我作序。我认为，本书的贡献在于突破专业局限，融合传统与现代理论，大胆探索了中医体质理论、中医食疗方法与现代营养学的结合，对促进中医药和现代营养学理论未来发展具有积极意义。谨以此文为序。

中国疾病预防控制中心营养与健康所副所长

中国营养学会妇幼营养分会副主任委员　　赖建强

2020 年 5 月

编写说明

中医体质学在继承前人的基础上，对体质现象进行系统研究，发现并证实中国人有九种体质类型，并开发了《中医体质量表》，提出了《中医体质分类与判定》标准等一系列中医体质测评标准，用以指导预防保健和医疗实践。中医体质学先后被列为国家重点基础研究发展计划（973计划）及国家自然科学基金重点课题。目前，中医体质辨识已形成广泛的社会实践，2009年被纳入《国家基本公共卫生服务规范》，成为首次进入国家公共卫生服务体系的中医体检项目，并在全国推广应用。

国民营养与健康状况是反映一个国家或地区经济与社会发展、卫生保健水平和人口素质的重要指标。近年来，由于我国城乡居民膳食状况的改善，营养不良的患病率呈下降趋势。但部分人群膳食结构不合理加之运动减少，使一些慢性疾病呈现增长态势，如肥胖、高血压、糖尿病、高脂血症、痛风等疾病的患病率增加，已成为威胁国民健康的突出问题。中医体质学作为一门能够促进多学科交融的新学科，注重研究慢性病与九种体质的关系，并倡导以调体的方式防治偏颇体质相关疾病。饮食调养是调体保健的重要方法，其核心理念是食药同源，根据体质类型和食物性味"辨体施膳"，以调整机体气血阴阳的偏颇。中医体质学与营养学的结合，为中医体质健康保健拓展了思路和方法，也为营养学的创新提供了借鉴。

本书将中医体质学与营养学结合，分别介绍了中医体质学和营养学的概况、二者结合的意义；中医体质的形成、分类与特点、体质营养学评估方法；九种体质及偏颇体质常见易发疾病的饮食调理和营养干预；常见健康问题的营养干预，以及特殊人群即儿童、老年人、孕妇的体质生理特点、营养需求和膳食指南。本书在指导人们合理营养、辨体施膳、减少偏颇体质并进一步减少相关疾病发生等方面迈出了重要的一步。

本书适合中医体质学、营养学专业工作者及广大中西医学生参考阅读。

本书编委会由北京中医药大学国家中医体质与治未病研究院王琦院士团队组成，编写和出版得到了北京上医琦方中医体质学术团队的支持，在此特别致谢陈伟鹏、卜伟、王健芝、李庆枫、蔡文婕、王建军、白丽、乔方丽、雍荣、吴本炼。特别感谢中国疾病预防控制中心营养与健康所赖建强教授百忙之中给予指导并赐序，也感谢国家重点研发计划"主动健康和老龄化科技应对"专项"基于中医体质辨识和多模态技术的老年心身健康评估体系及服务模式研究"（2020YFC2003100）的资助和支持。

中医体质营养学作为一门崭新的交叉学科，在学术上还有不少问题需要继续探讨和研究，并在实践中不断总结与发展。本书不足之处敬请专家、同道和读者多提宝贵意见和建议，以便再版时修订提高。

《中医体质营养学》编委会
2020 年 8 月

目　录

第一章

概　论

　　中医学对人体体质的认识和研究颇为久远，早在《黄帝内经》就有关于体质分类的论述。现代中医体质学理论体系构建于 20 世纪 70 年代，形成了体质辨识方法，《中医体质分类与判定》标准被纳入《国家基本公共卫生服务规范》，成为唯一进入国家公共卫生体系的中医适宜技术。中医体质学理论和方法已在国内外得到推广和应用。

　　中医食疗在我国有着悠久的历史。中医学认为，食药同源，食物和药物同样具有性、味、归经等特性。食疗是利用食物维护健康、防治疾病的方法，主要包括饮食养生、饮食治病和饮食禁忌等内容。饮食调养即食疗是体质干预的重要手段。也就是结合个体的体质，选择对其健康有益的食物，以此达到调理体质、预防疾病、养生保健的目的。

　　营养学是研究人体营养规律及改善措施的科学，即研究食物与机体相互作用的一门学科。营养学通过合理的膳食结构干预人体健康。合理的膳食结构要求人体必需的营养齐全平衡，合理搭配饮食，科学进食。

　　将中医体质辨识、个体化食疗与营养学相结合，是进行个体化营养的科学、有效方法。个体化营养主要从以下几方面考虑：一是根据不同体质类型的气血阴阳偏颇选择不同性味的食物，制定不同的营养方案；二是根据人体不同的生命阶段制定不同的营养方案；三是根据不同的疾病情况制定不同的营养方案。只有将这三个方面有机结合，才能建立针对每个人的完善的个体化营养方案，真正做到"辨体施膳"。

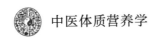

第一节 中医体质学概况

一、中医体质学发展简史

先秦至西汉时期是中医体质理论初步形成时期。我国现存最早的医学经典著作《黄帝内经》，对人类个体及群体的体质特征、体质差异、体质形成、体质与疾病的易感性等理论要素进行了论述，并根据阴阳五行学说提出了不同的体质分类方法，初步奠定了中医体质理论的基础，成为中医体质理论形成的源头。

东汉时期是中医体质思想临床应用的开端。东汉末年，医圣张仲景所著的《伤寒杂病论》问世。作为我国第一部理法方药完善、理论联系实际的中医临床巨著，该书体现了体质与发病、体质与病机、体质与诊治等方面的学术思想。

三国至两宋时期，中医体质思想进一步完善。晋代王叔和编著《脉经》，记载了不同体质人的脉象。隋代医家巢元方的《诸病源候论》对病源、证候与体质相关性问题进行了明确阐述。书中提出，"漆疮"的发生是由先天体质禀赋决定的。这一认识丰富了中医体质的病因理论。唐代的《颅囟经》是现存最早的儿科专著，提出了"纯阳"之体学说和"变蒸"说。昝殷所著的《经效产宝》是我国现存最早的妇产科专著，认为产妇表现出"产后多虚"的体质特点，治疗产后病宜采用调理气血、补益脾肾的原则。王焘的《外台秘要》认为，在临床治疗中应当考虑患者体质的不同，从而施与不同的药物用量。孙思邈非常重视维护体质、养生防病、延缓衰老之道，主张通过抑情节欲、适当运动及食疗来强健体质。北宋时期，"幼科之鼻祖"钱乙提出小儿的体质具有脏腑柔弱、易虚易实、易寒易热、脾脏多弱的特点。庞安时编著的《伤寒总病论》认为，发病与否同正气盛衰及抗病能力强弱相关，并提出疾病会因患者体质不同而进行相应的"转化"。陈直在《养老奉亲书》中提出了老人"虚阳"体质的理论。

这些医家为中医体质思想的进一步完善与发展作出了重要的贡献，为后世中医体质理论体系的形成与应用奠定了基础。

金元时期是中医体质思想不断丰富的阶段。刘完素认为，疾病的产生都是由于外邪入侵以后随内在体质的"化"与"变"。此外，他还提出老年人多为"气衰"及"阴虚阳实"之体。张从正在体质理论应用方面，阐述了祛邪与扶正的辩证关系，反对滥用补法，强调针对病情及患者体质状况，重视饮食调补。李杲特别强调饮食失调会导致脾胃受损，进而造成体质的偏颇。此外，他还注重"元气"的生理作用，认为脾胃是元气之本，元气是健康之本，对气虚体质的形成与治疗有重要启发。朱震亨在治疗上倡导"滋阴降火"，对阴虚体质的临床调治提供了思路和方法。这一时期，以金元四大家为代表的金元医家为中医体质理论的不断创新作出了重要的贡献。

明清时期是中医体质思想的临床应用阶段。中医体质理论在临床上的应用日趋成熟，朝着体质病理、体质诊断、体质与治疗的关系方向发展，在体质分类问题上也转向了临床病理体质的分类法。明代医家张介宾认为，人的体质受先后天因素共同影响，是可变、可调的。他将体质划分为阴脏、阳脏和平脏三种类型，并提出了"中年振基"理论。温病学派医家吴有性在《温疫论》以醉酒的个体差异表现为例，说明了体质的不同与发病类型的关系。清代医家叶天士认为，老年体质的特点应以虚立论，包括下元虚衰及阳明脉衰。在临证实践中，他善于通过辨别患者的体质迅速而准确地抓住疾病的本质。华岫云与叶天士在《临证指南医案》首次提出"体质"一词，并将体质划分为阴阳两型。此外，他还明确提出了"阴虚体质""木火体质""阳虚体质""质体气弱""色白肌柔，气分不足"等偏颇体质现象，基本包括了临床常见的大部分偏颇体质类型。徐灵胎在《医学源流论》阐述了疾病的治疗与体质的关系，以及不同体质类型与自然环境和生活习惯等的相关性。陈修园在体质差异与发病的关系方面与吴有性观点一致，提出患者体质的差异性会导致疾病性质及预后转归的不同，主张根据个体体质的差异采用不同的治疗方案。章楠在临证实践中观察到先天禀赋、地理环境及饮食习惯的不同会导致个体体质特征出现差异；在体质差异与疾病治疗的关系方面，他认为医生既要考虑邪气的性质和强弱，更要顾及人体体质的偏颇。总之，这一时期更加侧重于对体质与发病、体质与辨证、体质与治疗用药等的关系的研究，从而使体质分类更适于中医临床的需要。

20世纪70年代至今，是中医体质学理论体系的构建、发展和不断完善阶段。1978年，以王琦为代表的学者们发表了《略论祖国医学的体质学说》论文，首次明确提出了"中医体质学说"的概念。1982年《中医体质学说》专著问世，比较系统地论述了体质的分类、形成，体质与发病，体质与辨证，体质与治疗等内容，初步建立了中医体质学说的理论体系。1995年《中医体质学》专著出版，标志着中医体质理论体系的初步构建。2005年"基于因人制宜思想的中医体质理论基础研究"成为国家"973"计划项目课题，标志着中医体质研究进入了国家最高科研层次。同年，《中医体质学》教材出版，标志着中医体质学完成了从一门学说到学科的转变，成为从中医基础理论中分化出来的新的分支学科；"辨体 – 辨病 – 辨证诊疗模式"的提出突破了辨证论治的思维定式，拓展了中医临床思维空间，丰富了中医临床诊疗体系。2009年，《中医体质分类与判定》标准正式发布。这是我国第一部指导和规范中医体质研究及应用的标准，为体质辨识及相关疾病的防治、养生保健、健康管理提供了依据，为个体化诊疗提供了理论和实践支持。同年，该标准被纳入《国家基本公共卫生服务规范》，成为唯一进入国家公共卫生体系的中医适宜技术。中医体质学理论和体质辨识法逐渐被国际同行应用，《中医体质学》著作被日本、韩国翻译出版，中医体质量表被翻译为8种语言在海外和港澳台地区推广应用。如今的中医体质学研究，正以自身主体性与开放相容性为发展模式，作为新兴交叉学科在医学和生命科学研究领域中异军突起，其必将对中医药临床实践、养生、预防及康复医学产生深远影响，为国家正在大力倡导的"中医治未病工程"提供理论指导和实践方法，助力"健康中国"战略。

二、中医体质学的学科范畴

中医体质学是中医基础理论的延伸和发展，它的研究范畴主要包括以下几个方面：①体质特征：包括人类体质的基本特征、构成要素与相互关系。②体质类型：包括各年龄段与各群体间的体质类型、表现特征及差异规律。③体质与发病：包括体质与疾病的易发性、多发性、病变趋向性的关系。④体质与诊断：包括体质与疾病诊断、辨证规律，不同体质类型与疾病诊断、辨证之间的关系。⑤体质与治疗：包括各类体质发病后的治疗与预后关系及其内在规律，体质与治疗方法的选择，不同体质对药物治疗的反应差异与用药宜忌，药物对体质的调节作用及其与疾病治疗的关系。⑥体质与预防：包括不同体质与预防、养生的关系，各类体质的养生方法及其规律，偏颇体质的中药干预。

三、中医体质学与疾病防治和健康维护

中医体质学深化了中医对人体生命、健康和疾病的认识，在疾病防治和健康维护中发挥着重要的作用。

1. 辨体论治体现个体化诊疗思想 在临床对疾病的诊治中，充分考虑到该人的体质特征，并针对其体质特征采取相应的治疗措施。处方用药不仅考虑消除疾病的临床症状，还辨体求其"本"，改善体质，消除疾病发生的基础。由于体质差异，不同个体、民族、地域的人对药物的耐受性和敏感性不一，因而用药、剂量也有差异。

辨体质论治方法对与体质因素具有明显相关性的疾病诊治具有优势与特色，如代谢性疾病、过敏性疾病、免疫性疾病、心身疾病等。某些特殊体质类型是相关疾病发生的主要因素，如痰湿质与高血压、高血脂、糖尿病、冠心病、肥胖症等疾病均有相关性，改善体质能够获得明显疗效。对过敏性疾病的诊治，中医体质学突破传统的避免过敏源和抑制过敏反应方法，从改善过敏体质这一根本问题着手，有可能带来治疗的重大变革，有助于完善与丰富中医诊疗思路。

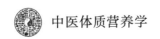

2. 调体防病丰富中医预防医学理论 预防医学是未来医学发展的重要领域，中医体质学蕴涵着丰富的预防医学思想，提倡科学、积极主动的预防。体质与疾病的发生有明显的相关性，通过体质辨识，可明确体质类型，调整体质偏颇状态，以预防疾病的发生，减轻病变程度。通过辨体论治，治病求本，可以提高疗效，缩短疗程，促使疾病向好的预后发展。

随着疾病谱的改变，非感染性疾病、慢性病、多因素疾病、心身疾病等越来越多。对这类疾病的预防重于治疗，一旦疾病形成，如高血压、肿瘤、糖尿病等，只能从症状上缓解、控制，很难彻底治愈。重视根据自身体质进行预防，通过改善体质、调整功能状态，是预防疾病发生的最佳方法。

3. 体质辨识是中医健康管理的核心环节 随着医学模式和健康观念的转变，医学的目标逐渐从治疗疾病转向维护健康。健康管理首先是通过全面收集个体或群体的健康信息，对其进行科学评估，找出影响健康的危险因素，然后针对危险因素提出相应的健康管理方案，促使人们建立新的行为和生活方式，从而达到促进个体或群体健康水平的目的。

个体体质的偏颇影响到从健康到亚健康再到疾病的发展，体质辨识是体质调护的基础和实施健康管理的前提。通过体质辨识，可以根据个体的体质特征，制定体质调护计划，采取个体调护措施，使体质偏颇得以纠正，从而改善健康状况，实现健康管理的目标。因此，体质辨识是中医健康管理的核心环节。将中医体质辨识应用于健康管理，是一种新的健康管理理念；将中国传统养生方法与现代健康管理相结合，是具有中国特色的健康管理方法。

第二节　营养学概况

一、营养学发展简史

营养学在中国古代虽然没有形成系统的科学，但一直受到重视。中国有句古语叫"民以食为天",道出了饮食在人民生活及社会发展中的重要性。原始人类通过采摘、捡拾、狩猎等方法获取食物、摄取营养,但受季节、地域等因素限制,存在营养摄入不均衡、摄入不足等问题,影响了人的生命质量。

随着人类文明的进步及熟食、耕种、养殖技术的发展,膳食品种越来越丰富,膳食供应越来越稳定,极大地改善了人类的营养状况,提升了人的健康水平。中国古人在生活实践中发现了食物与药物相似,具有特殊的性味,除了可以果腹充饥,还可以对某些疾病起到一定的治疗作用。如姜可调味,去腥膻,还可以起到发汗解表、温胃止呕的作用;桑椹可做水果食用,还可起到补肾、乌发的作用;薏苡仁可做粥做饭食用,也可起到化浊祛湿的作用。《神农本草经》《本草纲目》《食疗本草》等医药学著作中记载了大量食物,挖掘了食物的药用价值,拓展了饮食物营养价值的范畴,即饮食疗法。此外,一些医学典籍还提到了膳食平衡、特殊人群营养等概念,与现代营养学理念具有一定的相似性。《黄帝内经》提出了膳食平衡的理念,即"五谷为养,五果为助,五畜为益,五菜为充,气味合而服之,以补精益气"。《寿亲养老新书》《老老恒言》等著作就老年人的生理、心理特点提出了老年人群的膳食营养建议。新中国成立后,科研工作者结合现代科学技术手段和研究方法,对古代典籍中有关饮食、养生的内容进行系统挖掘、整理与研究,取得了大量成果,并逐渐应用于实践,使其成为提高全民健康素养的重要手段之一。

现代营养学萌芽于18世纪,18世纪到20世纪中叶是现代营养学的奠基和初步发展时期。"化学革命"成为现代营养学的开端,定量化学分析法使人们逐渐认识到了自然界各种物质的化学构成。18世纪中后期,法国化学家拉瓦锡(Lavoisier)鉴定并命名了氢和氧,提出了呼吸是氧化燃烧的理论,为能量代谢的研究奠定了基础。19世纪中期,德国化学家利比希(Liebig)提出,营养过程即是机体对蛋白质、脂肪、碳水化合物进行氧化的过程,并建立了碳、氢、氮定量测定的方法,开始对食物进行有机分析。随后,利比希的学生,德国生理学家伏伊特(Voit)建立了氮平衡学说，并系统提出了蛋白质、脂肪、碳水化合物的日供给量。19 世纪末，伏伊特的学生鲁布纳（Rubner）和阿特沃特（Atwater）分别提出了 Rubner 生热系统和 Atwater 生热系数，进行了大量能量代谢实验和食物成分分析。这一时期，氨基酸、维生素等多种营养素相继被发现。1810年，第一种氨基酸——亮氨酸被发现；1835 年，最后一种必需氨基酸——苏氨酸被发现。20 世纪中期，根据人体实验的结果，赖氨酸、色氨酸、苯丙氨酸、甲硫氨酸、苏氨酸、异亮氨酸、亮氨酸、缬氨酸 8 种必需氨基酸被确认。1912 年，第一种维生素——维生素 B_1 被发现；1947 年，最后一种维生素——维生素 B_{12} 被发现。到 20 世纪 50 年代，共有 40 多种营养素相继被发现和定性，成为发现和研究各种营养素的鼎盛时期。

20 世纪中叶至今是现代营养学的成熟及全面发展时期。对营养素的发现和研究仍是这一时期营养学发展的重点，营养素的研究更加系统、全面和深入。随着社会经济的发展，人们的关注点由营养缺乏转向了营养过剩，关注营养过剩对人类健康的危害。第二次世界大战后，公共营养兴起，营养学的社会性不断加强。到 20 世纪末，随着"公共营养"的定义最终明确，公共营养学的发展趋于成熟。目前，营养学的发展已呈现出广泛化、多元化、微观化的特性，并且与生物学、社会学、环境学、心理学等学科广泛交叉，不断出现新的研究领域和研究方向，呈现出蓬勃的发展态势。

二、营养学的学科范畴

营养学是研究人体营养规律及改善措施的科学，即研究食物与机体相互作用的一门学科，主要包括人体营养和食物营养两大研究领域。根据研究内容，营养学又可分为基础营养、特殊人群营养、社区营养、临床营养、分子营养、运动营养等部分，并且随着人类对营养重要性认识的不断提升和科学技术的不断进步，未来营养学的研究内容还会得到不断的充实与完善。

营养学属于自然科学的范畴，具有严谨而科学的理论构架、系统的学科体系、较强的实践性和应用性。营养学与分子生物学、生物化学、病理学、生理学、遗传学、临床医学、药学、食品科学等学科间存在着紧密的联系。在实际应用中，营养学可以起到指导个人或群体合理膳食、预防疾病、改善体质、治疗疾病、指导食品生产加工等作用。在促进社会经济发展、提升全民健康素养方面，营养学发挥了重要作用。

三、营养学的研究现状

营养学的发展与生命科学和社会意识形态的发展密切相关。随着科技发展和社会意识形态的转变，营养学的研究理念已从"营养充足"转为"营养最佳"，愈加重视营养在健康促进、健康改善、疾病预防中所起到的作用。营养学的研究包含了宏观和微观多个研究领域，宏观领域的研究内容主要包含对各种营养素生理功能的认识，微观领域的研究立足于还原论，逐渐把对营养素生理功能的认识由整体器官水平推进到细胞和分子水平。20 世纪 80 年代至今，营养学的研究取得了突破性的进展，具体体现在：

1. 在原有对营养素研究的基础上，增加了对植物化学物的研究，研究其作用机制、对人体健康的影响及对疾病的预防作用。一部分植物化学物未来可能会被划分为新的营养素。

2. 临床营养的研究不断深入，研究内容涉及能量及营养素在疾病发生、发展、预防中的作用，慢性疾病、营养缺乏性疾病的营养干预、营养治疗的方法及临床结局，孕妇、老年人等特殊人群易发生的营养问题、营养风险及营养干预措施。

3. 提出分子营养学的概念，使用分子营养学来描述营养与基因表达之间的相互作用。随着分子营养学研究的不断发展，人们将从分子水平上认识营养素的作用和研究个性化营养需要量，使营养学的研究内容更加深入、更加精准。

4. 公共营养学兴起，并逐渐成为营养学中的一个重要分支及研究方向。

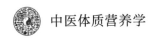

5.提出营养学的新定义，即营养学是一门研究食品体系、食品和饮品及其营养成分与其他组分和它们在生物体系、社会和环境体系之间及之内的相互作用的科学。新定义的提出，使营养学成为一门涉及生物、社会、环境等方面的综合学科，使营养学的研究内容更加广泛和宏观。

综上，营养学的研究内容呈现出深入性、系统性、广泛性的特征，为社会发展和全民健康作出了突出贡献。

第三节　中医体质学与营养学结合的思路与意义

一、中医食疗和营养学的作用及内涵

（一）中医食疗的历史发展及其作用

所谓食疗，即利用食物维护健康、防治疾病的方法，主要包括饮食养生、饮食治病和饮食禁忌等内容。

中医食疗在我国有着悠久的历史，历代有大量与此相关的医家著作。我国自古就有"医食同源""药食同源"之说。早在远古时代，我们的祖先为了生存，在寻找食物的过程中，经过口尝身受，发现有的食物具有治病作用，既可做食，又可做药。周代医家已有"食医""疡医""疾医""兽医"之分。其中"食医"掌调和饮食，即根据帝王的身体状况调配饮食；"疾医""以五味、五谷、五药养其病"，五味和五谷就是用以养病的食物。1975年湖南长沙马王堆三号汉墓出土的医书《养生方》《杂疗方》《五十二病方》《阴阳十一脉灸经》均有关于饮食疗法的记载。《神农本草经》记载了365种药物，其中药用食物约50种，食疗方剂6首，对于一些食物的药用价值已经予以肯定。《黄帝内经》的部分篇章阐述了食疗对防治疾病，促进人体健康的重要作用。如《素问·平人气象论》曰："人以水谷为本。"《素问·生气通天论》又曰："阴之所生，本在五味；阴之五宫，伤在五味。是故味过于酸，肝气以津，脾气乃绝。"阐发了食物的摄取是人体生长发育的源泉，同时指出饮食失调亦能导致疾病。张仲景在《金匮要略·禽兽鱼虫禁忌并治》与《金匮要略·果实菜谷禁忌并治》中较全面地提出了食忌的原则。两晋南北朝时期的医籍中对食物禁忌的记述更详细。陶弘景《本草经集注》收载的药用食物已达195种，比《神农本草经》大有增加；葛洪《肘后备急方》对食物禁忌的记述颇详，如"羊肝不可合乌梅及椒食""天门冬忌鲤鱼"等，更重要的是该书记载了用海藻酒治瘿病、用羊肝治雀盲、用猪胰治疗消渴病等食疗方法。唐代孙思邈《备急千金要方》专设"食治"篇，分果实、菜蔬、谷木、鸟兽四门，内容涉及食治、食养、食禁等各方面，并具体指出了五脏有病宜食用的食物。从宋代到清代，食疗受到普遍重视。《太平圣惠方》《圣济总录》《普济方》均设"食治门"，对饮食疗法作了全面而详细的论述。李时珍的《本草纲目》列入了大量食物和食疗方，大大丰富了食疗的内容。徐春甫编纂的《古今医统大全》记载了很多饮食的制作方法，如酒、菜、汤、醋、酱油等，内容颇详。明清时期出现了大量食疗专著，其特点是食疗方法多且注重美味适口，讲究营养价值、烹调技术和疗效，并且立方繁多，求精求细。时至今日，中医饮食疗法在医疗实践上，乃至在人民群众的日常生活中，仍然应用广泛。

（二）营养学的作用和内涵

1. 合理的膳食结构 营养学通过合理的膳食结构干预人体健康。合理的膳食结构要求人体必需的营养齐全平衡，合理搭配饮食，科学进食。

膳食结构是指各类食物在膳食中的数量及所占比重，包括食物的种类、数量和比例。我国基本属于以高碳水化合物、高膳食纤维的植物食物为主的膳食结构。膳食指南是依据营养学原则，结合本国实际情况而制定的指导大众科学饮食、合理营养的指导性文件。《中国居民膳食指南》（目前更新到2016版）是根据我国目前居民的膳食结构特点和营养现状所制定形成的。其中一般人群（6岁以上的正常人群）膳食指南共有10条内容，即：①食物多样，谷类为主，粗细搭配。②多吃蔬菜水果和薯类；③每天吃奶类、大豆或其制品；④常吃适量的鱼、禽、蛋和瘦肉；⑤减少烹调油用量，吃清淡少盐膳食；⑥食不过量，天天运动，保持健康体重；

⑦三餐分配要合理，零食要适当；⑧每天足量饮水，合理选择饮料；⑨如饮酒应限量；⑩吃新鲜卫生的食物。

2. 食物的营养学分类 从营养学的角度，可将食物分为五大类，每一类食物可以提供相似的营养素。

第一类：谷类及薯类。这一类食物主要提供碳水化合物、蛋白质、膳食纤维，一些矿物质及 B 族维生素。谷类包括米、面、杂粮，薯类包括马铃薯、甘薯、木薯等。

第二类：动物性食物。这类食物主要提供蛋白质、脂肪、矿物质、维生素 A、维生素 D 和 B 族维生素。包括肉、禽、鱼、奶、蛋等。

第三类：豆类和坚果。这类食物主要提供蛋白质、脂肪、膳食纤维、矿物质、B 族维生素、维生素 E 及植物化学物质。包括大豆、其他干豆类，以及花生、核桃、杏仁等坚果类。

第四类：蔬菜、水果和菌藻类。主要提供维生素 C、膳食纤维、矿物质、维生素 K 及植物化学物质。

第五类：纯能量食物。这类食物主要提供能量。包括动植物油、淀粉、食用糖和酒类。

3. 人类所需的营养素 主要分为七大类：蛋白质、脂肪、糖类、矿物质、维生素、膳食纤维、水。

（1）蛋白质——赖以生存的基础营养素 人体的细胞组织、内分泌素、酶等，都由蛋白质组成，对于调节物质代谢、提高机体免疫力和调节各种生理功能都是不可缺少的。蛋白质的主要功能是维持人体组织的生长、更新和修复。蛋白质不足，儿童发育受到影响：成人体质下降，易患疾病：病后不易恢复，甚至恶化，影响健康。蛋白质对调节人体生理功能、催化代谢都起到十分重要的作用。蛋白质是热能的来源。机体的体液免疫主要由抗体与补体完成，构成白细胞和抗体补体需要有充分的蛋白质。

（2）脂类——贮存能量的重要营养素 脂类主要是由碳、氢、氧等元素组成，包括中性脂肪和类脂。中性脂肪即甘油三酯，主要储存在皮下、肌肉、腹腔及内脏周围包膜中，占体内总脂量的 95% 左右；类脂主要是磷脂和固醇类，占全身脂类总量的 5% 左右，是生物膜的基本组成成分。脂类的生理功能包括：①构成人体细胞和组织。脂类是人体的重要组成部分，是神经细胞、脑、心、肝、肾组织的组成材料。其中磷脂能促进体内胆固醇运转，对降低血内胆固醇有良好的作用。②供给能量。脂肪是储存能量、供给能量的重要物质。③促进脂溶性维生素的吸收。脂肪是四种脂溶性维生素 A、D、E、K 的良好溶剂。④供给人体必需不饱和脂肪酸。⑤增进食物的感官性状，引起食欲，产生饱腹感。但是，多吃脂肪会引起消化不良，抑制胃液的分泌。长期摄入过量，可引起肥胖、动脉硬化、高血压、糖尿病、胆石症等。

（3）碳水化合物——获取能量的主要营养素 碳水化合物是为生命活动提供能源的主要营养素。碳水化合物有下列生理功能：①人体热能的主要来源，参与很多生命过程，构成身体的重要物质。②辅助其他营养素的代谢。③调节生理功能；④纤维素和果胶有促进肠道蠕动的作用。任何碳水化合物到体内经生化反应最终均分解为糖，因此亦称之为糖类。除供能外，它还能促进其他营养素的代谢，与蛋白质、脂肪结合成糖蛋白、糖脂，组成抗体、酶、激素、细胞膜、神经组织、核糖核酸等具有重要功能的物质。

（4）矿物质——影响生理功能的营养素 常量元素包括钙、镁、钾、钠、磷、硫和氯共 7 种。其中人体钙总量 700 ~ 1400g，磷总量 400 ~ 800g，主要存在于骨和牙齿、血清中。磷是骨中的重要元素，还是核酸、磷脂的组成部分。微量元素包括铁、氟、硒、锌、铜、钴、钼、铬、锰、碘、镍、锡、硅、钒共 14 种。矿物质的生理功能主要是：①构成骨骼的主要成分；②维持神经、肌肉正常的生理功能；③组成酶的成分；④维持渗透压，保持酸碱平衡。

（5）维生素——维持机体健康的营养素 维生素是各种生物维持正常生理功能所必需的一类低分子有机化合物。人体缺乏维生素时，会导致物质代谢发生障碍，产生维生素缺乏症。但过多补充维生素也会有害。维生素对维持人体生长发育和生理功能起重要作用，可促进酶的活力或为辅酶之一。

（6）食物纤维——焕发生理活性的营养素　膳食纤维是指不被人体消化吸收的多糖，存在于植物性食物，如各种谷物、豆类和蔬菜水果中。营养学家通过30年的研究，确认了膳食纤维的营养功能。膳食纤维成为医生和营养学家极为推崇的营养成分，它可以促进消化，刺激消化液的产生和促进肠道蠕动，清除体内垃圾，改善血糖生成反应，降低血液中的胆固醇，对预防大肠癌、糖尿病、胆结石及减肥降脂有重要的意义。

（7）水——构成生命的基本营养素　水是维持生命的最基本的营养素，是构成机体的重要原料，是各种物质的溶剂。水在体内直接参与物质代谢，输送氧气和各种物质，并具有调节体温、滋润器官等重要作用。

二、饮食调养是中医体质调理干预的重要手段

中医体质调理干预的方法包括饮食调养、运动、精神情志、生活起居、药物、针灸按摩、理疗等。其中，饮食调养即食疗是体质干预的重要手段，也就是结合个体的体质，选择对其健康有益的食物，以此来达到调理体质、预防疾病、养生保健的目的。

中医学认为食药同源，食物和药物同样具有性、味、归经等特性。

1. 食物的"四气"　所谓四气，又称四性，即寒、凉、温、热，连同不寒不热的平性，即五性。寒与凉、温与热是食性程度的区别，温次于热，凉次于寒。饮食的四性是在饮食宜忌原理的基础上，结合个体的体质和食物性质及四时气候的变化，选择合理的搭配。如温热性的食物具有散寒的作用，适合阳虚之人食用；与此相反，寒凉的食物则一般具有清热的作用，阳虚之人长久食用会更损耗阳气。

寒性的食物一般具有清热的作用，如田螺、蟹、河蚌、牡蛎、海带、莼菜、马齿菜、鱼腥草、黄瓜、西瓜、苦瓜、冬瓜、荸荠等；凉性的食物一般具有滋阴生津的作用，如鸭肉、鸭蛋、甲鱼、绿豆、荞麦、百合、莲藕、魔芋、粉葛、油菜、菠菜、生菜等；热性食物的温中助阳作用较强，

如狗肉、羊肉、大蒜、辣椒、胡椒、黄酒等；温性食物一般有温阳散寒的作用，但其作用次于热性食物，如牛肉、鸡肉、鳝鱼、带鱼、虾、海参、糯米（江米）、燕麦、高粱、小米、山药、韭菜、南瓜、大枣、荔枝、樱桃、菠萝、龙眼等；平性食品是指性质比较平和的食物，具有平补滋养的作用，大多数谷物、薯类、蛋奶类食物性质都比较平和。

2. 食物的"五味" 五味包括酸、苦、甘、辛、咸，但在此五味之外还有淡味和涩味，不过一般将涩附于酸，将淡附于甘。

辛走气，气病勿食辛；辛能散能行；常见的辛味食品有生姜、葱白、辣椒、茴香等。甘走肉，肉病勿食甘；甘味对人体的补益滋养最强，最适用于各种虚证；常见的甘味食品有大枣、桂圆、蜂蜜等。酸走筋，筋病勿食酸；适当食用酸味食物可以达到滋阴润肺、开胃健脾的效果，但过食酸味则会导致肝气过盛，引起消化功能的紊乱；常见的酸味食品有山楂、乌梅、石榴皮等。苦走骨，骨病勿食苦；苦味具有燥湿清热的作用；常见的苦味食品有苦瓜、杏仁、绿茶等。咸走血，血病勿食咸；常见的咸味食品有海带，海蜇、猪肉等。

辛入肺、甘入脾、酸入肝、苦入心、咸入肾。若饮食中五味皆适宜，则人体健康调和；但若是五味中有所偏嗜，则容易引起疾病的发生。因此，掌握正确的饮食五味摄入，对人体健康的维护具有重要意义。

3. 食物的"归经" 食物归经是指食物对机体各部位的选择性特殊作用，主要对某经的脏腑及其经络或某几经发生明显的作用，而对其他经则作用较小或没有作用。如百合、莲子、猪心是归为心经的食物；甘蔗、梨、山药、罗汉果等是归为肺经的食物；扁豆、大米、猪肉、莲藕、大枣等是归为脾经的食物；枸杞子、马齿苋、芹菜等是归为肝经的食物；动物肾脏、糯米、桑椹等是归为肾经的食物；小米、土豆、猪肚、牛肉等是归为胃经的食物；赤小豆、冬瓜等是归为小肠经的食物；香蕉、马齿苋等是归为大肠经的食物。

4. 食物的治疗作用 概括起来，食物的治疗作用主要有补、泻、调三个方面。

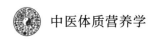

"补"即补虚扶正，又可以分为补气、补血、补阳和补阴。如大米、黄豆、牛肉、鸡蛋等补气；猪肉、羊肉、动物肝脏、菠菜、桑椹等补血；羊肉、狗肉、鳝鱼、虾肉、韭菜等补阳；蛋黄、鸭肉、枸杞子等补阴。

"泻"即泻实祛邪，也可以分为多个方面。如西瓜、苦瓜、芦根等可以清热泻火；薏苡仁、茄子等可以清热燥湿；马齿苋、绿豆等可以清热解毒；西瓜、绿茶等可以清热解暑；罗汉果、无花果等可以清热利咽；藕、丝瓜等可以清热凉血。

"调"即调和脏腑。食物能协调脏腑，如口舌生疮可以用莲子心泡茶，急躁易怒可以食用芹菜粥清肝等。

三、个体化营养和"辨体施膳"

随着医学模式和医学观念的转变，人体生命过程中的特殊规律及人群中的个体差异性受到越来越多的关注。人体本身存在着较大的差异性，并且不同种族、年龄、性别等都存在差异，对疾病的易感程度和预后也就不同。因此，应尊重生命的特异性，根据体质特征寻找发病规律，辨识体质类型，进而指导临床防治疾病。中医学历来重视人的体质状态，在防病治病上体现以人为本、因人制宜的思想，与当今医学发展趋势是一致的。

中医体质学根据人们不同的生理、病理表现将人的体质大致分为9种类型，即平和质、气虚质、阳虚质、阴虚质、痰湿质、湿热质、血瘀质、气郁质和特禀质。中医体质辨识是以人的体质为认知对象，从体质状态及不同体质分类的特性，把握其健康与疾病的整体要素与个体差异，制定防治原则，选择相应的治疗、预防、养生方法，从而进行"因人制宜"的干预措施。

体质辨识除了在临床和预防医学上具有重要的应用价值，在营养学上也是进行个体化营养的科学、有效的方法。个体化营养要根据年龄、性别、体质、职业、生活习惯等不同特点，有针对性地选择营养方案。主要从以下几方面加以考虑：一是根据不同体质类型的气血阴阳偏颇，选择不同性味的食物，制定不同的营养方案。二是根据儿童、青少年、青年、老年和孕产妇等不同的生命阶段，制定不同的营养方案。小儿脏腑娇嫩，易虚易实，因此建立营养方案时饮食应徐缓温和；青年学业负担较重，睡眠不足，因此建立营养方案时应多调补心脾肾；中年人日常事务繁重、工作压力大，最易耗伤气血，加之饮食不节，有些人嗜食肥甘，建立营养方案时应综合考虑；老年人身体日衰，应适当增加补益作用的食物；孕产妇因孕育胎儿和哺乳，对营养物质的需求无论从质还是量上均较高。三是根据不同的疾病情况制定不同的营养方案。将以上三个方面有机地结合，才能建立针对每个人的完善的个体化营养方案，真正做到"辨体施膳"。

第二章

中医体质的形成、分类与特点

体质是个体在遗传的基础上，受到内外各种环境的影响，在生长发育过程中经历较长时期形成的一种相对稳定的生理心理特质。体质的形成和变化与先天因素和后天因素均有密切的关系。根据不同人群在形体、心理、常见表现、发病倾向、对外界环境适应能力等不同方面的特点，可将体质分为平和质、气虚质、阳虚质、阴虚质、痰湿质、湿热质、血瘀质、气郁质、特禀质九种，并对不同体质进行定义和成因分析，从而指导不同体质人群的养生和预防保健。

第一节　中医体质的形成和影响因素

体质秉承于先天，得养于后天。各种先、后天因素都对体质的形成和影响产生作用。先天禀赋，包括种族、家族遗传、婚育、种子，以及养胎、护胎、胎教等，决定着群体或个体体质的相对稳定性和个体体质的特异性。后天各种因素如饮食营养、生活起居、精神情志，以及自然社会环境因素、疾病损害、药物治疗等对体质的形成、发展和变化具有重要影响。

一、先天因素

体质形成的先天因素，包括先天之精（含有遗传基因）的遗传性和胎儿在母体内孕育情况两个方面，它们对不同群体及群体中个体体质的形成具有决定性的作用。先天，又称先天禀赋，是指子代出生以前在母体内所禀受的一切，包括父母生殖之精的质量，父母血缘关系所赋予的遗传性，父母生育的年龄、身体状态，以及在母体内孕育过程中母亲是否注意养胎和妊娠期疾病等所带来的一切影响。

先天禀赋是体质形成的基础，是人体体质强弱的前提条件。父母的生殖之精结合形成胚胎，禀受母体气血的滋养而不断发育，从而形成了人体。人体的形体结构是体质的形态学基础。《灵枢·决气》曰："两神相搏，合而成形。"父母生殖之精的盈亏盛衰和体质特征决定着子代禀赋的厚薄强弱，从而影响子代体质特征的形成。因此，人自出生就存在着个体体质的差异，有刚有柔、有弱有强、有高有矮，甚至寿夭不齐；存在着筋骨强弱、肌肉坚脆、皮肤厚薄、腠理疏密的区别。

先天禀赋包含了遗传的概念，但是又与遗传的含义有所不同。禀，即接受，是后人承受先人；赋，即给予，是先人赋予后人。遗传主要强调先天之精的传承。所谓遗传，就是家族世代间的连续，是通过先天之精所涵的遗传物质——基因携带的遗传信息从上代传递给下代，生生不息。但是禀赋强调的是秉承先天之精的多少。所以，基因缺陷所致的遗传性疾病属于遗传范畴，而大多数先天性疾病、胎儿发育的问题属于"禀赋不足"的范畴。

决定体质形成的先天因素主要有种族与家族的遗传，婚育及种子，养胎、护胎和胎教等。

（一）种族、家族与体质

种族、家族因素对体质的作用即是遗传性因素对体质形成的决定性作用，它决定了种族及个体来自遗传的体质差异。

1. 种族繁衍 种族为人种之又称，指在体质形态上具有某些共同遗传特征（如肤色、发色、发型、眼色、血型）的人群；也可以说是在一定地域内长期生活并适应自然环境而形成的，同一种群内基因结构有所区别的群体。

不同种族，由于地理区域的差异，受水土性质、气候类型、生活习惯、饮食结构、社会民俗等因素的长期影响，可形成不同的体质，并通过世代间的连续（即遗传），形成该种族群体较为鲜明的体质特征，如黄、白、黑、棕等各种人种。我国居住在不同地域的各个民族，在包括形体结构、生理特性、性格情志及发病倾向等体质特征方面均存在明显差异。有研究发现，我国土家族、苗族、布依族等民族青少年的体质发育滞后，而白族、傣族、水族等民族的青少年体质的发育状况明显高于前者。与藏族大学生相比较，汉族大学生的超重和肥胖者明显低于藏族，两者在身体形态和身体素质等方面存在显著差异。

2. 家族遗传 家族是以婚姻和血缘关系结成的社会单位。父母之精称之为"形体之基"。因此，父母生殖之精的盈亏盛衰和体质特征决定着子代禀赋的厚薄强弱，是子代体质形成的前提基础。父母体内阴阳的偏颇和功能活动的差异，可使子代也有同样的倾向性。父母形质精血的强弱盛衰，造成了子代禀赋的不同，表现出体质的差异，如身体强弱、肥瘦、刚柔、长短，以及肤色、性格、气质，乃至先天性生理缺陷和遗传性疾病，如鸡胸、龟背、癫、哮喘等。先天之精充盈，则禀赋足而周全，出生之后体质强壮而少偏颇；先天之精不足，禀赋虚弱或偏颇，可造成小儿生长发育障碍，影响身体素质和心理素质的健康发展。《医宗金鉴·幼科杂病心法要诀》指出："小儿五迟之证，多因父母气血虚弱，先天有亏，致儿生下筋骨软弱，行步艰难，齿不速长，坐不能稳，要皆肾气不足之故。"可见，在体质形成的过程中，先天因素起着关键性作用；同时，体质的发育和定型还要受后天各种因素综合作用的影响。

子代与亲代之间既存在相似或类同，也存在差异，即遗传和变异构成了生命活动的基本特征。一方面，种族及家族遗传决定了个体体质的承继性及相对稳定性，也是与亲代的相似之处；另一方面，变异则可导致种族及个体体质的自身特异性，变异与后天多种因素的作用又可使体质具有可变性。

（二）婚育、种子与体质

婚育与种子对体质的影响包括先天性与遗传性两个方面，是古今医家在优生优育、保证优秀体质的措施中着意强调的两个要点。

1. 婚育　古今优生优育研究发现：父母生殖之精的优劣多寡、身体健康状况、是否有血缘关系、结婚及生育的年龄、怀孕的时机等，均与胎儿未来的体质状况密切相关。男女媾精，阴阳会和，乃能有子。"男子十六而精通，必待三十而娶，女子十四天癸至，必待二十而嫁者，皆欲阴阳先实。然后交而孕，孕而育，育而其子必坚壮长寿也"（《医宗金鉴·妇科心法要诀》）。近亲不能结婚；有多种疾病的患者不能结婚；结婚后要选择最佳生育年龄，既不应早婚早育，也不宜高龄生育；同时还应该选择最佳怀孕时机，如酒后不宜受孕。这些对于形成健康的体质都具有相当重要的作用。

2. 种子　父母生殖之精为子代体质的基础，父母之精的优劣决定子代体质的强弱。亲代元气之盛衰、营养之优劣、情志之苦乐，以及年龄、嗜欲、生活行为方式等都会影响"精"的质量。聚精之道在于寡欲、节劳、息怒、戒酒、慎味。"男子聚精在寡欲，交接乘时不可失，须待氤氲时候至，乐育难忍是真机。"（《医宗金鉴·妇科心法要诀》）"男女媾精，胎孕乃成。若父母"以酒为浆，以妄为常，醉以入房"（《素问·上古天真论》），将明显妨碍精的正常发育，从而影响子代体质，故在种子过程中要杜绝不良因素的干扰。

（三）养胎、护胎、胎教与体质

在影响体质的先天性因素中，养胎、护胎、胎教都是很重要的环节，对于避免不良因素影响、促进胎儿正常发育具有显著作用。随着妇幼卫生事业的发展，女性孕前保健越来越受到重视。然而，目前国内外开展的孕前保健模式均偏重于健康教育和医学检查，而忽视了对女性孕前体质的调节。将中医体质学说应用于女性孕前保健，通过中医保健调节或尽量改变其异常体质，使其趋向"阴平阳秘"，可弥补现今孕前保健模式的不足，对女性生殖健康及优生优育均具有非常重要的意义。

1. 养胎　首先孕母要"食甘美""调五味"，以保证孕母及胎儿充分的营养。《素问·脏气法时论》云："五谷为养，五果为助，五畜为益，五菜为充，气味合而服之，以补精益气。"《备急千金要方·养胎》记载了北齐徐之才提出的"逐月养胎方：妊娠一月名始胚，饮食精熟，酸美受御，宜食大麦，毋食腥辛……"在此期间，五大类食物（即能源类、结构类、调节类、运送介质类、排废解毒类食物）和七大营养素（蛋白质、脂肪、碳水化合物、水、维生素、纤维素和矿物质）应合理搭配，科学安排孕母多样化的食物，注意饮食宜忌，不仅可提高营养的利用率，亦能杜绝偏食、挑食带来的不良后果。这即是养胎。

2. 护胎　孕母要注意起居规律、劳逸结合，"顺时气而养天和"，使身体处于最佳状态，减少疾病，防范一切可损伤胎儿的因素。如孕母应该注意防止病邪侵入，避其毒气；注意饮食、居室、衣物卫生；保持优良的生活环境，防止环境、水源、空气污染；避免剧烈活动及跌仆损伤等，尤其是在妊娠早期和围产期。这即是护胎。

朱丹溪认为，小儿之体质禀受于先天，与乳母关系最为密切。"乳母禀受之厚薄，情性之缓急，骨相之坚脆，德行之善恶，儿能速肖"，且"儿之在胎，与母同体，得热则俱热，得寒则俱寒，病则俱病，安则俱安"（《格致余论》）。说明丹溪已经认识到母子体质的胎传关系。他在诊治疾病时，也十分重视疾病的胎传因素。他因"次女，形瘦性急，体本有热"，嘱其女以"四物汤加减服之"以滋阴降火，但其女未能遵嘱尽药，终致遗热于胎，至其子二岁时"疮疡遍身"（《格致余论》）。

3. 胎教　孕母还要注意自己精神、情操、道德的修养，保持良好的精神、心情状态，以"外象内应"的方式给胎儿的生长提供一个优越的内外环境，保证胎儿的正常发育。《素问·奇病论》载："帝曰：人生而有病癫疾者，病名曰何？安所得之？岐伯曰：病名为胎病。此得之在母腹中时，其母有所大惊，气上而不下，精气并居，故令子发为癫疾也。"可见古代医家已经认识到孕母在妊娠时由于情志紊乱可以影响到胎儿发育，形成易发"癫疾"的体质因素。说明孕妇在妊娠期间的精神情志状态可影响胎儿的生长和对疾病的易感性，使个体体质的发育呈现出某种倾向性。

目前，通过孕前体质的中医辨识和分类，进而采用中药干预，改善新生儿体质以促进优生的具体措施还有待进一步深入研究。所以孕前体质分型与新生儿体质相关性研究，是医学界当前一项重要课题。另外，可以通过改善孕前体质预防或减少自然流产的发生，这也给不孕不育症的综合防治提供了新的思路。

养胎、护胎、胎教对保证胎儿的正常发育具有重要意义。如能做到顺时数而谨人事，调喜怒而寡嗜欲，则胚胎造化，形气相资，具天地之性，集万物之灵，自然禀质强盛。

二、后天因素

先天遗传因素所形成的生理体质是人一生体质的基础，它决定着个体体质的相对稳定性和特异性。但由先天因素决定的体质特征并非一成不变，在后天各种因素的综合作用下可发生变化。后天因素主要包括膳食营养、生活起居、劳欲、精神状态、环境、疾病、药物等方面，这些因素既可调节体质强弱变化，也可改变人的体质类型。一般来说，调摄适宜者，则可弥补先天不足，使体质由弱变强；调摄不当者，虽先天禀赋充足，也可因过度损耗，使体质由强变弱。《景岳全书·传忠录·藏象别论》曰："其有以一人之禀而先后之不同者。如以素禀阳刚，而恃强无畏，纵嗜寒凉，及其久也，而阳气受伤，则阳变为阴矣；或以阴柔，而素耽辛热，久之则阴日乏涸，而阴变为阳矣。不惟饮食，情欲皆然。"

（一）饮食营养与体质

后天饮食习惯对体质的形成有重要影响。膳食是人体后天摄取营养，维持机体生命活动，完成各种生理功能所不可缺少的物质。不同的膳食含有各自的营养成分，并具有寒、热、温、凉四种不同之性和酸、苦、甘、辛、咸五种相异之味。饮食习惯和相对固定的膳食结构均可通过脾胃运化影响脏腑气血阴阳的盛衰偏颇，形成稳定的功能趋向和体质特征。因此，膳食营养是体质形成中重要的影响因素之一。

脾胃为后天之本，科学的饮食习惯、合理的膳食结构、全面而充足的营养可增强人的体质，甚至可使某些偏颇体质转变为平和体质。如《素问·六节藏象论》指出："天食人以五气，地食人以五味……味有所藏，以养五气，气和而生，津液相成，神乃自生。"饮食内伤是造成体质偏颇的常见诱因之一。若饮食失宜，则将影响脾胃功能，造成阴阳气血失调，或某些营养物质缺乏，使人体体质发生不良变化。如长期摄入不足，妨碍气血的生化，导致营养不良，易使体质虚弱；饱食无度，久而久之则损伤脾胃，可引起形盛气虚的体质。明代张介宾在《景岳全书》指出："生冷内伤，以致脏腑多寒""素禀阳脏，每多恃强，好食生冷茶水，而变阳为阴。"饮食偏嗜还可造成人体内营养成分的不均衡，发生脏腑气血阴阳的偏盛偏衰而形成偏颇体质。对此，《素问·五脏生成》举例说："多食咸，则脉凝泣而变色；多食苦，则皮槁而毛拔；多食辛，则筋急而爪枯；多食酸，则肉胝腐而唇揭；多食甘，则骨痛而发落。"

（二）生活起居、劳欲与体质

生活起居主要包括劳逸、起居（作息安排）等日常生活和工作情况，是人类生存和保持健康的必要条件。生活起居是否有规律，将会对脏腑气血阴阳盛衰偏颇造成不同的影响，从而形成体质的差异。

适度的劳动或体育锻炼，可以强壮筋骨肌肉，通利关节，顺畅气机，调和气血阴阳，增强脏腑的功能活动；适当的休息，有利于消除疲劳，恢复体力和脑力，维持人体正常的生理功能。劳逸适度，能促进人体的身心健康，维护和增强体质。而过度的劳累和安逸，则对人体的体质有不良影响。如长期劳作过度，易损伤筋骨肌肉，消耗气血阴阳，致使脏腑精气不足，功能减退，多形成虚性体质。《素问·举痛论》曰："劳则气耗……劳则喘息汗出，外内皆越。"《素问·宣明五气》说："久立伤骨，久行伤筋。"而过度的安逸，长期养尊处优，四体不勤，易使人体气血不畅，脾胃功能减退，可导致痰瘀型体质，或形成虚性体质。《灵枢·根结》亦称："血食之君，身体柔脆，肌肉软弱。"

一般情况下，房事是人的正常生理活动，但由于房事主要依赖于肾的功能活动，并要消耗一定量的肾中精气，故当有所节制，才能固肾惜精，保持体质强健。若性生活不节，房事过度，则精气阴阳大伤，肾脏受损，势必影响其他脏腑的生理功能和整个生命活动，从而导致体质虚弱。早在

《素问·上古天真论》就已指出："……醉以入房，以欲竭其精，以耗散其真，不知持满，不时御神，务快其心……故半百而衰也。"朱丹溪则认为，人之阴气难成而易亏，而"人之情欲无涯，此难成易亏之阴气，若之何而可以供给也"？（《格致余论》）若"徇情纵欲"，则致相火妄动，火炽阴消，从而形成阴虚火旺的病理体质，故曰"房劳则火起于肾"。张介宾指出，色欲虽可伤精，而"精伤必及于气"，导致阳虚及阴阳两虚的体质，故曰："设禀赋本薄，而且恣情纵欲，再伐后天则必成虚损。"（《景岳全书·卷之十六·理集》）。"说明纵欲房劳可损害体质，出现早衰。

（三）精神情志与体质

人的精神状态多受到情志因素的直接影响。情志包括喜、怒、忧、思、悲、恐、惊等心理活动，它是人体对外界客观事物刺激的不同反应，属正常的精神活动范围。脏腑所化生和储藏的气血阴阳是精神情志活动产生的物质基础，同时人的精神状态和七情的变化，也时刻影响着脏腑气血的功能活动。情志变化无论强弱久暂，从其开始出现就包含有影响脏腑气机协调运行的致偏作用，能够不同程度地影响体质。如果这种作用超出人体能够耐受和调节的范围，就会导致气机升降失衡，体内环境的变化引起体质的变化，成为致病因素。故精神情志，贵于调和。情志舒畅，精神愉快，则脏腑经络功能协调，气血调畅，体质则健壮。正如《灵枢·本脏》所说："志意和则精神专直，魂魄不散，悔怒不起，五脏不受邪矣。"若长期受到强烈的精神刺激，引起持久不解的情志异常波动，超过人体的生理调节能力，就会影响脏腑经络功能，导致机体阴阳气血失调或不足，给体质造成不良影响。

（四）环境与体质

环境是围绕人类的外部世界，是人类赖以生存和发展的社会和物质条件的综合体，可分为自然环境和社会环境。体质的形成和变化与环境因素密切相关，无论是自然环境还是社会环境，都对体质的形成和变异发挥着重要作用。人体借助其内在的调节和控制机制，与各种环境因素保持着相对平衡，表现出机体对环境的适应能力。但是这种适应能力是有限的，当有害环境长期作用于人体，或超过一定限度，就会引起疾病。

1. 自然环境与体质 自然环境通常指地理环境，包括自然地理环境和人文地理环境，前者包括气候、地理、水火、土壤、植物与动物界有机组合的自然综合体，后者是人类在自然地理环境基础上所造成的人为环境。人与自然环境的变化有着密切的关系，自然环境的变化可影响人体的形态结构、生理功能和心理活动，从而影响人体的体质。

2. 社会环境与体质 社会环境是在自然环境的基础上，人类通过长期有意识的社会劳动，加工和改造了的自然物质、创造出来的物质生产体系、积累的物质文化等所共同形成的环境体系，是与自然环境相对的概念。社会环境一方面是人类精神文明和物质文明发展的标志，另一方面又随着人类文明的演进而不断地丰富和发展。社会的发展变迁，使人类的生存环境、生活习惯、社会习俗、饮食结构等具有迥然不同的特征，因此不同历史条件下人类的体质也就自然表现出与其所处时代相适应的变化趋向。

（五）疾病、药物因素与体质

疾病对于个体的体质改变有着重大影响，尤其是一些重病、慢性消耗性疾病，不仅可以损害人体各个部位，还可以使脏腑失和，气血阴阳失调，从而影响体质状态。药物因素可以影响胚胎的发育，从而导致新个体的体质特征发生改变或损害，如引起如先天畸形、胎儿先天性耳聋等严重疾病。药物使用不当或药物的不良反应，可以导致个体体质的损害。

1. 疾病因素 疾病是体质形成过程中的一个重要干扰因素。疾病通过损伤人体正气而改变人体的体质。疾病发生、发展、恶化或向愈的整个过程都是人体正气与病邪做作斗争的过程，如感受病邪过强或正邪斗争日久反复，势必损伤人体正气，造成体质亏虚。《素问·生气通天论》说："风客淫气，精乃亡。"即暴感邪气有时会对人体产生严重的伤正后果。慢性病证病势迁延，正邪斗争旷日持久而造成正气渐耗，体质亏损，这种情况则更为常见。

2. 药物因素 由于药物有寒热温凉之分，酸苦甘辛之别，若长期偏用某些性味的药物，或不根据个体的体质特点用药，人体脏腑气血阴阳就会出现偏盛偏衰，从而改变人体体质。《素问·至真要大论》指出："夫五味入胃，各归所喜，故酸先入肝，苦先入心，甘先入脾，辛先入肺，咸先入肾。久而增气，物化之常也。气增而久，夭之由也。"如不分寒热虚实滥用苦寒攻下或滋腻补益药品，久之会引起体质发生变化。医生之过、妄用治法、误投寒热久之也会影响体质变化。

第二节　中医体质的分类及特点

中医体质学将人群体质分为平和质、气虚质、阳虚质、阴虚质、痰湿质、湿热质、血瘀质、气郁质、特禀质九种。本节介绍九种体质的定义、特征、成因，并对体质特征进行分析。

一、平和体质

1.定义　先天禀赋良好，后天调养得当，以体态适中、面色红润、精力充沛、脏腑功能状态强健壮实为主要特征的一种体质类型。

2.体质特征　①形体特征：体形匀称健壮。②心理特征：性格随和开朗。③常见表现：面色、肤色润泽，头发稠密有光泽，目光有神，鼻色明润，嗅觉通利，味觉正常，唇色红润，精力充沛，不易疲劳，耐受寒热，睡眠安和，胃纳良好，二便正常，舌色淡红，苔薄白，脉和有神。④对外界环境适应能力：对自然环境和社会环境适应能力较强。⑤发病倾向：平素患病较少。

3.成因　先天禀赋良好，后天调养得当。

4.体质分析　平和质先天禀赋良好，后天调养得当，故其神、色、形、态、局部特征等方面表现良好，性格随和开朗，平素患病较少，对外界环境适应能力较强。

二、气虚体质

1.定义　由于一身之气不足，以气息低弱、脏腑功能状态低下为主要

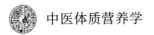

特征的体质类型。

2.体质特征 ①形体特征：肌肉松软。②心理特征：性格内向，情绪不稳定，胆小不喜欢冒险。③常见表现：主项：平素气短懒言，语音低怯，精神不振，肢体容易疲乏，易出汗，舌淡红、胖嫩、边有齿痕，脉象虚缓。副项：面色萎黄或淡白，目光少神，口淡，唇色少华，毛发不泽，头晕，健忘，大便正常，或虽便秘但不结硬，或大便不成形，便后仍觉未尽，小便正常或偏多。④对外界环境适应能力：不耐受寒邪、风邪、暑邪。⑤发病倾向：平素体质虚弱，卫表不固易患感冒；或病后抗病能力弱，易迁延不愈；易患内脏下垂、虚劳等病。

3.成因 先天禀赋不足，后天失养，如孕育时父母体弱、早产、人工喂养不当、偏食、厌食，或因病后气亏、年老气弱等。

4.体质分析 由于一身之气不足，脏腑功能衰退，故出现气短懒言、语音低怯、精神不振、目光少神；气虚不能推动营血上荣，则头晕、健忘、唇色少华、舌淡红；卫气虚弱，不能固护肤表，故易出汗；脾气亏虚，则口淡、肌肉松软、肢体疲乏、大便不成形、便后仍觉未尽；脾虚气血不充，则舌胖嫩、边有齿痕；气血生化乏源，机体失养，则面色萎黄、毛发不泽；气虚推动无力，则便秘而不结硬；气化无权，水津直趋膀胱，则小便偏多；气虚鼓动血行之力不足，则脉象虚缓。

气虚阳弱故性格内向，情绪不稳定，胆小不喜欢冒险；气虚卫外失固，故不耐受寒邪、风邪、暑邪，易患感冒；气虚升举无力，故多见内脏下垂、虚劳，或病后迁延不愈。

三、阳虚体质

1.定义 由于阳气不足，失于温煦，以形寒肢冷等虚寒现象为主要特征的体质类型。

2.体质特征 ①形体特征：多形体白胖，肌肉松软。②心理特征：性格多沉静、内向。③常见表现：主项：平素畏冷，手足不温，喜热饮食，精神不振，睡眠偏多，舌淡胖嫩、边有齿痕，苔润，脉象沉迟。副项：面色㿠白，目胞晦暗，口唇色淡，毛发易落，易出汗，大便溏薄，小便清长。④对外界环境适应能力：不耐受寒邪，耐夏不耐冬；易感湿邪。⑤发病倾向：发病多为寒证，或易从寒化，易病痰饮、肿胀、泄泻、阳痿。

3. 成因　先天不足，或后天失养。如孕育时父母体弱，或年长受孕、早产，或年老阳衰等。

4. 体质分析　由于阳气亏虚，机体失却温煦，故形体白胖，肌肉松软，平素畏冷，手足不温，面色㿠白，目胞晦暗，口唇色淡；阳虚神失温养，则精神不振，睡眠偏多；阳气亏虚，肌腠不固，则毛发易落，易出汗；阳气不能蒸腾、气化水液，则见大便溏薄，小便清长，舌淡胖嫩、边有齿痕，苔润；阳虚鼓动无力，则脉象沉迟；阳虚水湿不化，则口淡不渴；阳虚不能温化和蒸腾津液上承，则喜热饮食。

阳虚阴盛故性格沉静、内向，发病多为寒证，或易寒化，不耐受寒邪，耐夏不耐冬；阳虚失于温化故易感湿邪，易患痰饮、肿胀、泄泻；阳虚易致阳弱，则多见阳痿。

四、阴虚体质

1. 定义　由于体内津液精血等阴液亏少，以阴虚内热等表现为主要特征的体质类型。

2. 体质特征　①形体特征：体形瘦长。②心理特征：性情急躁，外向好动，活泼。③常见表现：主项：手足心热，平素易口燥咽干，鼻微干，口渴喜冷饮，大便干燥，舌红少津少苔。副项：面色潮红，有烘热感，两目干涩，视物模糊，唇红微干，皮肤偏干，易生皱纹，眩晕耳鸣，睡眠差，小便短，脉象细弦或数。④发病倾向：平素易患有阴亏燥热的病变，或病后易表现为阴亏症状。⑤对外界环境适应能力：平素不耐热邪，耐冬不耐夏；不耐受燥邪。

3. 成因　先天不足，如孕育时父母体弱，或年长受孕、早产等，或后天失养，纵欲耗精，积劳阴亏，或曾患出血性疾病等。

4. 体质分析　阴液亏少，机体失去濡润滋养，故体形瘦长，平素易口燥咽干，鼻微干，大便干燥，小便短，眩晕耳鸣，两目干涩，视物模糊，皮肤偏干，易生皱纹，舌少津少苔，脉细；同时由于阴不制阳，阳热之气相对偏旺而生内热，故表现为一派虚火内扰的证候，可见手足心热，口渴喜冷饮，面色潮红，有烘热感，唇红微干，睡眠差，舌红脉数等。

阴亏燥热内盛故性情急躁，外向好动，活泼；阴虚失于滋润，故平素易患有阴亏燥热的病变，或病后易表现为阴亏症状，平素不耐热邪，耐冬不耐夏，不耐受燥邪。

五、痰湿体质

1. 定义　由于水液内停而痰湿凝聚，以黏滞重浊为主要特征的体质类型。

2. 体质特征　①形体特征：体形肥胖，腹部肥满松软。②心理特征：性格偏温和，稳重恭谦，和达，多善于忍耐。③常见表现：主项：面部皮肤油脂较多，多汗且黏，胸闷，痰多。副项：面色黄胖而暗，眼胞微浮，容易困倦，平素舌体胖大，舌苔白腻，口黏腻或甜，身重不爽，脉滑，喜食肥甘，大便正常或不实，小便不多或微浑。④发病倾向：易患消渴、中风、胸痹等病证。⑤对外界环境适应能力：对梅雨季节及潮湿环境适应能力差，易患湿证。

3. 成因　先天遗传，或后天过食肥甘。

4. 体质分析　痰湿泛于肌肤，则见体形肥胖，腹部肥满松软，面色黄胖而暗，眼胞微浮，面部皮肤油脂较多，多汗且黏；"肺为贮痰之器"，痰浊停肺，肺失宣降，则胸闷，痰多；"脾为生痰之源"，故痰湿质者多喜食肥甘；痰湿困脾，阻滞气机，困遏清阳，则容易困倦，身重不爽；痰浊上泛于口，则口黏腻或甜；脾湿内阻，运化失健则大便不实，小便微浑；水湿不运，则小便不多。舌体胖大，舌苔白腻，脉滑，为痰湿内阻之象。

痰湿内盛，阳气内困，不易升发，故性格偏温和，稳重恭谦，和达，多善于忍耐；痰湿内阻。易患消渴、中风、胸痹等病证；痰湿内盛，同气相求，对梅雨季节及潮湿环境适应能力差，易患湿证。

六、湿热体质

1.定义　以湿热内蕴为主要特征的体质类型。

2.体质特征　①形体特征：形体偏胖。②常见表现：主项：平素面垢油光，易生痤疮粉刺，舌质偏红苔黄腻，容易口苦口干，身重困倦。副项：心烦懈怠，眼筋红赤，大便燥结，或黏滞，小便短赤，男易阴囊潮湿，女易带下量多，脉象多见滑数。③心理特征：性格多急躁易怒。④发病倾向：易患疮疖、黄疸、火热等病证。⑤对外界环境适应能力：对湿环境或气温偏高，尤其夏末秋初的湿热交蒸气候较难适应。

3.成因　先天禀赋，或久居湿地，喜食肥甘，或长期饮酒，湿热内蕴。

4.体质分析　湿热泛于肌肤，则见形体偏胖，平素面垢油光，易生痤疮粉刺；湿热郁蒸，胆气上溢，则口苦口干；湿热内阻，阳气被遏，则身重困倦；热灼血络，则眼筋红赤；热重于湿，则大便燥结；湿重于热，则大便黏滞；湿热循肝经下注，则阴囊潮湿，或带下量多。小便短赤，舌质偏红苔黄腻，脉象滑数，为湿热内蕴之象。

湿热郁于肝胆则性格急躁易怒，易患黄疸、火热等病证；湿热郁于肌肤则易患疮疖；湿热内盛之体，对湿环境或气温偏高，尤其夏末秋初的湿热交蒸气候较难适应。

七、血瘀体质

1.定义　体内有血液运行不畅的潜在倾向或瘀血内阻的病理基础，以血瘀表现为主要特征的体质类型。

2.体质特征　①形体特征：瘦人居多。②心理特征：性格内郁，心情不快、易烦，急躁健忘。③常见表现：主项：平素面色晦暗，皮肤偏暗或色素沉着，容易出现瘀斑，易患疼痛，口唇暗淡或紫，舌质暗有瘀点，或片状瘀斑，舌下静脉曲张，脉象细涩或结代。副项：眼眶暗黑，鼻部暗滞，发易脱落，肌肤干或甲错，女性多见痛经、闭经，或经色紫黑有块，崩漏。④发病倾向：易患出血、癥瘕、中风、胸痹等病证。⑤对外界环境适应能力：不耐受风邪、寒邪。

3. 成因 先天禀赋，或后天损伤，忧郁气滞，久病入络。

4. 体质分析 血行不畅，气血不能濡养机体，则形体消瘦，发易脱落，肌肤干或甲错；不通则痛，故易患疼痛，女性多见痛经；血行瘀滞，则血色变紫变黑，故见面色晦暗，皮肤偏暗，口唇暗淡或紫，眼眶暗黑，鼻部暗滞；脉络瘀阻，则见皮肤色素沉着，容易出现瘀斑，妇女闭经，舌质暗有瘀点、片状瘀斑，舌下静脉曲张，脉象细涩或结代；血液瘀积不散而凝结成块，则见经色紫黑有块；血不循经而溢出脉外，则见崩漏。

瘀血内阻，气血不畅故性格内郁，心情不快、易烦，急躁健忘，不耐受风邪、寒邪；瘀血内阻，血不循经外溢，易患出血、中风；瘀血内阻则易患癥瘕、胸痹等病证。

八、气郁体质

1. 定义 由于长期情志不畅、气机郁滞而形成的，以性格内向不稳定、忧郁脆弱、敏感多疑为主要表现的体质类型。

2. 体质特征 ①形体特征：形体偏瘦。②心理特征：性格内向不稳定，忧郁脆弱，敏感多疑。③常见表现：主项：平素忧郁面貌，神情多烦闷不乐。副项：胸胁胀满，或走窜疼痛，多伴善太息，或嗳气呃逆，或咽间有异物感，或乳房胀痛，睡眠较差，食欲减退，惊悸怔忡，健忘，痰多，大便偏干，小便正常，舌淡红，苔薄白，脉象弦细。④发病倾向：易患郁证、脏躁、百合病、不寐、梅核气、惊恐等病证。⑤对外界环境适应能力：对精神刺激适应能力较差，不喜欢阴雨天气。

3. 成因 先天遗传，或因精神刺激，暴受惊恐，所欲不遂，忧郁思虑等。

4. 体质分析 肝性喜条达而恶抑郁，长期情志不畅，肝失疏泄，故平素忧郁面貌，神情多烦闷不乐；气机郁滞，经气不利，故胸胁胀满，或走窜疼痛，多伴善太息，或乳房胀痛；肝气横逆犯胃，胃气上逆则见嗳气呃逆；肝气郁结，气不行津，津聚为痰，或气郁化火，灼津为痰，肝气夹痰循经上行，搏结于咽喉，可见咽间有异物感，痰多；气机郁滞，脾胃纳运失司，故见食欲减退；肝藏魂，心藏神，气郁化火，热扰神魂，则睡眠较差，惊悸怔忡，健忘；气郁化火，耗伤气阴，则形体消瘦，大便偏干；舌淡红，苔薄白，脉象弦细，为气郁之象。

情志内郁不畅，故性格内向不稳定，忧郁脆弱，敏感多疑，易患郁证、脏躁、百合病、不寐、梅核气、惊恐等病证，对精神刺激适应能力较差，不喜欢阴雨天气。

九、特禀体质

1. 定义　由于先天禀赋不足和禀赋遗传等因素造成的一种特殊体质。包括先天性、遗传性的生理缺陷与疾病，过敏反应等。

2. 体质特征　①形体特征：无特殊，或有畸形，或有先天生理缺陷。②心理特征：因禀质特异情况而不同。③常见表现：遗传性疾病有垂直遗传，先天性、家族性特征；胎传性疾病为母体影响胎儿个体生长发育及相关疾病特征。④发病倾向：过敏体质者易药物过敏，易患花粉症；遗传疾病如血友病、先天愚型及中医所称"五迟""五软""解颅"等；胎传疾病如胎寒、胎热、胎惊、胎肥、胎弱等。⑤对外界环境适应能力：适应能力差，如过敏体质者对过敏季节适应能力差，易引发宿疾。

3. 成因　先天禀赋不足、遗传等，或环境因素、药物因素等。

4. 体质分析　由于先天禀赋不足、遗传等因素，或环境因素、药物因素等的不同影响，故特禀质的形体特征、心理特征、常见表现、发病倾向等方面存在诸多差异，病机各异。

第三章

中医体质营养学评估

中医体质营养学的评估方法包括体质测评和营养学评估。体质测评方法主要包括三种：临床测评、量表测评、辅助方法测评。其中临床测评是经典的、最为常用的测评方法；量表测评结合中医体质分类判定标准进行体质辨识，实现了体质判定的客观化、标准化，已经成为在国内外普遍推广应用的体质测评方法。另外，兼夹体质判定的雷达图、三维中医体质模型可以作为辅助工具用于体质测评。

全面的营养状况评定由膳食调查、体格测量、营养缺乏疾病的临床检查及营养状况的实验室检验四部分组成。通过营养状况评定，可以了解人群的膳食结构及营养状况，预测人群膳食结构和营养状况的发展趋势，了解由膳食结构不合理所致的营养问题，对与膳食营养有关的问题进行监测及机制研究，为与营养相关的基础及临床研究积累并提供数据。

将中医体质评估和营养学评估结合，可指导辨体施养，提高调体营养治疗的效果。

第一节 中医体质测评方法

一、临床测评

1. 平和质（A型）

望诊：体型匀称健壮，面色、肤色润泽，目光有神，唇色红润；舌色淡红，苔薄白。

闻诊：无异常体味。语言流利，语调有力。

问诊：饮食睡眠良好，二便正常。精力充沛，性格随和开朗，无明显不适症状。

切诊：脉和有神。

2. 气虚质（B型）

望诊：肌肉不健壮，气短懒言，面色萎黄，目光少神，唇色少华，毛发不华；舌淡红，舌体胖大，边有齿痕。

闻诊：语音低弱。

问诊：肢体容易疲乏；易出汗，易患感冒，病后易迁延不愈；易患内脏下垂等；不耐受寒邪、风邪、暑邪；口淡，易头晕、心慌。性格内向，情绪不稳定，胆小。

切诊：脉象虚缓。

3. 阳虚质（C型）

望诊：多形体白胖，面色柔白，肌肉不健壮；舌淡胖嫩边有齿痕，舌苔润。

闻诊：语音偏低。

问诊：平素畏冷，手足不温；精神不振，睡眠偏多；喜热饮食，大便溏薄，小便清长；易病痰饮、肿胀、泄泻、阳痿，不耐受寒邪、耐夏不耐冬。性格多沉静、内向。

切诊：脉象沉迟而弱。

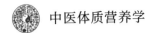

4. 阴虚质（D型）

望诊：体形瘦长，面色潮红，唇红微干，皮肤偏干、易生皱纹；舌红少津少苔。

闻诊：因脾气易急躁，语速常较快，语调偏高。

问诊：平素怕热，手足心热，面部有烘热感；易口燥咽干，鼻微干，口渴喜冷饮；目干涩，视物花，眩晕耳鸣，睡眠差；小便短涩，大便干燥；易患有阴亏燥热的病变，或病后易表现为阴亏症状；平素不耐热邪，耐冬不耐夏，不耐受燥邪。性情急躁，外向好动，活泼。

切诊：脉象细弦或数。

5. 痰湿质（E型）

望诊：体形肥胖，腹部肥满松软，面部皮肤油脂较多、多汗且黏，面色淡黄而暗，眼睑微浮；舌体胖大，舌苔白腻。

闻诊：常睡眠打鼾，咽中常有痰阻，故而音调较重浊而不清亮。

问诊：身重不爽，容易困倦；胸闷，痰多，口黏腻或甜，喜食肥甘厚腻；大便正常或不实，小便不多或微浑；易患消渴、中风、胸痹等病证，对梅雨季节及湿环境适应能力差。性格偏温和稳重，多善于忍耐。

切诊：脉滑。

6. 湿热质（F型）

望诊：形体偏胖或苍瘦，平素面垢油光，易生痤疮、粉刺，目睛红赤；舌质偏红苔黄腻。

闻诊：口气重，时有口臭。

问诊：容易口苦口干，心烦懈怠；小便短赤，大便燥结或黏滞；男易阴囊潮湿，女易带下增多；易患疮疖、黄疸、火热等病证，对湿环境或气温偏高，尤其是夏末秋初湿热交蒸气候较难适应。性格多急躁易怒。

切诊：脉象多见滑数。

7. 血瘀质（G型）

望诊：体型多偏瘦，平素面色晦暗，皮肤偏暗或色素沉着，容易出现瘀斑，眼眶暗黑，鼻部暗滞，口唇暗淡或紫，肌肤干，毛发易脱落，易患疼痛；舌质暗，有点、片状瘀斑，舌下静脉曲张。

闻诊：无特殊表现。

问诊：易烦躁，健忘；易患出血、癥瘕、中风、胸痹等病；不耐受风邪、寒邪。女性多见痛经、闭经，或经血中多凝血块，或经色紫黑有块，或崩漏，或有出血倾向。

切诊：脉象细涩或结代。

8. 气郁质（H型）

望诊：平素忧郁面貌，神情多烦闷不乐；舌淡红，苔薄白。

闻诊：因情志不畅或情绪不稳定，谈吐多表现出悲观、疑虑。

问诊：胸胁胀满，或走窜疼痛，多伴善太息，或嗳气呃逆，或咽间有异物感，或乳房胀痛，睡眠较差，食欲减退，惊悸怔忡；对精神刺激适应能力较差，易患郁证、脏躁、百合病、不寐、梅核气、惊恐等病证。性格内向不稳定，忧郁脆弱，敏感多疑，对精神刺激适应能力较差。

切诊：脉象弦细。

9. 特禀质（过敏体质）（I型）

望诊：无特殊，患皮肤过敏者可有皮肤发红、皮疹、抓痕、皮损。

闻诊：患过敏性鼻炎者发作期多喷嚏，哮喘者发作期可有喘息。

问诊：易对环境或食物中致敏物质过敏。

切诊：无特殊表现。

二、量表测评

1. 中医体质量表 北京中医药大学王琦教授带领的体质研究课题组在"体质可分论"的基础上，以平和质、气虚质、阳虚质、阴虚质、痰湿质、湿热质、血瘀质、气郁质、特禀质9种基本中医体质类型为概念框架，按照量表开发的科学程序和方法，编制了评价中医体质类型的标准化测量工具——中医体质量表，为体质辨识提供了标准化的、适于自评的测量工具。编制中医体质量表的目的，是应用量表测评的方法，对中医体质类型进行科学评价和量化分类，对被测者做出体质分类或体质类型的倾向

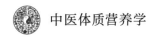

性评价。

2. 中医体质分类判定标准　在基于中医体质量表科学评价结果的基础上，经专家多次论证、大样本流行病学调查和统计分析，制定了《中医体质分类与判定》标准。各体质类型的判定依据中医体质量表计分结果的转化分数进行。

（1）平和质的判定标准　8种偏颇体质转化分均＜30分，且平和质转化分≥60分时，判定为"是"；8种偏颇体质转化分均＜40分，且平和质转化分≥60分时，判定为"基本是"；否则判定为"否"。

（2）8种偏颇体质的判定标准　偏颇体质转化分≥40分，判定为"是"；偏颇体质转化分为30～39分，判定为"倾向是"；偏颇体质转化分＜30分，判定为"否"。（详见本书附录）

三、辅助工具测评

1. 兼夹体质判定的雷达图　兼夹体质，是指同一机体同时具有两种以上的体质类型。兼夹体质也叫复合体质，在现实中是很常见的。建立科学而可行的方法判定兼夹体质具有重要意义。

雷达图 (radar chart) 是一种能对多变量资料进行综合分析的图形，是一种数据表征的技术，适合于在二维平面上直观、形象地反映多个指标的变动规律，可用于兼夹体质的判定。

兼夹体质判定的雷达图分析方法：首先，应用中医体质量表对个体进行调查，计算出平和质、气虚质、阳虚质、阴虚质、痰湿质、湿热质、血瘀质、气郁质、特禀质9种体质类型的得分。第二，根据《中医体质分类与判定》标准，判定个体体质类型是属于平和体质还是偏颇体质。第三，如判定为偏颇体质，进一步应用雷达图直观地表征其8个亚量表指标和相应的得分水平。在雷达图轴向上，偏颇体质倾向较强者具有较长的射线段。下图举例说明兼夹体质判定的雷达图结果（图3-1）。

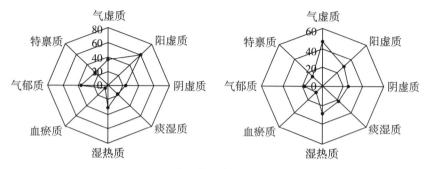

图 3-1　中医体质类型得分雷达图

2. 三维中医体质模型　运用现代信息技术、多媒体技术、计算机图形学等可视化手段建立直观的、表现人体体质综合外部特征的模型，将每一种体质的所有典型外部特征在立体模型上进行集中展示，并运用交互手段实现用户与模型的演示对话功能具有重要的意义。为此，研究人员基于 9 种体质类型，利用多媒体技术、计算机图形学等，研制了三维中医体质模型，实现了对体质外部细节特征的视觉描述与动态展现，为体质特征模型化、体质辨识的推广普及和体质学教学提供了视觉手段。

第二节　营养状况评定

一、膳食调查

膳食调查是了解个体或群体在一定时期内膳食摄入的情况，包括摄入食物的种类、数量、频次等，是全面了解人群膳食状况与膳食结构的重要手段，也是评估与研究膳食营养因素与疾病或健康关系的工具和基础。膳食调查方法主要分为前瞻性和回顾性两类，前者包括称重法、记账法和化学分析法，后者包括询问法和食物频数法。不同的膳食调查方法有不同的特点及适用范围，结合调查目的，根据被调查者的特点、生活条件，研究者采用不同的膳食调查方法进行数据采集。

（一）询问法

询问法是通过询问调查对象的膳食情况，对调查对象膳食摄入量进行计算和评价的一种方法。询问法适用于个体膳食调查，包括膳食回顾法和膳食史法。询问法对被调查者的膳食习惯不会产生影响，可以得到较为准确的个体膳食营养素摄入状况，调查结果可用于对人群营养状况及其成因进行分析。此外，询问法还具有费用低、样本量大、耗用人力少等优点。但询问法属于回顾性的膳食调查方法，受时间、被调查者理解能力及记忆力等因素的影响，会存在一定的误差，低估食物摄入量是询问法可能存在的主要问题。

1. 膳食回顾法 膳食回顾法是由被调查者尽可能准确地回顾调查前一日至数日的食物消耗量。其中，回顾调查前一日的食物消耗情况，称为24小时膳食回顾法。膳食回顾法主要用于家庭中个体的食物消耗状况调查，借助家用量具、食物模型或食物图谱等计算个体营养素的摄入量，其调查结果较为准确。应用膳食回顾法进行调查时需要注意以下几点：①调查表的设计需合理，调查表的设计情况是影响调查质量的关键因素。②调查一般是连续3日，包括工作日和休息日。③调查人员要掌握食物生熟比和体积之间的关系，即能够根据食物的体积估算其生熟比值，进而能较为准确地估算出实际摄入量。④在家庭就餐时，调查人员应耐心询问每个成员的摄入比例，在掌握家庭食物消耗资料的基础上，便于计算出每人的实际摄入量。⑤尽量进行面对面的调查，有条件的地区可进行电话询问或视频询问。表3-1为24小时膳食回顾调查表举例。

表3-1 24小时膳食回顾调查表

姓名： 调查者：	性别： 调查用时：	年龄：	职业： 调查时间：	
餐次	食物名称	生（熟）重	时间	地点
早餐	牛奶 面包 火腿	200mL 100g 50g	早7时	家

续表

餐次	食物名称	生（熟）重	时间	地点
午餐	米饭	熟重150g		
	油菜	生重200g		
	瘦猪肉	生重75g		
	西红柿	生重100g	午12时	家
	鸡蛋	生重60g		
	植物油	20g		
	食盐	3g		
晚餐	馒头	熟重150g		
	带鱼	生重200g		
	白菜	生重250g	晚6时	家
	植物油	15g		
	食盐	4g		
加餐	苹果	200g	上午9时	家
	酸奶	250mL	下午3时	家

2. 膳食史法　膳食史法是通过询问居民一般的膳食方式、长时间的膳食习惯，更全面地了解被调查者的膳食摄入状况。膳食史法已被广泛应用于营养流行病学调查研究中，也被应用在慢性疾病与营养的相关性研究中，因为对于糖尿病、高血压病、冠心病等疾病，研究过去长期的膳食状况较研究现在短期的膳食状况更有意义。但膳食史法较为抽象，对被调查者的要求高，需要营养专家的指导。表3-2为膳食史调查表举例。

表3-2　膳食史调查表

姓名：　　性别：　　年龄：　　职业：
调查者：　　调查用时：　　调查时间：

食物种类	摄入量			食物种类	摄入量		
	公斤/月	公斤/周	公斤/日		公斤/月	公斤/周	公斤/日
大米				禽肉			
面粉				畜肉			
全谷物				水产类			
薯类				蛋类			
杂豆				乳类及制品			
叶菜				坚果类			

食物种类	摄入量			食物种类	摄入量		
	公斤/月	公斤/周	公斤/日		公斤/月	公斤/周	公斤/日
茄瓜类菜				植物油			
根茎类菜				食盐			
水果				零食			

（二）食物频数法

食物频数法是以问卷形式，根据被调查者每日、每周甚至一年所食用各种食物的次数或食物的种类来评价被调查者膳食营养状况的方法，具体可以分为定性、定量、半定量的食物频数法。食物频数法经济方便，被调查者应答率高，可快速获得食物摄入种类及摄入量信息，主要被用于膳食结构与相关疾病的关系分析。但食物频数法对食物份额量化的准确度不高，不能计算能量和各种营养素的摄入量，因此不用于计量调查。食物频数法的问卷设计应包括食物名单和一定时期内所食食物的频数记录。食物名单的确定与调查目的相关，如进行综合性膳食摄入状况评价，食物名单则需包括被调查者常食用食物；如研究疾病与膳食摄入间的关系，食物名单需包括与相关疾病有关的食物或含有特殊营养素的食物。表3-3为骨质疏松患者食物频数调查表举例。

表3-3　骨质疏松患者食物频数调查表

姓名：　　性别：　　年龄：　　职业：						
调查者：　　调查用时：　　调查时间：						
食物种类	食用频数/周					每次食用量
	0次	1次	2～3次	4～5次	7次	
奶类						
乳制品						
大豆及豆制品						
禽畜肉						
淡水鱼虾						
海水鱼虾						

续表

食物种类	食用频数/周					每次食用量
	0次	1次	2～3次	4～5次	7次	
海带						
紫菜						
粗杂粮						
咖啡						
碳酸饮料						
浓茶						

（三）称重法

称重法需先称量每餐食物烹饪前的生重和烹饪后的熟重，计算出生熟比，然后再称量出个人所摄入的熟食重量，根据生熟比计算出个人摄入的食物生重，最后再根据食物成分表提供的数据，计算出个人一餐各种营养素的摄入量。由于每天所摄入的食物品种不同，为了得到比较准确的数据，称重法应连续调查3天至1周，具体调查天数可根据食品消费品种的变化而定。如果食品消费品种较少且变化不明显，可减少调查天数，如食品消费品种较多且变化较明显，可增加调查天数，但通常每次调查不超过一周。如被调查者或被调查群体居住在四季变化较明显的地区，应每个季节进行一次调查，最终进行数据整合，才能获得更为准确的调查结果。称重法可用在个人或集体的膳食调查中，其优点一是较为准确，常用作评价其他膳食调查方法准确性的标准；其优点二是能准确地得出被调查者每日膳食变化及各餐次的食物分配，因此是个体膳食摄入调查较理想的方法。但称重法需要耗费较多的人力物力，对调查者的专业要求较高，同时也会给被调查者带来较多的麻烦，故更适合小样本调查。

（四）记账法

记账法通过记录一定时期内食物消耗总量及这一时期内的进餐总人次，进而计算出每人每日各种食物的平均摄入量。记账法是使用最早并且最常用的膳食调查方法，可以调查较长时间的膳食摄入情况。记账法省时省力，适用于家庭、学校、机构等大样本的调查。记账法较少依赖调查者和被调查者的主观记忆，较为客观，能得到相对准确的调查结果。但记账法只针对被调查人群的人均摄入量，难以分析个体膳食摄入情况。应用记账法进行膳食调查，需要掌握两个要点：首先，要准确记录食物消耗量，包括调查开始时集体食堂库存或家庭结存的食物、每日各种食物购入量、每日各种食物废弃量、调查结束时剩余食物量；调查阶段每种食物的摄入量等于库存量或结存量，加每日购入量，减去每日废弃量和剩余食物量。其次，要准确登记进餐人数，记录每日每餐进食人数，然后计算总人数，另外还要记录进餐人的性别、年龄、职业、劳动强度等人口学信息，以便对进餐人营养摄入情况进行综合评价。

（五）化学分析法

化学分析法通过在实验室中测定调查对象一日内全部熟食的营养成分，以准确地获得调查对象一日各种营养素的摄入量。化学分析法操作较为复杂，需要必要的设备和专业技术人员，因此仅适用于较小规模的膳食调查，并且很少单独使用，常与其他收集食物消耗量的方法结合使用。准确的样品收集是应用化学分析法进行膳食调查的核心。样品收集方法主要有两种，即双份饭菜法和收集相同成分法，其中双份菜法最为准确。双份菜法即制作两份相同的饭菜，一份食用，另一份作为样品分析使用，作为样品分析的食物在数量和质量上要求与实际食用的食物一致，以确保调查的准确性。因此双份饭菜法对测试人员的要求比较高，彼此间需要密切配合。收集相同成分法较双份饭菜法更容易进行样品收集，即对整个研究期间消耗的各种未加工食物进行收集或购买相同食物作为样品，但这种方法收集到的样品与实际摄入的食物间存在一定差异，分析结果不够准确。

（六）膳食评价

1. 膳食营养素实际摄入量与参考摄入量间的关系　膳食营养素参考摄入量（dietary reference intakes，DRIs）是为了保证人体合理摄入营养素而设定的每日平均膳食营养素摄入量的一组参考值。DRIs 主要包括平均需要量（estimated average requirement，EAR）、推荐摄入量（recommended nutrient intake，RNI）、适宜摄入量（adequate intake,AI）、可耐受最高摄入量（tolerable upper intake level，UL）四个指标。近年来随着营养学的深入发展，DRIs 还增加了宏量营养素可接受范围、预防非慢性传染病的建议摄入量和特定建议值三个与非传染性慢性病有关的指标。ERA 是指某一特定性别、年龄及生理状况群体中所有个体对某种营养素需要量的平均值。研究表明，按照 ERA 水平摄入营养素，可以满足这一群体中 50% 个体需要量的水平。RNI 是指可以满足某一特定性别、年龄及生理状况群体中绝大多数个体需要量的某种营养素摄入水平。长期按 RNI 水平进行营养素摄入，可以满足机体对该营养素的需要，并可维持机体中有适当营养素的储备。AI 是通过观察或实验获得的健康群体中某种营养素的摄入量。当某种营养素个体需要量因研究资料不足而不能计算出 EAR 及 RNI 时，可通过设定 AI 来提出这种营养素的摄入量目标。UL 是营养素或食物成分的每日摄入量安全上限，是一个健康人群中几乎所有个体都不会产生毒副作用的最高摄入水平。对大多数营养素而言，摄入量超过 RNI 或 AI 水平并不会对人体产生益处，因此 UL 并不是一个建议摄入水平，只是一个建议的安全上限。

因考虑到个体差异的存在，如应激导致的能量及营养素需要量的变化、食物烹饪加工时营养素的损失、在消化吸收时不同营养素间存在的相互影响，营养学家在制定营养素参考摄入量时一般都会有一定的安全系数。因此，并不是摄入量达不到 DRIs 的要求就存在摄入不足，要具体情况具体分析。在对群体进行调查时，使用营养素的平均摄入量占 DRIs 的百分比作为评价被调查人群营养状况的依据具有局限性，因为这种方法掩盖了摄入不足的人群。只有进行个体膳食营养调查，才能较为准确地了解被调查人群的营养状况。

2. 营养素及膳食来源 机体从所摄入的食物和饮料中吸收营养素，用以满足生长发育的需要，维持生命活动。营养素可以分为七大类，即蛋白质、脂肪、糖类、维生素、矿物质、膳食纤维、水。被调查者膳食营养素摄入种类、摄入量、摄入比例是膳食评价的重要内容。

（1）蛋白质　蛋白质由氨基酸组成，是一切生命活动的物质基础。蛋白质在人体内具有重要的生理作用，构成和修补人体组织，维持体液平衡及酸碱平衡，可构成神经递质、抗体、激素、酶，并且可为机体提供能量。蛋白质广泛存在于动植物性食物中，存在于肉、蛋、奶、豆类中的蛋白质富含必需氨基酸，易于被人体吸收利用，称为优质蛋白质；存在于谷薯类食物、蔬菜、水果中的蛋白质，必需氨基酸含量少，并且吸收利用率较低，称为非优质蛋白质。故日常膳食中，应注意蛋白质的补充与搭配。

（2）脂肪　脂肪由甘油三酯和脂肪酸构成，根据所含不饱和键的数量，脂肪酸可分为饱和脂肪酸、单不饱和脂肪酸、多不饱和脂肪酸。已知天然脂肪酸有 50 多种，多数脂肪酸在人体内均能合成，而亚油酸、亚麻酸是人体内不能合成的，必须从食物中摄取，称为必需脂肪酸。脂肪的主要生理作用是氧化供能，是产能比最高的营养素，1 克脂肪约产生 9 千卡的热量，是糖和蛋白质的 2 倍以上。此外，脂肪尚可协助脂溶性维生素的吸收，长期脂肪摄入不足可导致脂溶性维生素缺乏。皮下脂肪能防止散热，可维持体温的恒定，可抵御寒冷。脂肪在胃中停留时间较长，多食富含脂肪的食物可增加饱腹感。膳食脂肪主要来源于动物脂肪组织、肉类和植物种子，动物脂肪及肉类含饱和脂肪酸及单不饱和脂肪酸较多，植物油含多不饱和脂肪酸较多。

（3）糖类　糖类是指多羟基的醛或酮及它们的衍生物。根据聚合度，糖类可以分为单糖、双糖、糖醇、寡糖和多糖。其中，果糖、葡萄糖、半乳糖属于单糖；蔗糖、麦芽糖、乳糖为双糖；糖醇包括山梨醇、甘露醇、木糖醇，是低热量的甜味剂；寡糖又称低聚糖，寡糖分为两类，水解后产生的所有糖分子都是葡萄糖的称为麦芽寡糖，水解后产生不止一种单糖的称为杂寡糖，某些杂寡糖具有抑制肠道有害菌生长的作用，称为益生元；多糖包括淀粉和糖原，淀粉是植物细胞的储存多糖，糖原是动物细胞的贮存多糖。糖类在人体内具有多种重要的生理功能，供给能量是糖类最主要的生理功能，1 克葡萄糖约产生 3.4 千卡热量。糖类的膳食来源主要包括谷类、根茎作物、食糖作物、豆类、蔬菜、水果，其中最主要的膳食来源是谷类。

（4）维生素　维生素分为脂溶性维生素和水溶性维生素两类，是维持人体正常生理功能的一类低分子有机化合物。维生素在体内不能合成，必须由食物供给。

脂溶性维生素包括维生素 A、D、E、K，溶于脂肪及脂溶剂，在食物中与脂类共同存在，摄入后大量储存在脂肪组织中，当脂类吸收不良时，机体容易出现脂溶性维生素缺乏。维生素 A 的前体 β 胡萝卜素主要存在于胡萝卜、南瓜、芒果、木瓜、菠菜等黄色及绿色蔬果中，维生素 A 主要来源于包括肝脏、鱼肝油、乳制品、蛋类等动物性食物中。维生素 D 的主要生理功能是调节钙、磷代谢，富含维生素 D 的天然食物较少，鲱鱼、鲑鱼等海鱼中维生素 D_3 的含量最为丰富，而乳类、禽畜肉类、蛋类中维生素 D 含量较少。维生素 E 食物来源丰富，广泛分布于动植物组织中，良好的食物来源为麦胚油、棉籽油、大豆油、花生油及芝麻油，另外绿莴笋叶及柑橘皮中含量也很丰富。维生素 K 主要来源于绿叶蔬菜，同时，人体肠道的大肠杆菌、乳酸菌也能合成维生素 K，并通过肠壁吸收进入人体，所以维生素 K 不易缺乏。

水溶性维生素包括维生素 C 和 B 族维生素，水溶性维生素溶于水，满足机体生理需要后多余的随尿液排出体外，仅在体内有少量贮存，毒性很小，缺乏时症状出现较快。维生素 C 具有抗氧化、提高免疫力的作用，新鲜叶菜、茄瓜类蔬菜、水果富含维生素 C。B 族维生素包括维生素 B_1、维生素 B_2、烟酸、维生素 B_6、叶酸、维生素 B_{12}、泛酸、生物素等，各种 B 族维生素在机体内发挥着不同的生理作用。维生素 B_1 的主要膳食来源为非精制谷类、豆类、肉类、内脏及坚果类；维生素 B_2 优质的膳食来源为酵母、奶类、全蛋、鱼卵、动物内脏及绿叶蔬菜；富含烟酸的食物主要包括非精制谷类、肉类及酵母；维生素 B_6 的膳食来源较为广泛，谷薯类、肉类、水果、蔬菜、坚果里含量均很丰富；叶酸广泛存在于各种动、植物食品中，其中绿叶蔬菜、水果中的叶酸含量更为丰富；维生素 B_{12} 主要来源于动物性食物中，包括肉类、乳类、蛋类、内脏类等动物性食物均富含

维生素 B_{12}；泛酸在自然界中有广泛的食物来源，其中，蜂王浆、鳕鱼卵、金枪鱼卵是泛酸最丰富的膳食来源；生物素在天然食物中含量较少，仅蜂王浆和啤酒酵母中含量较多；胆碱广泛存在于各种食物中，特别是肝脏、麦胚、花生、大豆中含量最为丰富。

（5）矿物质　人体组织中含有自然界中存在的各种元素，这些元素是构成人体组织、维持生理功能及生化代谢所必需的，除碳、氢、氧、氮以有机化合物的形式存在，其余统称为矿物质或灰分。其中，含量大于体重 0.01% 的称为常量元素，如钙、磷、钠、钾、氯等，含量小于体重 0.001% 的称为微量元素，如铁、硒、锌、锰、碘等。矿物质不能在体内生成，但可以随汗、尿、粪便等排出体外，所以必须通过膳食途径摄入及补充。随着年龄的增长，体内矿物质含量逐渐增加，但元素间比例变动不大。根据矿物质在食物中的分布及其吸收、人体需要的特点，我国人群较易缺乏的矿物质主要包括钙、铁、锌三种，在特殊地理环境下也会出现碘、硒的缺乏。乳类及乳制品、豆类、鱼虾蟹等海产品是钙的主要膳食来源，维生素 D 可有效促进钙吸收；肝脏、肾脏、瘦肉铁含量丰富，并且大部分铁以血红素铁的形式存在，吸收率高，维生素 C 可促进铁的吸收；牡蛎、生蚝、蛏子等贝壳类海产品富含锌，并且锌的生物利用度较高，易于吸收；海带、紫菜等海产品中含碘丰富，是膳食碘的优质来源；内脏、海产品、肉类中富含硒，植物性食物的硒含量与其种植地区的土壤含硒量相关，因此硒缺乏会呈现出地区性差异。

（6）膳食纤维　膳食纤维是指不能被人体内源性消化酶消化吸收的糖类的总称，被称为"第七营养素"。根据溶解性的不同，膳食纤维分为可溶性膳食纤维和不可溶性膳食纤维两种，可溶性膳食纤维主要包括果胶、葡聚糖、瓜儿豆胶、树胶、羧甲基纤维素等，不溶性膳食纤维主要包括纤维素、半纤维素、木质素和壳聚糖等。中国营养学会在《中国居民膳食营养素参考摄入量 2013 版》建议，成年人每日膳食纤维特定建议值为 25g，对可耐受最高摄入量未制定参考值。膳食纤维主要存在于谷物、薯类、豆类、蔬菜及水果中，同种蔬菜或者水果的边缘表皮或果皮中的含量高于中心部位。人体对膳食纤维的耐受性较好，极少数人会发生腹胀、恶心等消化道症状。针对超重和肥胖患者，增加膳食纤维摄入量是一种安全、有效、方便的防治手段，但需要在临床医师和临床营养师的指导下进行干预治疗。

（7）水　水是人体不可缺少的物质，也是维持生命活动正常进行的重要物质。正常情况下，水的摄入量和排出量大约相等，以维持体液恒定。机体摄入水的来源主要为饮水或饮料、食物中所含的水及产能营养素代谢产生的水，正常成人每日水的摄入量为 1900 ～ 2500mL。水的排出主要通过尿液、粪便、呼吸及非显性出汗，正常成人每日水的排出量同样为 1900 ～ 2500mL。

3. 食物摄入量的处理及计算　各种营养素的摄入是通过食物的摄入而实现的，对食物摄入量的正确评估和计算是进行膳食调查及膳食评估的重要前提。可以利用电子秤、量杯、量勺等计量工具对食物进行称量，也可以使用食物模型、图片让被调查者对食物重量、体积建立感性认知，最终使膳食调查结果更准确，以便进行正确、客观的营养评估。但膳食种类丰富多样，为了提高膳食调查的效率及准确性，还应注意以下几点。

（1）对食物进行正确的分组或分类　可根据中国居民平衡膳食宝塔的内容把食物分为谷薯类、水果类、蔬菜类、畜禽肉类、水产类、蛋类、大豆及坚果类、奶及奶制品、油、盐，以便于在饮食记录时进行归类、合并，使膳食调查内容更加清晰准确，同时也便于统计和计算。对于特殊人群和具有特殊膳食习惯的人群，可以在此分类的基础上进行调整。

（2）大豆与大豆制品的折算　豆制品是由大豆经过各种加工方法制作而成的，是日常膳食中非常重要的一部分，是膳食调查的重要内容。但豆制品种类丰富，为了便于统计和计算，可以与干豆进行折算。如可以计算50g干豆蛋白质的含量，再把同等重量的各类豆制品按此蛋白质含量折算出一个系数，与干豆进行换算。在进行膳食调查时，已知每种豆制品的具体摄入量，再根据折算系数，统一换算成干豆重量，最后再进行统计。这种方法也可以用于鲜奶、奶粉、乳制品间的折算。

（3）食物生重与熟重之间的折算 生熟比例的折算也是膳食调查的一项重要内容，尤其对于谷薯类、蔬菜、水产类这些生熟重差距较大的食物，如忽视生熟重的差异，会对膳食调查的结果产生较大影响。谷薯类的生熟重也可以通过折算系数法进行计算，其他食物可以直接填写生重量，在采买时记录生重量，如不能一次吃完，可分为几份，计算好每份量及一次食用的份数，最后再进行统计。

（4）包装食品的调查应根据食物成分表进行 在膳食调查前应确保被调查者学会查看食物成分表，并养成查看食物成分表的习惯。在记录膳食时，可在所食用的罐头、熟食、零食等包装食品后注明食物成分，应包括能量、碳水化合物、脂肪、蛋白质、电解质等营养素，或根据不同调查需要，标注所需要的食物成分数据。

二、人体测量

人体测量包括体格测量和人体成分分析。体格测量的项目主要包括身高、体重、上臂围、小腿围、皮褶厚度、腰围、臀围等。体格的大小和生长速度可以反映人体的营养状况，体格测量的数据可以作为群体或个体营养状况的评价指标。其中，学龄前儿童的体格测量结果可以被用来评价其所在地区人群的营养状况，因为儿童的体格测量方法比较规范，测量费用低廉，对人群营养状况的反映较为灵敏，具有一定的代表性。人体成分分析是人体生物学研究的一个重要领域，主要研究人体的组成规律、组分之间的数量关系和测量方法，以及在不同外界因素影响下各组分量的变化规律。人体组成成分及变化情况是评价人体营养状况和健康水平的重要指标。

（一）身高／身长

两岁以下婴幼儿使用卧式量板或量床测量身长，两岁以上儿童、青少年及成人使用身高计或固定于墙上的尺测量身高，两种测量方法读数均精确到 0.1cm。采用卧式方法测量身长时，要使小儿脱去帽子、鞋袜及厚衣裤，仰卧于量板的中线上。用手固定小儿的头部，使头部与头板有效接触，并且使两耳上缘和眼眶下缘的连接线与底板垂直，固定头部的动作由助手完成。测量者立于小儿右侧，左手按住小儿双膝，使双下肢并排贴紧底板，右手缓慢移动足板，使双侧足跟紧贴足板，然后读取足板在两侧测量尺上所指示的刻度，当两侧刻度一致时可读取，精确至小数点后一位。测量两次，取平均值，为最终测量结果。采用立式方法测量身高时，要让被测量者脱去鞋袜、帽子，采取立正姿势，立于测量尺前，足跟靠拢，两脚呈60°角，足、臀、臂、肩部紧贴背板，两眼平视，双耳上缘与眼下眶呈水平。测量者手持滑板，滑至被测者头顶部，读取滑板底面所示数字并记录，测量两次，取平均值，为最终测量结果。

（二）体重

测量体重可以使用杠杆式体重秤、磅秤、电子体重秤等工具。体重秤应放在水平地面上，使用前需要校正零点。测量者需空腹、排空尿液及粪便，穿背心、短裤或已知重量的衣物，以便于称重后从体重中减掉衣物重量。测量者需站立在秤台中央，站稳，不要摇晃身体，保证测量的准确性。婴幼儿可放置于已知重量的容器中进行称量，称量后减掉容器重量。体重测量结果读数以千克为单位，记录至小数点后两位。

18岁以上成年人可根据身高、体重的测量值计算出身体质量指数（body mass index，BMI）。BMI是用于判断人体是否存在超重/肥胖和程度的指数，BMI的计算公式为体重/身高^2（kg/m^2）。目前，我国成年人的BMI切点为：BMI < 18.5为消瘦，18.5 ≤ BMI < 24为正常体重范围，24 ≤ BMI < 28为超重，BMI ≥ 28为肥胖。中国营养学会在2016版《中国居民膳食指南》制定了我国7～18岁儿童营养状况的BMI标准，见表3-4。

表3-4　中国7～18岁儿童营养状况的BMI标准

年龄	男生				女生			
	消瘦	正常	超重	肥胖	消瘦	正常	超重	肥胖
7～	≤ 13.9	14.0～17.3	17.4－19.1	≥ 19.2	≤ 13.4	13.5－17.1	17.2－18.8	≥ 18.9
8～	≤ 14.0	14.1～18.0	18.1－20.2	≥ 20.3	≤ 13.6	13.7－18.0	18.1－19.8	≥ 19.9
9～	≤ 14.1	14.2～18.8	18.9－21.3	≥ 21.4	≤ 13.8	13.9－18.9	19.0－20.9	≥ 21.0

年龄	男生				女生			
	消瘦	正常	超重	肥胖	消瘦	正常	超重	肥胖
10～	≤ 14.4	14.5—19.5	19.6—22.4	≥ 22.5	≤ 14.0	14.1—19.9	20.0—22.0	≥ 22.1
11～	≤ 14.9	15.0—20.2	20.3—23.5	≥ 23.6	≤ 14.3	14.4—21.0	21.1—23.2	≥ 23.3
12～	≤ 15.4	15.5—20.9	21.0—24.6	≥ 24.7	≤ 14.7	14.8—21.8	21.9—24.4	≥ 24.5
13～	≤ 15.9	16.0—21.8	21.9—25.6	≥ 25.7	≤ 15.3	15.4—22.5	22.6—25.5	≥ 25.6
14～	≤ 16.4	16.5—22.5	22.6—26.3	≥ 26.4	≤ 16.0	16.1—22.9	23.0—26.2	≥ 26.3
15～	≤ 16.9	17.0—23.0	23.1—26.8	≥ 26.9	≤ 16.6	16.7—23.3	23.4—26.8	≥ 26.9
16～	≤ 17.3	17.4—23.4	23.5—27.3	≥ 27.4	≤ 17.0	17.1—23.6	23.7—27.3	≥ 27.4
17～	≤ 17.7	17.8—23.7	23.8—27.7	≥ 27.8	≤ 17.2	17.3—23.7	23.8—27.6	≥ 27.7

（三）上臂围

测量上臂围使用无伸缩性材料制成的软尺。测量者站在被测量者的左侧，被测量者取立位或坐位，双臂放松、自然下垂，测量者找到被测量者左肩峰与尺骨鹰嘴连线的中点，然后用软尺测量此中点水平的上臂围径。测量时软尺形成的围径要与上臂垂直，并且不要把软尺拉得过紧，以免影响测量结果。测量结果精确到1mm，可测量3次，计算平均值作为最后的结果。

（四）小腿围

测量小腿围使用无伸缩性材料制成的软尺。被测量者可坐在床边，膝关节弯曲，双腿自然下垂，保持肌肉松弛；被测量者也可采取卧位，平躺于床上，双腿弯曲，保持肌肉松弛。测量者使用软尺测量腓肠肌中点周径为小腿围，测量时软尺需保持水平，并且不能拉得过紧，以免影响测量结果。测量结果精确到1mm，可测量3次，计算平均值作为最后的结果。

上臂围、小腿围常用于评价人群营养状况。上臂围、小腿围对老年人群营养不良具有诊断能力，但截断界值会因地域、年龄、性别的不同而存在明显差异。儿童上臂围与身高、体重呈正相关，提示可以用上臂围来评价学龄前儿童生长发育状况，筛查营养不良或超重的儿童。1～5岁儿童上臂围波动较小，7岁以后上臂围随年龄增长而增加。

（五）腰围

使用无伸缩性材料制成的软尺测量腰围。成人腰围以双侧腋中线肋弓下缘与髂前上棘连线中点为测量水平，12岁以下儿童以脐上2cm为测量水平。被测量者取站立位，两眼平视前方，自然均匀呼吸，腹部放松，双臂自然下垂，双腿负重均匀，双足并拢。充分暴露肋弓下缘与髂前上棘之间的测量部位，在双侧腋中线肋弓下缘与髂前上棘连线中点做标记。将软尺轻贴皮肤，经过双侧标记点，围绕身体一周，在平静呼气末读数。测量两次，取两次测量的平均值，最终精确到0.1cm。腰围是反映人体脂肪总量和脂肪分布的指标，可以作为中心性肥胖的判定指标。我国成年男性85cm≤腰围＜90cm为中心型肥胖前期，腰围≥90cm为中心型肥胖；我国成年女性80cm≤腰围＜85cm为中心型肥胖前期，腰围≥85cm为中心型肥胖。

（六）臀围

使用无伸缩性材料制成的软尺测量臀围。臀围即是臀部最高点平面体围。被测者取站立位，两眼平视前方，呼吸自然均匀，腹部放松，两臂自然下垂，双足并拢，两腿均匀负重，穿贴身内衣裤。将软尺轻轻贴住皮肤，经过臀部最高点，围绕身体一周。测量两次，取两次测量的平均值，最终精确到0.1cm。臀围尺寸大，表明下肢肌肉发达。

腰围和臀围的比值称为腰臀比，研究表明，腰臀比可作为独立客观反映身体脂肪分布特征的体成分指标之一。此外，腰臀比增大还与血压升高、心肺功能下降、血糖升高、身体运动及反应能力下降具有一定相关性。

（七）皮褶厚度

使用专用皮褶厚度测量卡尺，分度值0.1cm，使用前需进行仪器校准。通过测量身体一定部位的皮褶厚度可以计算或表示体内脂肪量，经常测量的皮褶厚度包括肱三头肌皮褶厚度、肩胛下皮褶厚度和髂前上棘皮褶厚度。皮褶厚度测量以毫米为单位，精确到1mm，连续测量两侧，如两次测量结果误差超过2mm则需测量第三次，取两次最接近的数值求平均值，为最终测量结果。

1.肱三头肌皮褶厚度测量方法 被测量者站立位，双足并拢，双眼平视前方，充分裸露被测部位皮肤，肩部放松，两臂自然下垂于身体两侧，掌心向前。在被测量者右臂肱三头肌位置上，右上臂肩峰与尺骨鹰嘴连线中点为测量点，用标记笔标记。测量者站在被测量者后方，在标记上方约2cm处，垂直于地面方向用左手拇指、食指、中指将皮肤和皮下组织夹提起来，形成的皮襞褶平行于上臂长轴。右手握皮襞褶计，钳夹部位距拇指1cm处，慢慢松开手柄后迅速读取读数。

2.肩胛下皮褶厚度测量方法 被测者站立位，双足并拢，双眼平视前方，充分裸露被测部位皮肤，肩部放松，两臂自然下垂于身体两侧，掌心向前。触摸到被测量者右肩胛下角，用标记笔标记。测量者站在被测量者后方，左手拇指、食指提捏起标记处皮肤及皮下组织，形成的皮襞褶延长线上方朝向脊柱，下方朝向肘部，之间形成45°夹角。右手握皮褶计，钳夹部位距拇指1cm处，慢慢松开手柄后迅速读取读数。

3.髂前上棘皮褶厚度测量方法 被测者站立位，双足并拢，双眼平视前方，充分裸露被测部位皮肤，肩部放松，两臂自然下垂于身体两侧，掌心向前。触摸到被测量者右髂前上棘，用标记笔标记。测量者站在被测量者右前方，左手拇指、食指、中指轻轻提捏起标记处皮肤及皮下组织，形成的皮褶延长线与身体长轴成45°夹角。右手握皮褶计，钳夹部位距拇指1cm处，慢慢松开手柄后迅速读取读数。

（八）人体成分分析

人体成分分析即采用不同的方法测量人体肌肉和脂肪等不同成分的含量。目前，进行人体成分分析的方法有总体水法、皮褶厚度法、生物电阻抗分析法、计算机断层成像法、磁共振法等。其中，生物电阻抗分析法（bioelectrical impedance analysis，BIA）具有方便、快捷、准确、无创等特点，是目前应用较为广泛的人体成分分析法。BIA利用人体不同组成成分含水量不同，导电性能也不同的特点，通过电阻抗的测定，再结合身高、体重、性别、年龄等数据，估算人体肌肉、脂肪等不同成分的比例。

经过近 30 年的发展，BIA 技术不断进步，由早期的单一频率电流测定逐渐发展为现在的多电极、多频率分段测定，不仅能获取四肢和躯干各部位的肌肉、脂肪比例，而且还能区分细胞内液、细胞外液的含量，使测量结果更加准确、可靠。

脂肪占体重比（FP）和瘦体重指数（FFMI）是人体成分分析的两个重要指标，与种族、性别、年龄有关，目前还没有公认的参考标准。FP 数值可以直接从体成分仪读出，在相同体型人群中，女性 FP 值通常比男性高，并且随着年龄增长，FP 值也有逐渐增高的趋势。FFMI 数值通过计算得出，与 FP 值有关，其计算方法为：（1–FP）× 体重（kg）/ 身高 2（m²）。FFMI 反映骨骼、肌肉的健壮程度，一般情况下数值越高越好。FP 反映人体的肥胖程度，FFMI 反映人体的健壮程度，把二者结合起来，可以判断出被测量者的体型，进而可对其健康状况进行预测。如 FFMI 和 FP 均正常，属于匀称型体型，健康状况好；FP 低而 FFMI 高，属于健壮或强壮型体型，健康状况好；FP 高而 FFMI 低，属于虚胖或肥胖型体型，易患高血压、糖尿病、代谢综合征等疾病。

三、营养状况评价的实验室指标

（一）蛋白质营养状况评价的实验室指标

1. 总蛋白 血清总蛋白包括白蛋白和球蛋白，65 ～ 80g/L 为正常，样品易采集，检测方法简单，是机体蛋白质营养状态监测的重要指标，但其特异性较差，要结合其他蛋白质检测结果进行综合分析。

2. 白蛋白 白蛋白是人体血液中最主要的蛋白质，血清浓度 > 35g/L 为正常，28 ～ 34g/L 为轻度缺乏，21 ～ 27g/L 为中度缺乏，< 21g/L 为重度缺乏。当白蛋白 < 28g/L 时会出现水肿，需要静脉补充白蛋白以维持血浆渗透压。白蛋白测定样品易采集，方法简易，是营养调查及评估时常用的指标。但白蛋白体库大，生物半衰期长，早期缺乏时不易检测出。

3. 前白蛋白 前白蛋白由肝细胞合成，在电泳分离时常显示在白蛋白的前方，因此得名。其血清浓度 157 ～ 296mg/L 为正常，100 ～ 150mg/L

为轻度缺乏，50～100mg/L 为中度缺乏，＜50mg/L 为重度缺乏。前白蛋白体库很小，生物半衰期仅为 1.9 天，较为敏感，能先于白蛋白、总蛋白反映出机体蛋白质水平的下降。

4. 运铁蛋白　运铁蛋白又名转铁蛋白，是血液中最主要的含铁蛋白质，负责铁的转运。其血清浓度 2500～3000mg/L 为正常，1500～2000mg/L 为轻度缺乏，1000～1500mg/L 为中度缺乏，＜1000mg/L 为重度缺乏。转铁蛋白能及时反映出脏器蛋白质的变化，但其浓度会受到铁含量的影响，当机体蛋白质和铁的摄入量都降低时，运铁蛋白血浆浓度会出现代偿性升高。

5. 视黄醇结合蛋白　视黄醇又称维生素 A，视黄醇结合蛋白由肝脏合成，广泛分布于血液、脑脊液等体液中，是维生素的转运蛋白。视黄醇结合蛋白高度敏感，是肾功能、肝功能早期损害的监测指标，其浓度下降可能会导致机体出现维生素 A 缺乏、吸收不良综合征等疾病。但由于其敏感度较高，在很小的应激情况下也会出现浓度的改变，临床应注意鉴别。

（二）脂类营养状况评价的实验室指标

1. 甘油三酯　甘油三酯又称脂肪或中性脂肪，是由一分子的甘油和三分子的脂肪酸所构成的酯。血液中甘油三酯来源于外源性的食物摄取和内源性的体内合成。血清甘油三酯浓度受饮食、性别、年龄、疾病等因素影响，处于动态变化中，以 200～1100mg/L 为正常。

2. 胆固醇　胆固醇是类脂的一种，是最重要的一种固醇，可由外源性食物摄入，也可以在肝脏及肠壁细胞内合成。胆固醇是构成细胞膜的主要成分，是胆汁、肾上腺素等重要活性物质的合成材料，是维生素 D_3 的前体。血清胆固醇浓度以 1100～2000mg/L 为正常，人体胆固醇来源广泛，一般不易缺乏，但应关注胆固醇浓度过度升高。高胆固醇血症是动脉粥样硬化、冠心病等疾病的危险因素。

3. 脂蛋白　脂蛋白是一类由富含甘油三酯、固醇脂的疏水性内核和由蛋白质、磷脂、胆固醇等组成的外壳所构成的球状微粒，对细胞外脂质代谢具有重要的调节作用。其中，高密度脂蛋白和低密度脂蛋白主要参与机体胆固醇代谢的调节。高密度脂蛋白可将肝外组织中的胆固醇转运到肝脏进行分解代谢，从而起到促进组织细胞内胆固醇清除的作用。低密度脂蛋白的主要作用是把胆固醇运载进入外周组织细胞，导致胆固醇在外周组织细胞中沉积。因此，血清高密度脂蛋白浓度升高会促进胆固醇代谢，而低密度脂蛋白浓度升高会影响胆固醇代谢，导致高胆固醇血症、动脉硬化等疾病的发生。

4. 酮体　酮体是脂肪酸分解代谢的产物，是肝脏快速输出脂肪酸供能的一种形式。正常情况下，血液中酮体浓度相对恒定，不超过 20mg/L，尿中检查不到酮体，当人体处于碳水化合物摄入不足时，脂动员增加，脂肪酸成为主要供能物质，血液中的酮体浓度就会明显升高，尿液中也会检测到酮体，导致机体出现酸碱失衡，严重者可致酮症酸中毒。

（三）钙、磷营养状况评价的实验室指标

1. 血钙　血清中的钙以蛋白结合钙、扩散钙和离子钙三种形式存在，其中蛋白结合钙和离子钙是血钙的主要成分。正常人血清总钙浓度比较恒定，在较窄的范围内波动。但由于受酸碱度、血清蛋白浓度等因素影响，血清总钙量一般不能反映机体钙水平，不能作为评价钙营养状况的生化指标。离子钙受其他因素影响较小，可以反映体内钙水平，其正常浓度均值为 0.94 ～ 1.33mmol/L。离子钙的主要作用是调控肌肉收缩、维持心肌功能及神经肌肉应激性。离子钙浓度异常下降可引起神经肌肉应激性升高，离子钙浓度异常升高则会引起心脏和呼吸衰竭。

2. 血清碱性磷酸酶　碱性磷酸酶广泛分布于人体的骨骼、组织和体液中，大部分由骨细胞生成。血清碱性磷酸酶是钙营养状况的评价指标之一，成人正常值为 40 ～ 160U/L，儿童正常值为 <350U/L。处于骨骼发育期的儿童、青少年，血清碱性磷酸酶会出现生理性升高；佝偻病、骨软化症、骨质疏松患者，血清碱性磷酸酶会出现病理性升高。作为钙营养状况的评价指标，血清碱性磷酸酶的特异性较差。

3. 血清无机磷　血液中含有多种形式的含磷化合物，包括有机磷化合物和无机磷。血清无机磷水平与膳食磷摄入量具有显著相关性，因此血清无机磷成为磷营养状况的评价指标，儿童血清无机磷浓度范围为1.45～1.78mmol/L，成人血清无机磷浓度范围为0.84～1.45mmol/L。但由于血清无机磷只占机体磷含量的极少部分，因此具有一定的局限性，不能完全代表机体磷营养状况。

（四）钠、钾营养状况评价的实验室指标

1. 血钠和24小时尿钠排出量 钠营养状况评价指标主要为血钠浓度和24小时尿钠排出量。血钠浓度相对恒定，儿童、成人血浆钠浓度正常范围为135～140mmol/L，低于135mmol/L为低钠血症，高于150mmol/L为高钠血症。24小时尿钠排出量在3000～6000mg为正常，如出现大量出汗、腹泻、呕吐等体液严重丢失的情况，尿钠排出量会明显减少。

2. 血清钾 血清钾是了解机体钾储备的一个重要指标，正常血清钾浓度为3.5～5.5mmol/L，3.0～3.5mmol/L为轻度钾缺乏，2.5～3.0mmol/L为中度钾缺乏，低于2.5mmol/L为重度钾缺乏。

（五）铁营养状况评价的实验室指标

1. 全血血红蛋白浓度 血红蛋白由珠蛋白和血红素共同组成，血红素中含有铁原子。血红蛋白能与氧气结合并运输氧气，因此血红蛋白含量与机体氧气运输能力密切相关。膳食铁摄入不足或铁吸收障碍会引起血红蛋白合成不足，出现乏力、气短、呼吸困难、皮肤及黏膜苍白等缺铁性贫血的症状。全血血红蛋白浓度与性别、年龄有关，成年男性应＞130g/L，成年女性应＞115g/L，儿童应＞120g/L。

2. 血清铁 饮食中所含的铁经小肠吸收进入血液，在血液中被氧化成为三价铁，然后与运铁蛋白结合，被转运至机体各组织和器官，最终被利用。这些与运铁蛋白结合的铁即为血清铁。正常人血清铁浓度为500～1840μg/L，当机体出现铁代谢异常时，血清铁浓度＜500μg/L，同时伴有总铁结合力升高和转铁蛋白饱和度下降。但血清铁转换速度较快，并且受到疾病、药物、妊娠等因素的影响，因此对其浓度变化原因要进行综合分析。

3. 血清铁蛋白 血清铁蛋白是去铁蛋白和铁离子形成的复合物，是铁的主要贮存形式。血清铁蛋白浓度如低于15μg/L是缺铁，可作为储备铁缺乏的判断依据。血清铁蛋白浓度受年龄、性别、营养状况、疾病等因素的影响，营养不良、铁摄入不足、维生素C摄入不足均可导致血清铁蛋白浓度下降，哺乳期和妊娠期也会出现血清铁蛋白浓度的生理性下降。

4. 红细胞比容　红细胞比容即指红细胞在全血中所占的容积百分比，因白细胞和血小板在全血中所占的容积百分比不足1%，因此，红细胞比容接近血细胞比容。成年男性的红细胞比容为40%～50%，成年女性的红细胞比容为37%～48%。

5. 红细胞游离原卟啉　红细胞内的游离原卟啉与铁离子结合形成血红素，当铁缺乏时，大量原卟啉不能与铁结合形成血红素，以游离状态存在于红细胞内，导致其浓度异常升高。正常成人红细胞内游离原卟啉浓度应＜70mg/L，如游离原卟啉浓度异常升高则表示机体出现细胞内铁离子缺乏。

6. 平均红细胞体积　平均红细胞体积是指人体单个红细胞的平均体积，不能直接检测，需要通过计算得出数值，具体计算方法为每升血液中血细胞比容 / 每升血液中红细胞数。成人平均红细胞体积的正常值为80～90fL，当出现缺铁性贫血时，平均红细胞体积会下降。此外，平均红细胞体积、平均红细胞血红蛋白量及平均红细胞血红蛋白浓度三种值，对不同类型的贫血具有一定的鉴别作用。

（六）脂溶性维生素营养状况评价的实验室指标

1. 血清视黄醇　血清视黄醇是维生素A在血液中的主要形式，视黄醇与视黄醇结合蛋白按1：1的比例由肝脏释放，以满足机体对维生素A的需求。一般情况下，血清视黄醇通过自我调节保持在一个较稳定的浓度范围内，当肝脏维生素A储备处于严重耗竭或极高状态时，血清视黄醇浓度才能反映机体维生素A的营养状况。因此，血清视黄醇浓度并不总是与维生素A摄入水平或维生素A缺乏的临床体征相关。

2. 血清胡萝卜素　胡萝卜素是维生素A的前体，可在体内转化为维生素A。机体对胡萝卜素的吸收与脂肪的摄入、吸收状况及维生素A的摄入量等因素相关。当机体摄入大量富含胡萝卜素的食物时，血清胡萝卜素浓度会升高，当机体出现肝脏病变或脂肪吸收不良时，血清胡萝卜素浓度会下降。

3. 血浆 25-OH-D_3 和 1, 25-（OH）$_2$-D_3　机体从膳食和皮肤途径获得的维生素 D_3 与血浆球 α-蛋白结合后被运送到肝脏，在肝脏经 D_3-25-羟化酶催化后生成 25-OH-D_3，然后再被转运到肾脏，在 25-OH-D_3-1-羟化酶和 25-OH-D_3-24-羟化酶催化下生成 1, 25-(OH)$_2$-D_3。最终，维生素 D_3 的羟基代谢物被维生素 D 结合蛋白转运至靶器官中，与受体结合后，发挥其相应的生理功能。因此，血浆 25-OH-D_3 和 1, 25-(OH)$_2$-D_3 是反映维生素 D 营养状况的实验室指标，血浆 25-OH-D_3 正常浓度范围为 25 ～ 125 nmol/L。

4. 血浆维生素 E　血浆维生素 E 含量测定是评价维生素 E 营养状况的指标，但血浆维生素 E 含量与血脂水平具有一定相关性，即血脂下降，维生素 E 含量也下降。因此，对机体维生素 E 营养状况进行评价时，要结合血脂水平进行综合评价，才能得出最终结果。

5. 水溶性维生素营养状况评价的实验室指标　水溶性维生素包括 B 族维生素和维生素 C，可通过血浆及尿液浓度检测进行营养状况评估。尿液浓度检测包括 24 小时尿液浓度检测和。分光光度法、荧光法、色谱法、毛细管电泳法等是常用的检测方法。

四、营养缺乏性疾病的临床特征

由于生理或病理原因，机体出现对某些营养素的需要量增加，或出现对某些营养素的消化吸收障碍，或出现对能量或营养素的长期摄入不足，均会导致营养缺乏性疾病的发生。随着经济发展及生活水平的提高，我国营养缺乏性疾病的发生率、因营养缺乏性疾病所导致的死亡率及伤残调整寿命年率呈明显下降趋势。但在年龄 < 5 岁的儿童和 ≥ 70 岁的老年人群中，营养缺乏性疾病的发生率及由此导致的死亡率仍值得关注。临床体征检查是营养缺乏性疾病的检查手段之一，能量及不同营养素缺乏均会出现

不同的临床表现。本部分就几种常见的营养缺乏性疾病的临床表现予以简要介绍。

（一）蛋白质－能量营养不良

蛋白质－能量营养不良（protein-energy malnutrition，PEM）的发生主要与贫穷和饥饿有关，也与疾病导致的吸收障碍或膳食结构不合理有关。PEM 主要分为两种症型，即 Kwashiorkor 和 Marasmus。Kwashiorkor 是指能量摄入基本满足而蛋白质摄入严重不足的营养缺乏性疾病，主要表现为发病快，体重下降不明显，肌肉消耗明显但脂肪消耗不明显，腹部、腿部的水肿，表情淡漠，或表现为焦虑、易激惹、易悲伤，食欲下降，儿童生长发育迟缓，毛发变色、变脆、易脱落，虚弱，易感染其他疾病。Marasmus 是指能量和蛋白质摄入均严重不足的营养缺乏性疾病，主要表现为体重下降明显，消瘦，肌肉和脂肪均严重消耗，没有明显的水肿，表情淡漠或表现为焦虑，无明显的食欲下降，毛发稀疏、干枯、易脱落，皮肤干燥、弹性差。

（二）维生素 A 缺乏

维生素 A 缺乏主要引起眼部和皮肤的病变。维生素 A 缺乏的早期表现是眼睛的暗适应能力下降，在弱光下视力减退，暗适应时间延长，甚至可出现夜盲症。维生素 A 缺乏可导致结膜和角膜上皮组织变性，泪腺分泌减少，结膜失去光泽、干燥、浑浊，角膜软化、粗糙、糜烂、穿孔。结膜、角膜病变使患者出现眼睛干燥、怕光、流泪、疼痛的症状，严重时可导致失明。维生素 A 缺乏还会导致机体组织上皮干燥、增生及角化，出现皮肤干燥、毛囊周围过度角化、毛囊丘疹、毛发脱落、皮癣等症状。此外，维生素 A 缺乏还可导致儿童生长发育迟缓。

（三）维生素 D 缺乏

人体发生维生素 D 缺乏主要与膳食摄入不足和日光照射不足相关，存在维生素 D 补充不足或缺乏日光照射的婴幼儿、老年人是维生素 D 缺乏症的高发人群。维生素 D 缺乏症主要见于儿童的佝偻病及中老年人的骨软化症和骨质疏松症。佝偻病主要表现为脊柱弯曲、O 型或 X 型腿、胸骨外突、肋骨串珠、囟门闭迟、出牙晚、恒牙稀疏、易发龋齿等骨发育不良的临床症状。骨软化症初期表现为腰背部和腿部不定位时好时坏的疼痛，活动时加重。骨软化症严重时可发生骨质疏松、自发或多发性骨折。骨质疏松患者骨质变松变薄，导致脊椎骨压缩变形、股骨颈和前臂易发生骨折，出现骨痛、身高缩短、驼背等症状。

（四）维生素 B_1 缺乏

维生素 B_1 又称硫胺素，在体内贮存量极少，膳食中缺乏硫胺素 $1 \sim 2$ 周后即会出现硫胺素浓度降低，如不能得到及时纠正，逐渐发展为硫胺素缺乏症。硫胺素缺乏症又称为脚气病，临床上可分为三种类型：①干性脚气病：以多发性神经炎症状为主，表现为指趾端麻木、肌肉酸痛和压痛、垂腕、垂足、肌肉萎缩、共济失调、异常步态，因胃肠神经受累，胃肠蠕动减慢，还可出现食欲下降、消化不良、便秘等症状。②湿性脚气病：以水肿和心脏症状为主，水肿可从下肢遍及全身，心脏症状主要表现为心动过速、心悸、气喘、心包积液、心界扩大、端坐呼吸、口唇发绀，严重者可导致心力衰竭。③混合型脚气病：即神经系统症状和心脏症状同时出现。

（五）维生素 B_2 缺乏

维生素 B_2 摄入不足可导致很多病理改变，主要表现为眼部症状、口腔症状和皮肤症状。眼部症状为球结膜充血，角膜周围毛细血管增生，结膜与角膜联合处出现水疱，角膜浑浊，怕光、流泪、视物模糊。口腔病变主要累及口角、唇部和舌部。口角炎多为对称性，口角有糜烂、红肿、裂隙。唇炎多见于下唇，表现为红肿、纵裂纹加深、皲裂、色素沉着。舌炎先发生于舌尖，后可累及其他部位，蕈状乳头充血肥大，呈紫红色。皮肤症状主要表现为脂溢性皮炎，皮炎多发生于鼻唇沟、眉间等皮脂分泌旺盛的部位。还会出现阴囊皮炎或会阴皮炎，皮炎分为红斑型、丘疹型、湿疹型三种类型，同时伴有瘙痒、糜烂、渗液等症状。

（六）烟酸缺乏

烟酸又名烟酸、维生素 B_3，长期以玉米或高粱为主食的人群易出现烟酸缺乏症，其主要临床表现包括皮炎、消化系统症状和神经系统症状。皮炎易发生于肢体暴露部位和肢体受摩擦部位，受损皮肤出现发红、瘙痒、变粗糙、增厚、脱屑、过度角化和色素沉着等病变。消化功能异常主要表现为食欲下降、恶心、呕吐、腹泻等症状。神经系统症状表现为焦虑、抑郁、健忘、失眠、嗜睡，严重者可出现神志异常、精神错乱、痴呆等。

（七）维生素 B_6 缺乏

维生素 B_6 缺乏主要导致机体发生皮肤病变和神经系统病变。皮肤病变主要表现为眼、耳后、鼻周、口周、前额等部位发生脂溢性皮炎，以及颈、前臂、肘部、臀部等部位发生类似糙皮病样的皮炎。神经系统病变主要表现为失眠、嗜睡、易激惹、抑郁、人格改变和神志异常。与成人比较，儿童维生素 B_6 缺乏的症状更为明显，可出现烦躁、肌肉抽搐、癫痫样惊厥、呕吐、腹痛、体重下降、脑电图异常等。

（八）维生素 B_{12} 缺乏

维生素 B_{12} 缺乏主要表现为巨幼红细胞贫血、神经系统损害和高同型半胱氨酸血症。巨幼红细胞贫血症状为头晕、乏力、精神萎靡、面色苍白、食欲下降，伴有血象异常。神经系统损害表现为斑状、渗出和进行性神经脱髓鞘，出现抑郁、记忆力下降、痴呆、四肢震颤等症状。

（九）叶酸缺乏

叶酸是 B 族维生素的一种，在人体内参与多种物质的合成代谢过程，因此叶酸缺乏对机体的损害是广泛的，临床表现涉及多系统、多方面。①叶酸缺乏可导致巨幼红细胞贫血，患者表现为头晕、乏力、精神萎靡、面色苍白、食欲下降、舌淡、血象异常。②孕妇缺乏叶酸可导致胎儿神经管畸形的发生，表现为脊柱裂、脑膨出、无脑畸形，神经管畸形患儿存活率很低，即使存活，也将成为终身残疾。孕妇缺乏叶酸还可导致先兆子痫、胎盘发育不良、胎盘早剥。③叶酸缺乏可导致高同型半胱氨酸血症，高浓度同型半胱氨酸可损伤血管内皮细胞，促进氧自由基形成，加速低密度脂蛋白氧化，激活血小板的黏附和聚集，成为动脉粥样硬化和心血管疾

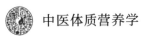

病发生的危险因素。④叶酸缺乏还与先天性心脏病、肿瘤、老年痴呆等疾病的发生相关。

（十）维生素C缺乏

维生素C缺乏早期可无症状，严重缺乏时可引起坏血病，其特征为胶原结构受损合并毛细血管广泛出血。坏血病早期表现为疲劳，倦怠，皮肤出现瘀点或瘀斑；当瘀斑变明显时，会出现毛囊过度角化。毛囊过度角化并伴有出血性晕轮是坏血病的一个特异性体征，这种体征多见于臀部和下肢。出血是坏血病的典型症状，出血部位主要包括牙龈、球结膜、黏膜、皮下组织、肌肉、关节、腱鞘、内脏，出血可表现为点状出血、血肿或瘀斑。除出血外，坏血病还会出现关节疼痛及关节腔积液、免疫力下降、多疑、抑郁等症状。

（十一）钙缺乏

钙缺乏症主要表现为骨骼的病变。儿童主要发生佝偻病，表现为生长发育迟缓、新骨结构异常、骨钙化不良、骨骼变形等。成人主要发生骨质疏松，更年期妇女因雌激素水平降低、膳食钙摄入不足等原因成为骨质疏松的高发人群，我国约1/3的更年期妇女患有骨质疏松。骨质疏松症主要表现为骨矿物质含量和骨密度降低，骨脆性和骨折风险性增加。

（十二）钾缺乏

钾缺乏症一般会出现在机体发生严重的腹泻、呕吐或因过度使用利尿剂导致钾排出过多的情况下。钾缺乏症主要表现为精神不振、反应迟钝、四肢无力、食欲下降，或表现为烦躁不安、神志不清，严重者可出现心律失常、心力衰竭。

（十三）钠缺乏

因钠膳食来源广泛及日常食用钠盐，一般不易出现钠缺乏症。但当机体出现呕吐、腹泻、大量出汗、大量使用利尿剂、烧伤、严重感染等状况时，就会导致钠缺乏症的发生。患者会出现疲倦、乏力、眩晕、视物不清、恶心、呕吐、肌肉痉挛、心率加快、血压下降等症状，严重者可出现休克、严重肾衰竭、昏迷等。

（十四）铁缺乏

铁缺乏症是一种常见的营养缺乏性疾病，由机体铁需要量增加、摄入量减少或损失量增加所致，儿童、孕妇、乳母、青春期少女、老年人成为铁缺乏症的高发人群。铁缺乏会导致缺铁性贫血的发生。缺铁性贫血分为三个阶段，即铁储存减少期、红细胞生成缺铁期、缺铁性贫血期。缺铁性贫血可引起机体工作能力明显下降，出现乏力、头晕、眼花、心慌、气短、精力不集中的症状。还可引起儿童心理活动和智力发育的损害及行为的改变，使儿童出现注意力不集中、躁动不安、智力低下、行为障碍、学习能力下降等。

（十五）锌缺乏

膳食锌摄入不足、锌吸收障碍或排泄过多均可导致锌缺乏。锌缺乏主要影响生长发育、免疫功能和食欲，具体表现为生长发育迟缓、矮小、瘦弱、食欲下降、厌食、偏食、异食癖、免疫功能下降。此外，锌缺乏还可导致皮肤、毛发及神经精神功能的异常，表现为眼周、口周、肛周等部位的皮肤有糜烂、水疱或脓疱，皮肤角化，牛皮癣样皮炎，反复发生口腔溃疡，脱发、发质脆而无光泽，嗜睡，幻觉，行为障碍，共济失调，认知能力下降，学习、记忆能力下降等症状。

（十六）碘缺乏

碘缺乏由环境和膳食碘摄入不足共同引起。碘是合成甲状腺激素的重要原料，碘缺乏会导致甲状腺激素合成不足，引起甲状腺功能低下。碘缺乏还会导致机体甲状腺摄碘能力增强，甲状腺滤泡上皮增厚，形成甲状腺肿。新生儿期主要表现为甲状腺功能低下、甲状腺肿，儿童和青春期主要表现为甲状腺肿、甲状腺功能低下、智力发育障碍、体格发育障碍、亚临床克汀病，成人期主要表现为甲状腺肿、甲状腺功能低下、智力障碍。

第四章

中医体质营养干预

本章将常见食物分为十个大类，包括谷薯类、禽畜肉类、水产类、蛋类、乳类、蔬菜类、菌菇类、水果类、豆类及豆制品、油脂和坚果类，分别介绍其功用、适宜的体质类型、营养价值和食用注意；并针对不同体质人群特点，结合食物性味及各自的功效不同，总结归纳出分别适用于九种体质的饮食营养方案，指导不同体质人群辨体施膳。

第一节　各类食物的营养价值及性味功效

一、谷薯类

（一）粳米

粳米为禾本科一年生植物稻（粳稻）的种仁，通常呈半透明短圆粒型，全国各地均有栽培，以南方为主。别名：大米、硬米、白米。

1. 中医功效和保健作用　粳米味甘，性平，可归肺、脾、胃经。有补中益气、养肺敛汗、和胃止痛的功效。对胃气虚、食欲不振、心烦、泄泻、自汗等病证有调治作用。《名医别录》记载其"主益气，止烦，止泻"。《备急千金要方》云"粳米，主心烦，断下利，平胃气，长肌肉，温中"。《滇南本草》指出，粳米"治一切诸虚百损，强筋壮骨，生津，明目，长智"。《本草纲目》言："粳米粥利小便，止烦渴，养肠胃，唯此谷得天地中和之气，同造化生育之功，故非他物可比。"

粳米适宜各种体质人群食用，尤其适宜气虚体质者食用。

2. 主要营养成分　见表 4-1。

表 4-1　粳米的营养成分（以粳米每 100g 可食部计）

成　分	含　量	成　分	含　量	成　分	含　量
水分（g）	13.7	胆固醇（mg）	—	磷（mg）	121
能量（kcal）	343	维生素 A（μg）	—	铁（mg）	1.1
蛋白质（g）	7.7	胡萝卜素（μg）	—	钠（mg）	2.4
脂肪（g）	0.6	硫胺素（mg）	0.16	钾（mg）	34
碳水化合物（g）	77.4	核黄素（mg）	0.08	维生素 C（mg）	—
膳食纤维（g）	0.6	钙（mg）	11	维生素 E（mg）	1.01

3. 食用注意　粳米含有丰富的营养，且大多存于谷皮中，故应减少谷皮的丢失。用粳米煮粥时不可放碱，会破坏其中的维生素 B_1。另外，胃酸者应少服。《食疗本草·粳米》云："不可和苍耳食之，令人卒心痛…不可与马肉同食之，发痼疾。"

（二）糯米

糯米为禾本科一年生植物稻（糯稻）的种仁，根据谷壳颜色、米的颜色可分为红、白两种，全国各地均有栽培。别名：稻米、江米、元米。

1. 中医功效和保健作用　糯米味甘，性温，归脾、胃、肺经。有补中益气、健脾止泻、缩尿、敛汗、解毒的功效。对脾胃虚寒泄泻、霍乱吐逆、消渴尿多、自汗、痘疮、痔疮等病证有调治作用。《本草拾遗》记载糯米"主消渴"。《本草经疏》言糯米"补脾胃，益肺气之谷，脾胃得补，则中自温，大便亦坚实。温能养气，气充则身自多热，大抵脾肺虚寒者宜之"。

糯米适宜气虚体质及阳虚体质人群食用。

2. 主要营养成分　见表 4-2。

表 4-2　糯米的营养成分（以糯米每 100g 可食部计）

成　分	含　量	成　分	含　量	成　分	含　量
水分（g）	14.2	胆固醇（mg）	—	磷（mg）	48
能量（kcal）	344	维生素 A（μg）	—	铁（mg）	0.8
蛋白质（g）	9	胡萝卜素（μg）	—	钠（mg）	1.2
脂肪（g）	1	硫胺素（mg）	0.1	钾（mg）	136
碳水化合物（g）	74.7	核黄素（mg）	0.03	维生素 C（mg）	—
膳食纤维（g）	0.6	钙（mg）	8	维生素 E（mg）	0.93

3. 食用注意　老人、儿童及消化不良、阴虚体质者不宜多食。《本经逢原》记载，糯米"若作糕饼，性难运化，病人莫食"。《名医别录》言其"温中，令人多热，大便坚"。

（三）小麦

小麦属禾本科植物，淀粉粒为扁平的圆形、椭圆形或圆三角状，在世界各地均有广泛种植。别名：扶麦、浮麦、浮小麦。

1. 中医功效和保健作用　小麦味甘，性凉，入心、脾、肾经。有养心安神、疗痈止痛、健脾止泻的功效。对烦躁、盗汗、自汗等病证有调治作用。《名医别录》记载，其"除热，止燥渴，利小便，养肝气，止漏血、唾血"。《本草拾遗》曰："小麦面，补虚，实人肤体，厚肠胃，强气力。"《本草纲目》载："陈者煎汤饮，止虚汗。烧存性，油调涂诸疮，汤火灼伤""小麦面敷痈肿损伤，散血止痛。生食利大肠，水调服止鼻衄、吐血"。《医林纂要》言其"除烦，止血，利小便，润肺燥"。《本草再新》指出，小麦"养心，益肾，和血，健脾"。

小麦适宜各种体质人群食用，尤其适宜阴虚体质者食用。

2. 主要营养成分　见表 4-3。

表 4-3　小麦的营养成分（以小麦标准粉每 100g 可食部计）

成　分	含　量	成　分	含　量	成　分	含　量
水分（g）	12.7	胆固醇（mg）	—	磷（mg）	188
能量（kcal）	344	维生素 A（μg）	—	铁（mg）	3.5

成　分	含　量	成　分	含　量	成　分	含　量
蛋白质（g）	11.2	胡萝卜素（μg）	—	钠（mg）	3.1
脂肪（g）	1.5	硫胺素（mg）	0.28	钾（mg）	190
碳水化合物（g）	71.54	核黄素（mg）	0.08	维生素C（mg）	—
膳食纤维（g）	2.1	钙（mg）	31	维生素E（mg）	1.8

3. 食用注意　气滞者不宜食用；素体虚寒、小便清长者少食。

（四）大麦

大麦为禾本科大麦属一年生草本植物，颖果熟时粘着于稃内，不脱出，中国南北各地均有栽培。别名：稞麦、饭麦、牟麦。

1. 中医功效和保健作用　大麦味甘、咸，性微寒，主要归脾、胃、膀胱三经。有和胃消胀、健脾止泻、除烦止渴、利尿通淋的功效。《名医别录》记载其"主消渴，除热，益气，调中"。《唐本草》云："大麦面平胃，止渴，消食，疗胀。"崔禹锡《食经》认为其"主水"。《长沙药解》说："大麦粥利水泄湿，生津滑燥，化谷消胀，下气宽胸，消中有补者也。"

大麦适宜阴虚体质、痰湿体质、湿热体质、气郁体质、气虚体质人群食用。

2. 主要营养成分　见表4-4。

表4-4　大麦的营养成分（以大麦每100g可食部计）

成　分	含　量	成　分	含　量	成　分	含　量
水分（g）	13.1	胆固醇（mg）	—	磷（mg）	381
能量（kcal）	307	维生素A（μg）	—	铁（mg）	6.4
蛋白质（g）	10.2	胡萝卜素（μg）	—	钠（mg）	1.6
脂肪（g）	1.4	硫胺素（mg）	0.43	钾（mg）	49
碳水化合物（g）	63.4	核黄素（mg）	0.14	维生素C（mg）	—
膳食纤维（g）	9.9	钙（mg）	66	维生素E（mg）	1.23

3. 食用注意　怀孕期间和哺乳期内妇女忌食，会减少乳汁分泌。

（五）荞麦

荞麦为蓼科荞麦属一年生草本植物，瘦果卵形，具三锐棱，顶端渐尖。我国荞麦主要分布在内蒙古、陕西、甘肃等地。别名：花麦、乌麦、荞子、三角麦。

1. 中医功效和保健作用 荞麦味甘、微酸，性寒，可归脾、胃、大肠经。有健脾消积、下气宽肠、解毒敛疮的功效。对肠胃积滞、慢性泄泻、噤口痢疾、赤游丹毒、痈疽发背、瘰疬、汤火灼伤等病证有调治作用。《本草纲目》记载，荞麦"降气宽肠，磨积滞，消热肿风痛，除白浊白带、脾积泄泻"。《本草备要》指出，荞麦"解酒积"。《安徽药材》言其"治淋病"。荞麦含有丰富的镁，能促进人体纤维蛋白溶解，抑制凝血块的形成，具有抗血栓的作用；能降低血脂、胆固醇，软化血管，保护视力和预防脑血管出血。

荞麦适宜湿热体质、痰湿体质、血瘀体质人群食用。

2. 主要营养成分 见表 4-5。

表 4-5　荞麦的营养成分（以苦荞麦粉每 100g 可食部计）

成　分	含　量	成　分	含　量	成　分	含　量
水分（g）	19.3	胆固醇（mg）	—	磷（mg）	244
能量（kcal）	304	维生素 A（μg）	—	铁（mg）	4.4
蛋白质（g）	9.7	胡萝卜素（μg）	—	钠（mg）	2.3
脂肪（g）	2.7	硫胺素（mg）	0.32	钾（mg）	320
碳水化合物（g）	60.2	核黄素（mg）	0.21	维生素 C（mg）	—
膳食纤维（g）	5.8	钙（mg）	39	维生素 E（mg）	1.73

3. 食用注意 阳虚体质者不宜食用；脾胃虚寒者、消化不良者不宜多食。

（六）高粱

高粱（米）为禾本科一年生草本植物高粱的种仁。高粱全国各地均有栽培，主要分布在我国华北地区。别名：木稷、蜀黍、蜀秫、芦粟。

1. 中医功效和保健作用 高粱味甘、涩，性温，可归脾、胃、肺经。

有健脾止泻、化痰安神的功效。对脾虚泄泻、霍乱、消化不良、痰湿咳嗽、失眠多梦等病证有调治作用。《本草纲目》载其"温中，涩肠胃，止霍乱。黏者与黍米功同"。《四川中药志》指出，其"益中，利气，止泄，去客风顽痹。治霍乱、下痢及湿热小便不利"。《图经本草·米部·卷十八》云："诸粱比之他谷，最益脾胃。"高粱中含有单宁，有收敛固脱的作用，患有慢性腹泻的患者常食高粱米粥有明显疗效。

高粱适宜气虚体质及阳虚体质人群食用。

2. 主要营养成分 见表4-6。

表4-6 高粱的营养成分（以高粱米每100g可食部计）

成 分	含 量	成 分	含 量	成 分	含 量
水分（g）	10.3	胆固醇（mg）	—	磷（mg）	329
能量（kcal）	351	维生素A（μg）	—	铁（mg）	6.3
蛋白质（g）	10.4	胡萝卜素（μg）	—	钠（mg）	6.3
脂肪（g）	3.1	硫胺素（mg）	0.29	钾（mg）	281
碳水化合物（g）	70.4	核黄素（mg）	0.1	维生素C（mg）	—
膳食纤维（g）	4.3	钙（mg）	22	维生素E（mg）	1.88

3. 食用注意 便秘、糖尿病患者不宜食用。高粱烧煮时应煮烂煮透，以免影响消化吸收。

（七）粟米

粟米为禾本科草本植物粟的种子。粟米是谷类作物"粟"脱壳制成的，因其粒小，故得名粟米，其在我国北方广为栽培。别名：白粱粟、小米、籼粟、谷子、稞子。

1. 中医功效和保健作用 粟米味甘、咸，性凉，可归肾、脾、胃经。有和中益肾、除热解毒的功效。对脾胃虚热、反胃呕吐、腹满食少、消渴、泄痢、烫火伤等病证有调治作用。《名医别录》载其"主养肾气，去胃脾中热，益气。陈粟米：主胃热，消渴，利小便"。《本草拾遗》指出："粟米粉解诸毒，水搅服之。亦主热腹痛，鼻衄，并水煮服之。"《日用本草》言其"和中益气，止痢，治消渴，利小便，陈者更良"。《滇南本草》

记载，粟米"主滋阴，养肾气，健脾胃，暖中。治反胃，小儿肝虫，或霍乱吐泻，肚疼痢疾，水泻不止"。《本草纲目》指出，粟米"煮粥食益丹田，补虚损，开肠胃"。粟米含硒较高，硒能调节人体免疫功能；粟米还能降低血脂，对动脉硬化、冠心病、心肌梗死及血液循环障碍有一定的辅助治疗作用。

粟米适宜阴虚体质及气虚体质人群食用。

2. 主要营养成分 见表4-7。

表4-7 粟米的营养成分（以粟米每100g可食部计）

成　分	含　量	成　分	含　量	成　分	含　量
水分（g）	11.6	胆固醇（mg）	—	磷（mg）	229
能量（kcal）	358	维生素A（μg）	17	铁（mg）	5.1
蛋白质（g）	9	胡萝卜素（μg）	100	钠（mg）	46.3
脂肪（g）	3.1	硫胺素（mg）	0.33	钾（mg）	284
碳水化合物（g）	75.1	核黄素（mg）	0.1	维生素C（mg）	—
膳食纤维（g）	1.6	钙（mg）	41	维生素E（mg）	3.63

3. 食用注意 气滞、素体虚寒、小便清长者应少食。粟米粥不宜太稀薄，淘米时不要用手搓，忌长时间浸泡或用热水淘米。

（八）玉米（附玉米须）

玉米是禾本科一年生草本植物，我国各地均有栽培。别名：玉高粱、番麦、御麦、西番麦、玉麦、玉蜀秫。

1. 中医功效和保健作用 玉米味甘，性平，归胃、大肠经。具有调中开胃、益肺宁心、清湿热、利肝胆等功效。对脾胃不健、食欲不振、饮食减少、水湿停滞、小便不利或水肿、高脂血症、冠心病等有调治作用。《本草纲目》认为玉米"调中开胃"。《医林纂要》指出，其"益肺宁心"。《本草推陈》言其"为健胃剂，煎服亦有利尿之功"。

玉米适宜痰湿体质及湿热体质人群食用。

2. 主要营养成分 见表4-8。

表4-8　玉米的营养成分（以玉米面每100g可食部计）

成　分	含　量	成　分	含　量	成　分	含　量
水分（g）	12.1	胆固醇（mg）	—	磷（mg）	196
能量（kcal）	340	维生素A（μg）	7	铁（mg）	3.2
蛋白质（g）	8.1	胡萝卜素（μg）	40	钠（mg）	2.3
脂肪（g）	3.3	硫胺素（mg）	0.26	钾（mg）	249
碳水化合物（g）	69.6	核黄素（mg）	0.09	维生素C（mg）	—
膳食纤维（g）	5.6	钙（mg）	22	维生素E（mg）	3.8

3. 食用注意　玉米发霉后能产生致癌物，所以发霉玉米不可食用。

附：玉米须

玉米须为禾本科植物玉蜀黍的花柱和柱头。别名：玉麦须、玉蜀黍蕊、棒子毛。

1. 中医功效和保健作用　玉米须味甘、淡，性平，归肾、胃、肝、胆经。有利尿消肿、清肝利胆的功效。对肾炎水肿、脚气、黄疸肝炎、高血压、胆囊炎、胆结石、糖尿病、吐血衄血、鼻渊、乳痈等有调治作用。《滇南本草》记载，玉米须"宽肠下气。治妇人乳结，乳汁不通，红肿疼痛，怕冷发热，头痛体困"。《岭南采药录》载其"和猪肉煎汤治糖尿病。又治小便淋沥砂石，苦痛不可忍，煎汤频服"。《现代实用中药》言其"为利尿药，对肾脏病、浮肿性疾患、糖尿病等有效。又为胆囊炎、胆石、肝炎性黄疸等的有效药"。

痰湿体质与湿热体质者，食用整根玉米时宜连带玉米须一起食用。

2. 主要营养成分　玉米须中主要含膳食纤维、维生素及矿物质、皂苷等成分，糖类、蛋白质、脂肪的含量相对较少。

3. 食用注意　小便频数者不宜食用。

（九）薏苡仁

薏苡仁为禾本科植物薏苡的干燥成熟种仁，呈宽卵形或长椭圆形，表面乳白色，光滑。别名：赣米、薏珠子、薏米、玉秣、六谷米。

1. 中医功效和保健作用　薏苡仁味甘、淡，性微寒，归脾、肺、肾经。有利湿健脾、舒筋除痹、清热排脓的功效。对水肿、脚气、小便淋沥、湿温病、泄泻带下、风湿痹痛、筋脉拘挛、肺痈、肠痈、扁平疣等有调治作用。《神农本草经》记载，薏苡仁"主筋急拘挛，不可屈伸，风湿痹，下气"。《名医别录》认为其"除筋骨邪气不仁，利肠胃，消水肿，令人能食"。《药性论》云其"主肺痿肺气，吐脓血，咳嗽涕唾上气。煎服之破五溪毒肿"。《食疗本草》言薏苡仁"去干湿脚气"。《本草拾遗》指出，薏苡仁"温气，主消渴""杀蛔虫"。《本草纲目》认为其"健脾益胃，补肺清热，去风胜湿。炊饭食，治冷气、煎饮，利小便热淋"。

薏苡仁适宜痰湿体质及湿热体质人群食用。

2. 主要营养成分 见表4-9。

表4-9 薏苡仁的营养成分（以薏米每100g可食部计）

成　分	含　量	成　分	含　量	成　分	含　量
水分（g）	11.2	胆固醇（mg）	—	磷（mg）	217
能量（kcal）	357	维生素A（μg）	—	铁（mg）	3.6
蛋白质（g）	12.8	胡萝卜素（μg）	—	钠（mg）	3.6
脂肪（g）	3.3	硫胺素（mg）	0.22	钾（mg）	238
碳水化合物（g）	69.1	核黄素（mg）	0.15	维生素C（mg）	—
膳食纤维（g）	2	钙（mg）	42	维生素E（mg）	2.08

3. 食用注意 大便燥结者慎食，孕妇忌食。

（十）燕麦

燕麦为禾本科燕麦属一年生草本植物，其颖果被淡棕色柔毛，腹面具纵沟。主要分布在北半球的温带地区。

1. 中医功效和保健作用 燕麦味甘，性平，归肝、脾、胃经。有补益脾胃、润肠止汗的功效。对胀、便秘、难产、虚汗、盗汗、出血等病证有调治作用。《食物本草》记载，燕麦"充饥，滑肠"。燕麦含有丰富的B族维生素和锌，这两种元素对糖类和脂肪类的代谢都具有调节作用；还含有丰富的果胶，可以有效降低人体胆固醇。

燕麦适宜气郁体质及痰湿体质人群食用。

2. 主要营养成分 见表 4-10。

表 4-10 燕麦的营养成分（以燕麦每 100g 可食部计）

成　　分	含　量	成　　分	含　量	成　　分	含　　量
水分（g）	9.2	胆固醇（mg）	—	磷（mg）	291
能量（kcal）	367	维生素 A（μg）	—	铁（mg）	7
蛋白质（g）	15	胡萝卜素（μg）	—	钠（mg）	3.7
脂肪（g）	6.7	硫胺素（mg）	0.3	钾（mg）	214
碳水化合物（g）	61.6	核黄素（mg）	0.13	维生素 C（mg）	—
膳食纤维（g）	5.3	钙（mg）	186	维生素 E（mg）	3.07

3. 食用注意 燕麦膳食纤维含量较高，所以胃溃疡、十二指肠溃疡、肝硬化、胃底静脉曲张等消化道疾病患者不宜多食。

（十一）红薯

红薯为旋花科植物，地下部分具圆形、椭圆形或纺锤形的块根，中国大多数地区广泛栽培。别名：甘薯、番薯、甜薯、金薯、土瓜、白薯。

1. 中医功效和保健作用 红薯味甘，性平，入脾、胃、大肠经。有益气健脾、养阴补肾的功效。对脾虚气弱、阴虚口燥、大便秘结等病证有调治作用。《本草纲目》记载，红薯"补虚乏，益气力，健脾胃，强肾阴，功同薯蓣"。

红薯适宜气虚体质人群食用。

2. 主要营养成分 见表 4-11。

表 4-11 红薯的营养成分（以红薯每 100g 可食部计）

成　　分	含　量	成　　分	含　量	成　　分	含　　量
水分（g）	73.4	胆固醇（mg）	—	磷（mg）	39
能量（kcal）	99	维生素 A（μg）	125	铁（mg）	0.5
蛋白质（g）	1.1	胡萝卜素（μg）	750	钠（mg）	28.5
脂肪（g）	0.2	硫胺素（mg）	0.04	钾（mg）	130
碳水化合物（g）	23.1	核黄素（mg）	0.04	维生素 C（mg）	26
膳食纤维（g）	1.6	钙（mg）	23	维生素 E（mg）	0.28

3. 食用注意 胃下垂、消化性溃疡、胃炎、胆囊炎、糖尿病、消化不

良的人不宜多食，会引起腹胀、泛酸、嗳气。另外，有黑斑、煮不烂的红薯不要食用，以防中毒。

（十二）马铃薯

马铃薯为茄科一年生草本植物，块茎可供食用，是全球第四大重要的粮食作物，全国各地均有栽培。别名：山药蛋、洋番薯、洋芋、地蛋、洋山芋。

1. 中医功效和保健作用 马铃薯味甘，性平、微凉，入脾、胃、大肠经。有和胃健中、解毒消肿的功效。对胃痛、痄腮、痈肿、湿疹、烫伤等病证有调治作用。多吃马铃薯可防止心血管系统的脂肪沉积，保持血管弹性，有利于预防动脉粥样硬化。马铃薯含有大量的膳食纤维，可促进胃肠蠕动，并可加速胆固醇在肠道内代谢。

马铃薯适宜气虚体质人群食用。

2. 主要营养成分 见表4-12。

表4-12 马铃薯的营养成分（以马铃薯每100g可食部计）

成　分	含　量	成　分	含　量	成　分	含　量
水分（g）	79.8	胆固醇（mg）	—	磷（mg）	40
能量（kcal）	76	维生素A（μg）	5	铁（mg）	0.8
蛋白质（g）	2	胡萝卜素（μg）	30	钠（mg）	2.7
脂肪（g）	0.2	硫胺素（mg）	0.08	钾（mg）	342
碳水化合物（g）	16.5	核黄素（mg）	0.04	维生素C（mg）	27
膳食纤维（g）	0.7	钙（mg）	8	维生素E（mg）	0.34

3. 食用注意 脾胃虚寒易腹泻者应少食。发芽的马铃薯因含有大量龙葵碱，故不宜食用。

（十三）山药

山药是薯蓣科薯蓣属植物，缠绕草质藤本。在中国分布于河南以南地区。别名：薯蓣、山芋、薯药、怀山药。

1. 中医功效和保健作用 山药味甘，性平，归脾、肺、肾经。有补脾养胃、生津益肺、补肾涩精的功效。可用于脾虚食少、久泻不止，肺虚喘咳，肾虚遗精、带下、尿频、虚热消渴。麸炒山药补脾健胃，用于脾虚食少、泄泻便溏、白带过多等。《神农本草经》认为山药"主伤中，补虚，除寒热邪气，补中益气力，长肌肉，久服耳目聪明"。《名医别录》记载其"主头面游风、头风、眼眩，下气，止腰痛，治虚劳羸瘦，充五脏，除烦热，强阴"。《药性论》认为其能"补五劳七伤，去冷风，止腰痛，镇心神，补心气不足，患人体虚羸，加而用之"。《食疗本草》指出，山药"治头疼，助阴力"。《本草纲目》记载其"益肾气，健脾胃，止泄痢，化痰涎，润皮毛"。

山药适宜气虚体质、阴虚体质人群，尤适宜糖尿病患者食用。

2. 主要营养成分　见表 4-13。

表 4-13　山药的营养成分（以山药每 100g 可食部计）

成　　分	含　　量	成　　分	含　　量	成　　分	含　　量
水分（g）	84.8	胆固醇（mg）	—	磷（mg）	34
能量（kcal）	56	维生素 A（μg）	3	铁（mg）	0.3
蛋白质（g）	1.9	胡萝卜素（μg）	20	钠（mg）	18.6
脂肪（g）	0.2	硫胺素（mg）	0.05	钾（mg）	213
碳水化合物（g）	11.6	核黄素（mg）	0.02	维生素 C（mg）	5
膳食纤维（g）	0.8	钙（mg）	16	维生素 E（mg）	0.24

3. 食用注意　山药入煎剂不可久煎，因其含淀粉酶不耐高热。生用补阴力较强，麸炒、米炒健脾益气作用好，土炒可增强补脾止泻之功，盐水炒能增强补肾之力。

（十四）芋头

芋头属天南星科多年生宿根性草本植物，我国的芋头资源主要分布在珠江、长江及淮河流域。别名：毛芋、芋根、蹲鸱、芋魁、土芝。

1. 中医功效和保健作用　芋头味甘、辛，性平，归胃经。有健脾补虚、散结解毒的功效。主脾胃虚弱、纳少乏力、消渴、瘰疬、腹中癖块、肿毒、赘疣、鸡眼、疥癣、烫火伤。《名医别录》记载，山药"主宽肠胃，充肌肤，滑中"。《唐本草》言其"蒸煮冷啖，疗热止渴"。孟诜认为山药能"浴去身上浮风，慎风半日"。《本草拾遗》提到，山药"吞之开胃，通肠闭，产后煮食之破血，饮其汁，止血、渴"。《日华子本草》记载，山药"破宿血，去死肌。和鱼煮，甚下气，调中补虚"。《随息居饮食谱》言其"生嚼治绞肠痧，捣涂痈疮初起，丸服散瘰疬"。

芋头适宜气虚体质、痰湿体质、血瘀体质人群食用。

2. 主要营养成分 见表 4-14。

表 4-14 芋头的营养成分（以芋头每 100g 可食部计）

成　分	含　量	成　分	含　量	成　分	含　量
水分（g）	78.6	胆固醇（mg）	—	磷（mg）	55
能量（kcal）	79	维生素 A（μg）	27	铁（mg）	1
蛋白质（g）	2.2	胡萝卜素（μg）	160	钠（mg）	33.1
脂肪（g）	0.2	硫胺素（mg）	0.06	钾（mg）	378
碳水化合物（g）	17.1	核黄素（mg）	0.05	维生素 C（mg）	6
膳食纤维（g）	1	钙（mg）	36	维生素 E（mg）	0.45

3. 食用注意 生芋头有毒，且会对咽喉产生刺激，故不可生食。多食不利于消化，食滞胃痛及肠胃湿热、腹胀者忌食。

（十五）魔芋

魔芋为天南星科植物的根茎，在我国南方各省丘陵地区、秦岭大巴山地区、四川盆地、云贵高原、滇南和台湾等地资源丰富。别名：蒟蒻、黑芋头、星芋。

1. 中医功效和保健作用 魔芋味辛、苦，性寒。有化痰消积、解毒散结的作用，可用于痰嗽、积滞、疟疾。此外魔芋还能行瘀消肿，对跌打损伤、经闭、痈肿、疔疮、丹毒、烫火伤有较好的功效。魔芋中的膳食纤维能促进胃肠蠕动，润肠通便，防止便秘和减少肠对脂肪的吸收，有利于肠道疾病的治疗；并能减少体内胆固醇的积累，对防治高血压、冠状动脉硬化有一定的功效。

魔芋适宜痰湿体质、湿热体质、血瘀体质人群食用。

2. 主要营养成分 见表 4-15。

表 4-15　魔芋的营养成分（以魔芋精粉每 100g 可食部计）

成　分	含　量	成　分	含　量	成　分	含　量
水分（g）	12.2	胆固醇（mg）	—	磷（mg）	272
能量（kcal）	37	维生素 A（μg）	—	铁（mg）	1.6
蛋白质（g）	4.6	胡萝卜素（μg）	—	钠（mg）	49.9
脂肪（g）	0.1	硫胺素（mg）	—	钾（mg）	299
碳水化合物（g）	4.4	核黄素（mg）	0.1	维生素 C（mg）	—
膳食纤维（g）	74.4	钙（mg）	45	维生素 E（mg）	—

3. 食用注意　魔芋有毒，不宜生服，必须煎煮 3 小时以上才可食用。消化不良的人每次食量不宜过多。

二、禽畜肉类

（一）猪肉（附加猪心、猪肝、猪肾、猪肚、猪血、猪蹄）

猪肉为猪科动物猪的肉。

1. 中医功效和保健作用　猪肉味甘、咸，性微寒，归脾、胃、肾经。有补肾滋阴、养血润燥、益气、消肿的功效。主肾虚羸瘦、血燥津枯、消渴、便秘、虚肿。《雷公炮制药性解》记载猪肉"入脾经"。《本草求真》认为其"入脾、胃"。

猪肉适宜阴虚体质人群食用。

2. 主要营养成分　见表 4-16。

表 4-16　猪肉的营养成分（以猪肉每 100g 可食部计）

成　分	含　量	成　分	含　量	成　分	含　量
水分（g）	46.8	胆固醇（mg）	80	磷（mg）	162
能量（kcal）	395	维生素 A（μg）	18	铁（mg）	1.6
蛋白质（g）	13.2	胡萝卜素（μg）	—	钠（mg）	59.4
脂肪（g）	37	硫胺素（mg）	0.22	钾（mg）	204
碳水化合物（g）	2.4	核黄素（mg）	0.16	维生素 C（mg）	—
膳食纤维（g）	—	钙（mg）	6	维生素 E（mg）	0.35

3. 食用注意 猪肉脂肪含量较高，多食可使人体脂肪蓄积，或血脂升高，以致动脉粥样硬化，产生冠心病、高血压等。故肥胖、血脂过高、冠心病、高血压患者慎用或忌用。

附：猪心

猪心为猪科动物猪的心。

1. 中医功效和保健作用 猪心味甘、咸，性平，可入心经。有补血养心、安神镇惊的功效。对心血不足的心悸怔忡、自汗、失眠，或心火亢盛、神志恍惚、癫、狂、痫等病证有调治作用。《名医别录》记载，猪心"主惊邪忧恚"。《备急千金要方·食治》认为其"主虚悸气逆，妇人产后中风，聚血气惊恐"。《本草图经》云：猪心"主血不足，补虚劣"。刘完素认为其"镇恍惚"。

猪心适宜阴虚体质人群食用。

2. 主要营养成分 见表 4-17。

表 4-17 猪心的营养成分（以猪心每 100g 可食部计）

成　分	含　量	成　分	含　量	成　分	含　量
水分（g）	76	胆固醇（mg）	151	磷（mg）	189
能量（kcal）	119	维生素 A（μg）	13	铁（mg）	4.3
蛋白质（g）	16.6	胡萝卜素（μg）	—	钠（mg）	71.2
脂肪（g）	5.3	硫胺素（mg）	0.19	钾（mg）	260
碳水化合物（g）	1.1	核黄素（mg）	0.48	维生素 C（mg）	4
膳食纤维（g）	—	钙（mg）	12	维生素 E（mg）	0.74

3. 食用注意 由于猪心的胆固醇含量较高，故高胆固醇血症者忌食。

附：猪肝

猪肝为猪科动物猪的肝脏。

1. 中医功效和保健作用 猪肝味甘、苦，性温，入脾、胃、肝经。有养肝明目、补气健脾的功效。对肝虚目昏、夜盲、脾胃虚弱、小儿疳积、脚气、水肿、久利脱肛、带下等病证有调治作用。《备急千金要方·食治》记载，猪肝"主明目"。《本草拾遗》载其"主脚气。空心，切作生，以姜醋进之，当微泄。若先痢，即勿服"。《食医心镜》言其"治水气胀满、浮肿"。《本经逢原》云：猪肝"治脱肛"。《本草再新》认为其"治肝风"。猪肝含有丰富的铁元素，是理想的补血佳品之一。

猪肝适宜阴虚体质人群食用。

2. 主要营养成分　见表4–18。

表4–18　猪肝的营养成分（以猪肝每100g可食部计）

成　分	含　量	成　分	含　量	成　分	含　量
水分（g）	70.7	胆固醇（mg）	288	磷（mg）	310
能量（kcal）	129	维生素A（μg）	4972	铁（mg）	22.6
蛋白质（g）	19.3	胡萝卜素（μg）	—	钠（mg）	68.6
脂肪（g）	3.5	硫胺素（mg）	0.21	钾（mg）	235
碳水化合物（g）	5	核黄素（mg）	2.08	维生素C（mg）	20
膳食纤维（g）	—	钙（mg）	6	维生素E（mg）	0.86

3. 食用注意　猪肝是猪体内最大的解毒器官，各种有毒的代谢产物都会聚集在肝脏中，因此食用前要去毒。猪肝含有的胆固醇较高，高血压、冠心病患者应少食猪肝。另外，猪肝不宜和维生素C、酶制剂药类同服。

附：猪肾

猪肾为猪科动物猪的肾脏。别名：猪腰子。

1. 中医功效和保健作用　猪肾味咸，性平，入肾经。有补肾益阴、利水的功效。对肾虚耳聋、遗精盗汗、腰痛、产后虚羸、身面浮肿等病证有调治作用。《名医别录》记载，猪肾"和理肾气，通利膀胱"。《日华子本草》云其"补水脏，治耳聋"。《本草纲目》认为其"止消渴，治产劳虚汗、下利崩中"。

猪肾适宜阴虚体质人群食用。

2. 主要营养成分　见表4–19。

表4–19　猪肾的营养成分（以猪肾每100g可食部计）

成　量	含　量	成　分	含　量	成　分	含　量
水分（g）	78.8	胆固醇（mg）	354	磷（mg）	215
能量（kcal）	96	维生素A（μg）	41	铁（mg）	6.1

成 分	含 量	成 分	含 量	成 分	含 量
蛋白质（g）	15.4	胡萝卜素（μg）	—	钠（mg）	134.2
脂肪（g）	3.2	硫胺素（mg）	0.31	钾（mg）	217
碳水化合物（g）	1.4	核黄素（mg）	1.14	维生素C（mg）	13
膳食纤维（g）	—	钙（mg）	12	维生素E（mg）	0.34

3. 食用注意　不可久食。高血脂、高胆固醇者忌食。

附：猪肚

猪肚为猪科动物猪的胃。

1. 中医功效和保健作用　猪胃味甘，性温，入脾、胃经。有补虚损、健脾胃的功效。对虚劳羸瘦、咳嗽、脾虚食少、消渴、小便频数、泄泻、水肿、脚气、妇人赤白带下、小儿疳积等病证有调治作用。《名医别录》记载，猪肚"补中益气，止渴、利"。《备急千金要方·食治》认为其"断暴痢虚弱"。《日华子本草》言其"补虚损，杀劳虫，止痢。酿黄糯米蒸捣为丸，甚治劳气，并小儿疳蛔黄瘦病"。《本草图经》云：猪肚"主骨蒸热劳，血脉不行，补羸助气"。《随息居饮食谱》认为其"止带、浊、遗精"。猪肚含有丰富的营养物质，对于缓解体质虚弱有好处，同时具有调理肠胃不适的作用。

猪肚适宜气虚体质人群食用。

2. 主要营养成分　见表4-20。

表4-20　猪肚的营养成分（以猪肚每100g可食部计）

成 分	含 量	成 分	含 量	成 分	含 量
水分（g）	78.2	胆固醇（mg）	165	磷（mg）	124
能量（kcal）	110	维生素A（μg）	3	铁（mg）	2.4
蛋白质（g）	15.2	胡萝卜素（μg）	—	钠（mg）	75.1
脂肪（g）	5.1	硫胺素（mg）	0.07	钾（mg）	171
碳水化合物（g）	0.7	核黄素（mg）	0.16	维生素C（mg）	—
膳食纤维（g）	—	钙（mg）	11	维生素E（mg）	0.32

3. 食用注意　痛风、肥胖病患者不宜吃猪肚。

附：猪血

猪血为猪科动物猪的血液。

1. 中医功效和保健作用　猪血味咸，性平，入心、肝经。有补血止血、养心镇惊、息风、下气的作用。对眩晕、癫痫、惊风、腹胀、气逆、崩漏下血等病证有调治作用。《名医别录》记载，猪血"主奔豚暴气，中风头眩，淋沥"。《备急千金要方·食治》认为其"主卒下血不止，美清酒和炒服之"。《日华子本草》言其"生血，疗奔豚气"。《本草纲目》云："清油炒食，治嘈杂有虫。"《医林纂要》认为其"利大肠"。猪血中含有很高的铁元素，而且都以血红素铁的形式存在，很容易被人体吸收利用。

猪血适宜阴虚体质人群食用。

2. 主要营养成分　见表4-21。

表4-21　猪血的营养成分（以猪血每100g可食部计）

成　分	含　量	成　分	含　量	成　分	含　量
水分（g）	85.8	胆固醇（mg）	51	磷（mg）	16
能量（kcal）	55	维生素A（μg）	—	铁（mg）	8.7
蛋白质（g）	12.2	胡萝卜素（μg）	—	钠（mg）	56
脂肪（g）	0.3	硫胺素（mg）	0.03	钾（mg）	56
碳水化合物（g）	0.9	核黄素（mg）	0.04	维生素C（mg）	—
膳食纤维（g）	—	钙（mg）	4	维生素E（mg）	0.2

3. 食用注意　血中含有新陈代谢废物（包括激素、药物、尿素等），大量食用会给人体带来负担。

附：猪蹄

猪蹄为猪科动物猪的蹄。别名：猪手。

1. 中医功效和保健作用　猪蹄味甘、咸，性平，入胃经。有补气血、润肌肤、通乳汁、托疮毒的功效。对虚劳羸瘦、气血不足、产后乳少、面皱少华、痈疽疮毒有调治作用。《名医别录》记载，猪蹄"主伤挞诸败疮，下乳汁"。《本草图经》言其"行妇人乳脉，滑肌肤，去寒热"。《本草纲目》云："煮清汁，洗痈疽，溃热毒，消毒气，去恶肉。"《随息居饮食谱》认为其"填肾精而健腰脚，滋胃液以滑皮肤，长肌肉可愈漏疡，助血脉能充乳汁，较肉尤补"。猪蹄中含有大量丰富的胶原蛋白，在烹饪的过程中，会转化成明胶，从而改善皮肤组织细胞的储水功能，可以有效防止皮肤过早地出现皱纹。

猪蹄适宜气虚体质及阴虚体质人群食用。

2. 主要营养成分 见表 4-22。

表 4-22 猪蹄的营养成分（以猪蹄每 100g 可食部计）

成 分	含 量	成 分	含 量	成 分	含 量
水分（g）	58.2	胆固醇（mg）	192	磷（mg）	33
能量（kcal）	266	维生素 A（μg）	3	铁（mg）	—
蛋白质（g）	22.6	胡萝卜素（μg）	—	钠（mg）	33
脂肪（g）	20	硫胺素（mg）	0.05	钾（mg）	54
碳水化合物（g）	3	核黄素（mg）	0.1	维生素 C（mg）	—
膳食纤维（g）	—	钙（mg）	1.1	维生素 E（mg）	0.01

3. 食用注意 猪蹄含脂肪量高，有胃肠消化功能减弱的老年人每次不可食之过多。而患有肝胆病、胆囊炎、胆结石、动脉硬化和高血压病的人应当少吃或不吃。

（二）鸡肉

鸡肉为雉科动物鸡的肉。

1. 中医功效和保健作用 鸡肉味甘，性温，归脾、胃经。有温中益气、补精填髓的功效。对虚劳羸瘦、病后体虚、食少纳呆、反胃、腹泻下痢、消渴、水肿、小便频数、崩漏带下、产后乳少有调治作用。《神农本草经》记载："丹雄鸡：主女人崩中漏下，赤白沃，补虚温中，止血，杀毒。黑雌鸡：主风寒湿痹，安胎。"《名医别录》指出："丹雄鸡：主久伤乏疮。白雄鸡：主下气，疗狂邪，安五脏，伤中，消渴。黄雌鸡：主伤中，消渴，小便数不禁，肠澼泄利，补益五脏，续绝伤，疗劳，益气力。乌雄鸡：主补中止痛。"

鸡肉适宜气虚体质人群食用。

2. 主要营养成分　见表 4-23。

表 4-23　鸡肉的营养成分（以鸡胸肉每 100g 可食部计）

成　分	含　量	成　分	含　量	成　分	含　量
水分（g）	72	胆固醇（mg）	82	磷（mg）	214
能量（kcal）	133	维生素 A（μg）	16	铁（mg）	0.6
蛋白质（g）	19.4	胡萝卜素（μg）	—	钠（mg）	34.4
脂肪（g）	5	硫胺素（mg）	0.07	钾（mg）	338
碳水化合物（g）	2.5	核黄素（mg）	0.13	维生素 C（mg）	—
膳食纤维（g）	—	钙（mg）	3	维生素 E（mg）	0.22

3. 食用注意　感冒发热、三高人群、有结石、肥胖人群慎食。

（三）羊肉

羊肉为牛科动物山羊或绵羊的肉。有山羊肉、绵羊肉、野羊肉之分。

1. 中医功效和保健作用　羊肉味甘，性热，入脾、胃、肾经。有健脾温中、补肾壮阳、益气养血的功效。对脾胃虚寒之纳少反胃，气血亏虚之虚劳羸瘦，肾阳亏虚之腰膝酸软、阳痿、寒疝，产后虚羸少气、缺乳有调治作用。《名医别录》记载，羊肉"主缓中，字乳余疾，及头脑大风汗出，虚劳寒冷，补中益气，安心止惊"。《备急千金要方·食治》载其"主暖中止痛，利产妇""头肉：主风眩瘦疾，小儿惊痫，丈夫五劳七伤"。《日华子本草》云其"开胃肥健""头肉：治骨蒸，脑热，头眩，明目"。《日用本草》认为其"治腰膝羸弱，壮筋骨，厚肠胃"。羊肉的肉质细嫩，含有丰富的营养，较猪肉和牛肉的脂肪、胆固醇含量都要少。冬季食用羊肉，可收到进补和防寒的双重效果。

羊肉适宜阳虚体质人群食用。

2. 主要营养成分　见表 4-24。

表 4-24　羊肉的营养成分（以羊肉每 100g 可食部计）

成　分	含　量	成　分	含　量	成　分	含　量
水分（g）	65.7	胆固醇（mg）	92	磷（mg）	146
能量（kcal）	203	维生素 A（μg）	22	铁（mg）	2.3

成　　分	含　量	成　　分	含　量	成　　分	含　量
蛋白质（g）	19	胡萝卜素（μg）	—	钠（mg）	80.6
脂肪（g）	14.1	硫胺素（mg）	0.05	钾（mg）	232
碳水化合物（g）	—	核黄素（mg）	0.14	维生素C（mg）	—
膳食纤维（g）	—	钙（mg）	6	维生素E（mg）	0.26

3. 食用注意　暑热天或发热患者慎食，热性病者禁食。

（四）牛肉

牛肉为牛科动物黄牛或水牛的肉。

1. 中医功效和保健作用　牛肉味甘，水牛肉性凉，黄牛肉性温；归脾、胃经。有补脾胃、益气血、强筋骨的功效。对脾胃虚弱、气血不足、虚劳羸瘦、腰膝酸软、消渴、吐泻、痞积、水肿等病证有调治作用。《名医别录》记载，牛肉"主消渴，止泄，安中益气，养脾胃"。《备急千金要方·食治》认为其"止唾涎出"。《本草拾遗》载其"消水肿，除湿气，补虚，令人强筋骨、壮健"。《滇南本草》云："水牛肉，能安胎补血。"《韩氏医通》曰："黄牛肉，补气，与绵黄芪同功。"

牛肉适宜气虚体质、阳虚体质人群食用。

2. 主要营养成分　见表4-25。

表4-25　牛肉的营养成分（以牛肉每100g可食部计）

成　　分	含　量	成　　分	含　量	成　　分	含　量
水分（g）	72.8	胆固醇（mg）	84	磷（mg）	168
能量（kcal）	125	维生素A（μg）	7	铁（mg）	3.3
蛋白质（g）	19.9	胡萝卜素（μg）	—	钠（mg）	84.2
脂肪（g）	4.2	硫胺素（mg）	0.04	钾（mg）	216
碳水化合物（g）	2	核黄素（mg）	0.14	维生素C（mg）	—
膳食纤维（g）	—	钙（mg）	23	维生素E（mg）	65

3. 食用注意　热性病者少食。

（五）狗肉

狗肉为犬科动物狗的肉。

1. 中医功效和保健作用　狗肉味咸、酸，性温，归脾、胃、肾经。有补脾暖胃、温肾壮阳、填精的功效。主脘腹胀满、浮肿、腰痛膝软、阳痿、寒疝、久败疮等。《名医别录》记载，狗肉"主安五脏，补绝伤"。孟诜认为其"补血脉，厚肠胃，实下焦，填精髓"。《日华子本草》言其"补胃气，壮阳，暖腰膝，补虚劳，益气力"。《本经逢原》云其"治败疮稀水不敛"。《医林纂要》认为，狗肉"补肺气，固肾气，壮营卫，强腰膝"。

狗肉适宜阳虚体质人群食用。

2. 主要营养成分　见表4-26。

表4-26　狗肉的营养成分（以狗肉每100g可食部计）

成 分	含 量	成 分	含 量	成 分	含 量
水分（g）	76	胆固醇（mg）	62	磷（mg）	107
能量（kcal）	116	维生素A（μg）	12	铁（mg）	2.9
蛋白质（g）	16.8	胡萝卜素（μg）	—	钠（mg）	47.4
脂肪（g）	4.6	硫胺素（mg）	0.34	钾（mg）	140
碳水化合物（g）	1.8	核黄素（mg）	0.2	维生素C（mg）	—
膳食纤维（g）	—	钙（mg）	52	维生素E（mg）	1.4

3. 食用注意　凡患感冒、发热等非虚寒性疾病的人均不宜食用。心脑血管病、中风后遗症患者不宜食用，大病初愈的人也不宜食用。

（六）鸭肉

鸭肉为鸭科动物家鸭的肉。别名：鹜肉。

1. 中医功效和保健作用　鸭肉味甘、咸，性平，入肺、脾、肾经。有滋阴养胃、利水消肿的功效。对虚劳、痨热骨蒸、咳嗽、水肿等病证有调治作用。《名医别录》记载，鸭肉"补虚除热，和脏腑，利水道。主小儿惊痫"。《日华子本草》认为其"解丹毒，止痢"。《本草通玄》言其"主虚劳骨蒸"。《本草汇》载其"滋阴除蒸，化虚痰，止咳嗽"。《随息居饮食谱》指出，鸭肉"滋五脏之阴，清虚劳之热，补血行水，养胃生津，止嗽息惊，消螺蛳积"。

鸭肉适宜阴虚体质人群食用。

2. 主要营养成分　见表4-27。

表4-27　鸭肉的营养成分（以鸭胸肉每100g可食部计）

成　分	含　量	成　分	含　量	成　分	含　量
水分（g）	78.6	胆固醇（mg）	121	磷（mg）	86
能量（kcal）	90	维生素A（μg）	—	铁（mg）	4.1
蛋白质（g）	15	胡萝卜素（μg）	—	钠（mg）	60.2
脂肪（g）	1.5	硫胺素（mg）	0.01	钾（mg）	126
碳水化合物（g）	4	核黄素（mg）	0.07	维生素C（mg）	—
膳食纤维（g）	—	钙（mg）	6	维生素E（mg）	1.98

3. 食用注意　素体虚寒、胃部冷痛、腰痛、腹泻清稀、寒性痛经及肥胖、动脉硬化、慢性肠炎者都应少食鸭肉。

（七）兔肉

兔肉为兔科动物东北兔、华南兔、家兔、蒙古兔和高原兔的肉。

1. 中医功效和保健作用　兔肉味甘性寒。入脾、肝、大肠经。有滋阴凉血、解毒清热、补中益气的功效。对脾虚气弱、体倦乏力、阴虚阳亢、胃热消渴、反胃吐食、肠热便秘、肠风便血、湿热痹证、丹毒等病证有调治作用。《别录》记载其"主补中益气"；《备急千金要方·食治》有"止渴"；《本草拾遗》有"主热气湿痹"；《本草纲目》云"凉血，解热毒，利大肠"；《本经逢原》认为其"治胃热呕逆，肠红下血"。

兔肉适宜气虚体质人群食用。

2. 主要营养成分　见表4-28。

表4-28　兔肉的营养成分（以兔肉每100g可食部计）

成　分	含　量	成　分	含　量	成　分	含　量
水分（g）	76.2	胆固醇（mg）	59	磷（mg）	165
能量（kcal）	102	维生素A（μg）	26	铁（mg）	2
蛋白质（g）	19.7	胡萝卜素（μg）	—	钠（mg）	45.1

续表

成　分	含　量	成　分	含　量	成　分	含　量
脂肪（g）	2.2	硫胺素（mg）	0.11	钾（mg）	284
碳水化合物（g）	0.9	核黄素（mg）	0.1	维生素C（mg）	—
膳食纤维（g）	—	钙（mg）	12	维生素E（mg）	0.42

3. 食用注意　兔肉性偏寒凉，脾胃虚寒者忌用。

（八）鹅肉

鹅肉为鸭科动物家鹅的肉。

1. 中医功效和保健作用　鹅肉味甘，性平，归脾、肺、肝经。有益气补虚、和胃止渴的功效。主虚羸、消渴。《名医别录》记载，鹅肉"利五脏"。《本草拾遗》云："主消渴，煮鹅汁饮之。"《日华子本草》曰："白鹅：解五脏热，止渴。苍鹅：发疮脓。"《随息居饮食谱》言其"补虚益气，暖胃生津。性与葛根相似，能解铅毒。"

鹅肉适宜气虚体质及阴虚体质人群食用。

2. 主要营养成分　见表4-29。

表4-29　鹅肉的营养成分（以鹅肉每100g可食部计）

成　分	含　量	成　分	含　量	成　分	含　量
水分（g）	61.4	胆固醇（mg）	74	磷（mg）	144
能量（kcal）	251	维生素A（μg）	42	铁（mg）	3.8
蛋白质（g）	17.9	胡萝卜素（μg）	—	钠（mg）	58.8
脂肪（g）	19.9	硫胺素（mg）	0.07	钾（mg）	232
碳水化合物（g）	—	核黄素（mg）	0.23	维生素C（mg）	—
膳食纤维（g）	—	钙（mg）	4	维生素E（mg）	0.22

3. 食用注意　《本草求真》记载："鹅肉发风发疮发毒，因其病多湿热，得此湿胜气壅外发热出者意也。"湿热内蕴者禁食，皮肤疮毒、瘙痒症者及痼疾者忌食。

（九）鸽肉

鸽肉为鸠鸽科原鸽、家鸽或岩鸽的肉。别名：鹁鸽、飞奴。

1. 中医功效和保健作用 鸽肉味咸，性平，入肺、肝、肾经。有滋肾、补气、解毒祛风、调经止痛的功效。对虚劳羸瘦、消渴、妇女血虚经闭、肠风下血、恶疮、疥癣等病证有调治作用。

鸽肉适宜气虚体质人群食用。

2. 主要营养成分 见表4-30。

表4-30　鸽肉的营养成分（以鸽肉每100g可食部计）

成　分	含　量	成　分	含　量	成　分	含　量
水分（g）	66.6	胆固醇（mg）	99	磷（mg）	136
能量（kcal）	201	维生素A（μg）	53	铁（mg）	3.8
蛋白质（g）	16.5	胡萝卜素（μg）	—	钠（mg）	63.6
脂肪（g）	14.2	硫胺素（mg）	0.06	钾（mg）	334
碳水化合物（g）	1.7	核黄素（mg）	0.2	维生素C（mg）	—
膳食纤维（g）	—	钙（mg）	30	维生素E（mg）	0.99

3. 食用注意 《食疗本草》载鸽肉"虽益人，缘恐食多减药力"，故不宜多食。

（十）鹌鹑肉

鹌鹑肉为雉科动物鹌鹑的肉或去羽毛及内脏的全体。别名：鹑、罗鹑、红面鹌鹑。

1. 中医功效和保健作用 鹌鹑肉味甘，性平，入心、肝、脾、肺、肾、大肠经。有补益中气、强壮筋骨、止泄痢的功效。对脾胃虚弱、泄泻、下利、小儿疳积、风湿痹痛、咳嗽等病证有调治作用。

鹌鹑肉适宜阴虚体质人群食用。

2. 主要营养成分 见表4-31。

表4-31　鹌鹑肉的营养成分（以鹌鹑每100g可食部计）

成　分	含　量	成　分	含　量	成　分	含　量
水分（g）	75.1	胆固醇（mg）	157	磷（mg）	179
能量（kcal）	110	维生素A（μg）	40	铁（mg）	2.3
蛋白质（g）	20.2	胡萝卜素（μg）	—	钠（mg）	48.4

成　分	含　量	成　分	含　量	成　分	含　量
脂肪（g）	3.1	硫胺素（mg）	0.04	钾（mg）	204
碳水化合物（g）	0.2	核黄素（mg）	0.32	维生素C（mg）	—
膳食纤维（g）	—	钙（mg）	48	维生素E（mg）	0.44

3. 食用注意　热性病者少食。

（十一）驴肉

驴肉为马科动物驴的肉。

1. 中医功效和保健作用　驴肉味甘、酸，性平，归心、肝经。有补血益气的功效。对劳损、风眩、心烦等病证有调治作用。《备急千金要方·食治》记载，驴肉"主风狂，愁忧不乐，能安心气"。《日华子本草》云其"解心烦，止风狂，酿酒治一切风"。《饮膳正要》曰："野驴，食之能治风眩。"《本草纲目》认为其"补血益气，治远年劳损；煮汁空心饮，疗痔引虫"。

驴肉适宜气虚及阴虚体质人群食用。

2. 主要营养成分　见表4-32。

表4-32　驴肉的营养成分（以驴肉每100g可食部计）

成　分	含　量	成　分	含　量	成　分	含　量
水分（g）	73.8	胆固醇（mg）	74	磷（mg）	178
能量（kcal）	116	维生素A（μg）	72	铁（mg）	4.3
蛋白质（g）	21.5	胡萝卜素（μg）	—	钠（mg）	46.9
脂肪（g）	3.2	硫胺素（mg）	0.03	钾（mg）	325
碳水化合物（g）	0.4	核黄素（mg）	0.16	维生素C（mg）	—
膳食纤维（g）	—	钙（mg）	2	维生素E（mg）	2.76

3. 食用注意　平素脾胃虚寒、有慢性肠炎、腹泻患者不宜食用。

三、水产类

（一）鲤鱼肉

鲤鱼肉为鲤科动物鲤鱼的肉。

1.中医功效和保健作用 鲤鱼肉味甘，性平，归脾、肾、胃、胆经。有健脾和胃、利水下气、通乳、安胎的功效。对胃痛、泄泻、水湿肿满、小便不利、脚气、黄疸、咳嗽气逆、胎动不安、妊娠水肿、产后乳汁稀少等病证有调治作用。《名医别录》指出，鲤鱼肉"主咳逆上气，黄疸，止渴。生者主水肿脚满，下气"。《药性论》认为其"烧灰。末，糯米煮粥（调服），治咳嗽"。《本草拾遗》言其"主安胎。胎动、怀妊身肿，为汤食之。破冷气痃癖气块，横关伏梁，作鲙以浓蒜齑食之"。

鲤鱼适宜痰湿体质人群食用。

2.主要营养成分 见表4–33。

表4–33 鲤鱼的营养成分（以鲤鱼肉每100g可食部计）

成　分	含　量	成　分	含　量	成　分	含　量
水分（g）	76.7	胆固醇（mg）	84	磷（mg）	204
能量（kcal）	109	维生素A（μg）	25	铁（mg）	1
蛋白质（g）	17.6	胡萝卜素（μg）	—	钠（mg）	53.7
脂肪（g）	4.1	硫胺素（mg）	0.03	钾（mg）	334
碳水化合物（g）	0.5	核黄素（mg）	0.09	维生素C（mg）	—
膳食纤维（g）	—	钙（mg）	50	维生素E（mg）	1.27

3.食用注意 民间认为，鲤鱼是一种发物，因此恶性肿瘤、淋巴结核、红斑狼疮、支气管哮喘、小儿痄腮、血栓闭塞性脉管炎、痈疖疔疮、荨麻疹、皮肤湿疹等疾病患者均忌食。

（二）鲫鱼肉

鲫鱼肉为鲤科动物鲫鱼的肉。

1.中医功效和保健作用 鲫鱼肉味甘，性平，入脾、胃、大肠经。有健脾和胃、利水消肿、通血脉的功效。对脾胃虚弱、纳少反胃、产后乳汁不行、痢疾、便血、水肿、痈肿、瘰疬等病证有调治作用。《名医别录》指出，鲫鱼肉"主诸疮，烧，以酱汁和敷之，或取猪脂煎用。又主肠痈"。《唐本草》言其"合莼作羹，主胃弱不下食。作鲙，主久赤白痢"。

鲫鱼肉适宜气虚体质及痰湿体质人群食用。

2. 主要营养成分　见表 4-34。

表 4-34　鲫鱼的营养成分（以鲫鱼肉每 100g 可食部计）

成　分	含　量	成　分	含　量	成　分	含　量
水分（g）	75.4	胆固醇（mg）	130	磷（mg）	193
能量（kcal）	108	维生素 A（μg）	17	铁（mg）	1.3
蛋白质（g）	17.1	胡萝卜素（μg）	—	钠（mg）	41.2
脂肪（g）	2.7	硫胺素（mg）	0.04	钾（mg）	290
碳水化合物（g）	3.8	核黄素（mg）	0.09	维生素 C（mg）	—
膳食纤维（g）	—	钙（mg）	79	维生素 E（mg）	0.68

3. 食用注意　感冒发热、过敏体质者不宜食用。

（三）鳝鱼肉

鳝鱼肉为合鳃鱼科动物黄鳝的肉，在我国各地均有生产，以长江流域、辽宁和天津产量较多。

1. 中医功效和保健作用　鳝鱼肉味甘，性温，归肝、脾、肾经。有补气血、强筋骨、除风湿的功效。对虚劳、身体消瘦、湿热、身痒、臁疮及肠风痔漏等病证有调治作用。《随息居饮食谱》记载："鳝鱼甘热，补虚助力，善去风寒湿痹，通血脉，利筋骨。"《本草纲目》曰："鳝鱼味甘大温无毒，主治补中益血、补虚损、妇女产后恶露淋沥，血气不调，羸瘦，止血，除腹中冷气，肠鸣又湿痹气。"

鳝鱼肉适宜气虚体质人群食用。

2. 主要营养成分　见表 4-35。

表 4-35　鳝鱼的营养成分（以鳝鱼肉每 100g 可食部计）

成　分	含　量	成　分	含　量	成　分	含　量
水分（g）	78	胆固醇（mg）	126	磷（mg）	206
能量（kcal）	89	维生素 A（μg）	50	铁（mg）	2.5
蛋白质（g）	18	胡萝卜素（μg）	—	钠（mg）	70.2
脂肪（g）	1.4	硫胺素（mg）	0.06	钾（mg）	263
碳水化合物（g）	1.2	核黄素（mg）	0.98	维生素 C（mg）	—
膳食纤维（g）	—	钙（mg）	42	维生素 E（mg）	1.34

3. 食用注意 黄鳝的血液有毒，误食会对人的口腔、消化道黏膜产生刺激作用，严重的会致人死亡。

（四）草鱼肉

草鱼肉为鲤科动物草鱼的肉。草鱼是我国重要的淡水养殖鱼类，全国各地均有分布。别名：鲩、乌青、草根。

1. 中医功效和保健作用 草鱼肉味甘，性温，无毒，入肝、胃经。具有暖胃和中、平降肝阳、祛风、治痹、截疟、益肠、明眼目的功效。对虚劳、风虚头痛、肝阳上亢、高血压、头痛、久疟等病证有调治作用。

草鱼肉适宜阳虚体质人群食用。

2. 主要营养成分 见表4-36。

表4-36 草鱼的营养成分（以草鱼肉每100g可食部计）

成　分	含　量	成　分	含　量	成　分	含　量
水分（g）	77.3	胆固醇（mg）	86	磷（mg）	203
能量（kcal）	113	维生素A（μg）	11	铁（mg）	0.8
蛋白质（g）	16.6	胡萝卜素（μg）	—	钠（mg）	46
脂肪（g）	5.2	硫胺素（mg）	0.04	钾（mg）	312
碳水化合物（g）	—	核黄素（mg）	0.11	维生素C（mg）	—
膳食纤维（g）	—	钙（mg）	38	维生素E（mg）	2.03

3. 食用注意 热性病症者不宜过多食用。

（五）鲇鱼肉

鲇鱼为鲇形目的一种鱼类，主要分布在我国南部。

1. 中医功效和保健作用 鲇鱼肉味甘，性温，归胃、膀胱经。具有补气、滋阴、催乳、开胃、利小便的功效。《食经》记载，鲇鱼肉"主虚损不足，令人皮肤肥美"。

鲇鱼肉适宜气虚体质及阴虚体质人群食用。

2. 主要营养成分 见表4-37。

表 4-37　鲇鱼的营养成分（以鲇鱼肉每 100g 可食部计）

成　分	含　量	成　分	含　量	成　分	含　量
水分（g）	78	胆固醇（mg）	163	磷（mg）	195
能量（kcal）	103	维生素 A（μg）	—	铁（mg）	2.1
蛋白质（g）	17.3	胡萝卜素（μg）	—	钠（mg）	49.6
脂肪（g）	3.7	硫胺素（mg）	0.03	钾（mg）	351
碳水化合物（g）	—	核黄素（mg）	0.1	维生素 C（mg）	—
膳食纤维（g）	—	钙（mg）	42	维生素 E（mg）	0.54

3. 食用注意　虽然鲇鱼肉营养丰富，但有痼疾、疮疡者慎食。

（六）银鱼肉

银鱼为银鱼科的一种鱼类，分布于我国山东至浙江沿海。

1. 中医功效和保健作用　银鱼肉味甘，性平，归脾、胃、肺经。有补虚、润肺、健胃的功效。对营养不良、咳嗽、脾虚泄泻、小儿疳积等病证有调治作用。《日用本草》指出，银鱼肉"宽中健胃，合生姜作羹佳"。姚可成《食物本草》认为其"利水，润肺，止咳"。《医林纂要》言其"补肺清金，滋阴，补虚劳"。《本草纲目》说银鱼肉"宽中健胃，补肺清全，滋阴火，补虚劳"。

银鱼肉适宜气虚体质人群食用。

2. 主要营养成分　见表 4-38。

表 4-38　银鱼的营养成分（以银鱼肉每 100g 可食部计）

成　分	含　量	成　分	含　量	成　分	含　量
水分（g）	76.2	胆固醇（mg）	361	磷（mg）	22
能量（kcal）	105	维生素 A（μg）	—	铁（mg）	0.9
蛋白质（g）	17.2	胡萝卜素（μg）	—	钠（mg）	8.6
脂肪（g）	4	硫胺素（mg）	0.03	钾（mg）	246
碳水化合物（g）	—	核黄素（mg）	0.05	维生素 C（mg）	—
膳食纤维（g）	—	钙（mg）	46	维生素 E（mg）	1.86

3. 食用注意　过敏体质的人不宜食用。

（七）鲈鱼肉

鲈鱼为真鲈科的一种鱼类，我国沿海均产，以黄海、渤海较多。别名：花鲈、鲈板、花寨。

1. 中医功效和保健作用 鲈鱼肉味甘，性平，可归肝、脾、肾经。有益脾胃、补肝肾的功效。对脾虚泄痢、消化不良、疳积、百日咳、水肿、筋骨痿弱、胎动不安、疮疡久不愈等病证有调治作用。《本草经疏》云："鲈鱼，味甘淡、气平，与脾胃相宜。"《食经》言其"主风痹，面疱。补中，安五脏。又：鲈鱼肉多食发痃痔疮肿，不可同乳酪食"。《食疗本草》认为其"安胎补中"。《嘉祐本草》认为鲈鱼肉"补五脏、益筋骨、和肠胃及治水气"。

鲈鱼肉适宜气虚体质人群食用。

2. 主要营养成分 见表4-39。

表4-39 鲈鱼的营养成分（以鲈鱼肉每100g可食部计）

成 分	含 量	成 分	含 量	成 分	含 量
水分（g）	76.5	胆固醇（mg）	86	磷（mg）	242
能量（kcal）	105	维生素A（μg）	19	铁（mg）	2
蛋白质（g）	18.6	胡萝卜素（μg）	—	钠（mg）	144.1
脂肪（g）	3.4	硫胺素（mg）	0.03	钾（mg）	205
碳水化合物（g）	—	核黄素（mg）	0.17	维生素C（mg）	—
膳食纤维（g）	—	钙（mg）	138	维生素E（mg）	0.75

3. 食用注意 《随息居饮食谱》记载："鲈鱼，多食发疮患癖，其肝尤毒。中其毒者，芦根汁解之。"

（八）带鱼肉

带鱼为带鱼科的一种鱼类。别名：鞭鱼、裙带鱼、海刀鱼、鳞刀鱼。

1. 中医功效和保健作用 带鱼肉味甘，性平，可归胃经。有补虚、解毒、止血的功效。对病后体虚、产后乳汁不足、疮疖痈肿、外伤出血等病证有调治作用。《本草从新》指出，带鱼肉"补五脏，去风杀虫"。《食物宜忌》认为其"和中开胃"。《随息居饮食谱》云其"暖胃，补虚，泽肤"。

带鱼肉的 DHA 和 EPA 含量高于淡水鱼，DHA 对大脑的发育和提高记忆力效果显著。

带鱼肉适宜气虚体质人群食用。

2. 主要营养成分　见表 4-40。

表 4-40　带鱼的营养成分（以带鱼肉每 100g 可食部计）

成　　分	含　量	成　　分	含　量	成　　分	含　量
水分（g）	73.3	胆固醇（mg）	76	磷（mg）	191
能量（kcal）	127	维生素 A（μg）	29	铁（mg）	1.2
蛋白质（g）	17.7	胡萝卜素（μg）	—	钠（mg）	150.1
脂肪（g）	4.9	硫胺素（mg）	0.02	钾（mg）	280
碳水化合物（g）	3.1	核黄素（mg）	0.06	维生素 C（mg）	—
膳食纤维（g）	—	钙（mg）	28	维生素 E（mg）	0.82

3. 食用注意　带鱼肉属于发物，《药性考》言其"多食发疥"，因此凡患有疥疮、湿疹及红斑狼疮者忌食。另外，痈疖疔毒和淋巴结核、支气管哮喘者亦忌之。

（九）黄花鱼肉

黄花鱼是石首鱼科黄鱼属的一属黄鱼的统称。大黄鱼分布于黄海南部、东海和南海，小黄鱼分布于我国黄海、渤海、东海及朝鲜西海岸。别名：石首鱼、石头鱼。

1. 中医功效和保健作用　黄花鱼肉味甘，性平，可归脾、胃、肝、肾经。有益气健脾、补肾、明目、止痢的功效。对病后、产后体虚、乳汁不足、肾虚腰痛、水肿、视物昏花、头痛、胃痛、泄痢等病证有调治作用。《食经》认为黄花鱼肉"主下利，明目，安心神"。《开宝本草》言其"和莼菜作羹，开胃益气"。《随息居饮食谱》指出，其能"填精"。

黄花鱼肉适宜阳虚体质人群食用。

2. 主要营养成分　见表 4-41。

表 4-41　黄花鱼的营养成分（以大黄花鱼肉每 100g 可食部计）

成　分	含　量	成　分	含　量	成　分	含　量
水分（g）	77.7	胆固醇（mg）	86	磷（mg）	174
能量（kcal）	97	维生素 A（µg）	10	铁（mg）	0.7
蛋白质（g）	17.7	胡萝卜素（µg）	—	钠（mg）	120.3
脂肪（g）	2.5	硫胺素（mg）	0.03	钾（mg）	260
碳水化合物（g）	0.8	核黄素（mg）	0.1	维生素 C（mg）	—
膳食纤维（g）	—	钙（mg）	53	维生素 E（mg）	1.13

3. 食用注意　哮喘病患者和过敏体质者慎食。

（十）海参

海参属于无脊椎动物棘皮动物门海参纲。我国海参分布在温带区和热带区。别名：辽参、海男子。

1. 中医功效和保健作用　海参味甘、咸，性平，可归肾、肺经。有补肾益精、养血润燥、止血的功效。对精血亏损、虚弱劳怯、阳痿、梦遗、肠燥便秘、肺虚咳嗽咯血、肠风便血、外伤出血等病证有调治作用。《药性考》言海参"降火滋肾，通肠润燥，除劳怯证"。《食物宜忌》认为其"补肾经，益精髓，消痰涎，摄小便，壮阳疗痿，杀疮虫"。《本草纲目拾遗》言其"生百脉血，治休息痢"。《随息居饮食谱》指出其能"滋阴，补血，健阳，润燥，调经，养胎，利产"。

海参适宜阴虚体质人群食用。

2. 主要营养成分　见表 4-42。

表 4-42　海参的营养成分（以水浸海参每 100g 可食部计）

成　分	含　量	成　分	含　量	成　分	含　量
水分（g）	93.5	胆固醇（mg）	50	磷（mg）	28
能量（kcal）	25	维生素 A（µg）	11	铁（mg）	13.2
蛋白质（g）	6	胡萝卜素（µg）	—	钠（mg）	502.9
脂肪（g）	0.1	硫胺素（mg）	—	钾（mg）	43
碳水化合物（g）	—	核黄素（mg）	0.03	维生素 C（mg）	—
膳食纤维（g）	—	钙（mg）	285	维生素 E（mg）	3.14

3. 食用注意 患有肾病或者肾功能不全的人不宜吃海参，会加重肾脏负担。脾虚痰多人群、年龄较小的儿童也不宜吃海参。

（十一）乌贼

乌贼是软体动物门头足纲乌贼目的动物。分布于台湾海峡以南海区。别名：花枝、墨斗鱼、墨鱼。

1. 中医功效和保健作用 乌贼味咸，性平，可归肝、肾经。有养血滋阴的功效。对血虚经闭、崩漏、带下等病证有调治作用。《名医别录》言乌贼"益气强志"。《日华子本草》认为其"通月经"。《医林纂要》言其"补心通脉，和血清肾，去热保精。做脍食，大能养血滋阴，明目去热"。《随息居饮食谱》指出，乌贼能"疗口咸，滋肝肾，补血脉，理奇经，愈崩淋，利胎产，调经带，疗疝瘕，最益妇人"。

乌贼适宜阴虚体质人群食用。

2. 主要营养成分 见表4-43。

表4-43 乌贼的营养成分（以乌贼每100g可食部计）

成　分	含　量	成　分	含　量	成　分	含　量
水分（g）	80.4	胆固醇（mg）	268	磷（mg）	19
能量（kcal）	84	维生素A（μg）	35	铁（mg）	0.9
蛋白质（g）	17.4	胡萝卜素（μg）	—	钠（mg）	110
脂肪（g）	1.6	硫胺素（mg）	0.02	钾（mg）	290
碳水化合物（g）	—	核黄素（mg）	0.06	维生素C（mg）	—
膳食纤维（g）	—	钙（mg）	44	维生素E（mg）	1.68

3. 食用注意 脾胃虚寒的人应少吃；高血脂、高胆固醇血症、动脉硬化等心血管病及肝病患者应慎食；患有湿疹、荨麻疹、痛风、肾脏病、糖尿病等疾病及易过敏者忌食。

（十二）蟹肉

蟹是十足目短尾次目的甲壳动物，其分布见于所有海洋、河流及陆地。别名：郭索、无肠公子、毛蟹、稻蟹、方海、毛夹子。

1. 中医功效和保健作用 蟹肉味咸，性寒，可归肝、胃经，有清热、散瘀、消肿解毒的功效。对湿热黄疸、产后瘀滞腹痛、筋骨损伤、痈肿疔毒、漆毒等病证有调治作用。《神农本草经》指出，蟹肉"主胸中邪气，热结痛，喝僻面肿"。《本草经集注》言其"杀莨菪毒"。《名医别录》认为其"解结散血，愈漆疮，养筋益气"。

蟹肉适宜阴虚体质人群食用。

2. 主要营养成分 见表4-44。

表4-44 蟹肉的营养成分（以蟹肉每100g可食部计）

成　分	含　量	成　分	含　量	成　分	含　量
水分（g）	84.4	胆固醇（mg）	65	磷（mg）	159
能量（kcal）	62	维生素A（μg）	—	铁（mg）	1.8
蛋白质（g）	11.6	胡萝卜素（μg）	—	钠（mg）	270
脂肪（g）	1.2	硫胺素（mg）	0.03	钾（mg）	214
碳水化合物（g）	1.1	核黄素（mg）	0.09	维生素C（mg）	—
膳食纤维（g）	—	钙（mg）	231	维生素E（mg）	2.91

3. 食用注意 蟹肉性寒，有脾虚腹泻、阳虚体质者不宜食用，孕妇最好不要食用。

（十三）虾肉

虾是一种生活在水中的节肢动物，属节肢动物甲壳类，大都生活在江湖中。

1. 中医功效和保健作用 虾肉味甘，性温，可归肝、肺经。有托里解毒、下乳汁、壮阳道的功效。对阴疽、恶核，寒性脓疡（包括骨结核）流脓、流水、久不收口等病证有调治作用。《本草拾遗》认为，虾肉"主五野鸡病"。《本草纲目》指出，虾肉"作羹，治鳖瘕，托痘疮，下乳汁，法制壮阳道，煮汁吐风痰，捣膏敷虫疽"。《食物宜忌》言其"治疣去癣"。

虾肉适宜阳虚体质人群食用。

2. 主要营养成分 见表4-45。

表 4-45　虾肉的营养成分（以海虾肉每 100g 可食部计）

成　分	含　量	成　分	含　量	成　分	含　量
水分（g）	79.3	胆固醇（mg）	117	磷（mg）	196
能量（kcal）	79	维生素 A（μg）	—	铁（mg）	3
蛋白质（g）	16.8	胡萝卜素（μg）	—	钠（mg）	302.2
脂肪（g）	0.6	硫胺素（mg）	0.01	钾（mg）	228
碳水化合物（g）	1.5	核黄素（mg）	0.05	维生素 C（mg）	—
膳食纤维（g）	—	钙（mg）	146	维生素 E（mg）	2.79

3. 食用注意　虾肉忌与某些水果同吃，如葡萄、石榴、山楂、柿子等，因为鞣酸和钙结合形成鞣酸钙后会刺激肠胃，引起人体不适，出现呕吐、头晕、恶心和腹痛、腹泻等症状。

（十四）牡蛎肉

牡蛎为软体动物门双壳纲珍珠贝目牡蛎科动物。目前，其主要产地为福建、广东、山东、广西、辽宁、浙江等地。别名：蛎蛤、古贲、蚝、牡蛤、海蛎子。

1. 中医功效和保健作用　牡蛎肉味咸，性微寒，可归肝、肾经。有平肝潜阳、重镇安神、软坚散结、收敛固涩的功效。对眩晕耳鸣、惊悸失眠、瘰疬瘿瘤、癥瘕痞块、自汗盗汗、遗精、崩漏、带下等病证有调治作用。《神农本草经》指出，牡蛎肉"主伤寒寒热，温疟洒洒，惊恚怒气，除拘缓鼠瘘，女子带下赤白。久服强骨节"。《名医别录》认为其"除留热在关节荣卫，虚热去来不定，烦满，止汗，心痛气结，止渴，除老血。涩大小肠，止大小便。疗泄精，喉痹，咳嗽，心胁下痞热"。《药性论》指出，其"主治女子崩中。止盗汗，除风热，止痛。治温疟"。

牡蛎肉适宜阴虚体质人群食用。

2. 主要营养成分　见表 4-46。

表 4-46　牡蛎肉的营养成分（以牡蛎肉每 100g 可食部计）

成　分	含　量	成　分	含　量	成　分	含　量
水分（g）	82	胆固醇（mg）	100	磷（mg）	115
能量（kcal）	73	维生素 A（μg）	27	铁（mg）	7.1

成　分	含　量	成　分	含　量	成　分	含　量
蛋白质（g）	5.3	胡萝卜素（μg）	—	钠（mg）	462.1
脂肪（g）	2.1	硫胺素（mg）	0.01	钾（mg）	200
碳水化合物（g）	8.2	核黄素（mg）	0.13	维生素C（mg）	—
膳食纤维（g）	—	钙（mg）	131	维生素E（mg）	0.81

3. 食用注意　牡蛎肉不宜多服久服，以免引起便秘和消化不良。急慢性皮肤病患者忌食，脾胃虚寒、慢性腹泻者不宜多食。

（十五）鳖肉

本品为鳖科动物中华鳖的肉。在中国除青海、西藏、新疆和宁夏等地未报道外，其他区域均有分布。

1. 中医功效和保健作用　鳖肉味甘，性平，可归肝、肾经。有滋阴补肾、清退虚热的功效。对虚劳羸瘦、骨蒸痨热、久疟、久痢、崩漏、带下、癥瘕、瘰疬等病证有调治作用。《名医别录》认为鳖肉"主伤中益气，补不足"。《本草拾遗》言其"主热气湿痹，腹中激热。五味煮食之，当微泄"。《日华子本草》指出，其"益气调中，妇人带下，治血瘕腰痛"。《日用本草》认为鳖肉能"补劳伤，壮阳气，大补阴之不足"。鳖肉中的DHA（二十二碳六烯酸）和EPA（二十碳五烯酸）含量很高，这两种高度不饱和脂肪酸能抑制血小板凝结、防止血栓形成和动脉硬化。

鳖肉适合阴虚体质人群食用。

2. 主要营养成分　见表4-47。

表4-47　鳖肉的营养成分（以鳖裙边每100g可食部计）

成　分	含　量	成　分	含　量	成　分	含　量
水分（g）	75	胆固醇（mg）	101	磷（mg）	114
能量（kcal）	118	维生素A（μg）	139	铁（mg）	2.8
蛋白质（g）	17.8	胡萝卜素（μg）	—	钠（mg）	96.9
脂肪（g）	4.3	硫胺素（mg）	0.07	钾（mg）	196
碳水化合物（g）	2.1	核黄素（mg）	0.14	维生素C（mg）	—
膳食纤维（g）	—	钙（mg）	70	维生素E（mg）	1.88

3. 食用注意 感冒初期、寒湿内盛、消化不良、孕妇及产后忌食。

（十六）海带

海带为多年生大型食用藻类，褐色，扁平带状。别名：海马蔺、海草、纶布、昆布、江白菜。

1. 中医功效和保健作用 海带味咸，性寒，可归肝、肾经。有软坚化痰、利水泄热的功效。对瘿瘤结核、疝瘕、水肿、脚气等病证有调治作用。《本草纲目》认为，海带"治水病，瘿瘤，功同海藻"。《玉楸药解》言其"清热软坚，化痰利水"。《医林纂要》指出，其能"补心，行水，消痰，软坚。消瘿瘤结核，攻寒热痰疝，治脚气水肿，通噎膈"。

海带适宜痰湿体质人群食用。

2. 主要营养成分 见表4-48。

表4-48 海带的营养成分（以水浸海带每100g可食部计）

成 分	含 量	成 分	含 量	成 分	含 量
水分（g）	94.1	胆固醇（mg）	—	磷（mg）	29
能量（kcal）	14	维生素A（μg）	52	铁（mg）	3.3
蛋白质（g）	1.1	胡萝卜素（μg）	310	钠（mg）	107.6
脂肪（g）	0.1	硫胺素（mg）	0.02	钾（mg）	222
碳水化合物（g）	3	核黄素（mg）	0.1	维生素C（mg）	—
膳食纤维（g）	0.9	钙（mg）	241	维生素E（mg）	0.08

3. 食用注意 甲亢患者、孕妇和乳母不要多食海带。

（十七）紫菜

紫菜为紫球藻目紫球藻科植物，其分布范围涵盖了寒带、温带、亚热带和热带海域。别名：索菜、紫英、子菜、乌菜。

1. 中医功效和保健作用 紫菜味甘性咸、寒，可归肺、脾、膀胱经。有化痰软坚、利咽、止咳、养心除烦、利水除湿的功效。对瘿瘤、脚气、水肿、咽喉肿痛、咳嗽、烦躁失眠、小便淋痛、泄痢等病证有调治作用。《食疗本草》指出，紫菜"下热气，若热气塞咽者，汁饮之"。《本草纲目》认为其"病瘿瘤脚气者宜食之"。《随息居饮食谱》言其"和血养心，清烦涤热，治不寐，利咽喉，除脚气瘿瘤，主时行泄痢，析醒开胃"。

紫菜适宜痰湿体质人群食用。

2. 主要营养成分 见表 4-49。

表 4-49 紫菜的营养成分（以干紫菜每 100g 可食部计）

成　分	含　量	成　分	含　量	成　分	含　量
水分（g）	12.7	胆固醇（mg）	—	磷（mg）	350
能量（kcal）	207	维生素 A（μg）	228	铁（mg）	54.9
蛋白质（g）	23.7	胡萝卜素（μg）	1370	钠（mg）	710.5
脂肪（g）	1.1	硫胺素（mg）	0.27	钾（mg）	1796
碳水化合物（g）	44.1	核黄素（mg）	1.02	维生素 C（mg）	2
膳食纤维（g）	18.6	钙（mg）	264	维生素 E（mg）	1.82

3. 食用注意 消化功能弱、脾胃虚弱及腹泻便溏的人群，不宜食用紫菜。

四、蛋类及制品

（一）鸡蛋

鸡蛋为雉科动物鸡的卵。别名：鸡子、鸡卵。

1. 中医功效和保健作用 鸡蛋味甘，性平，可归心、脾、肺、胃、肾经。有滋阴润燥、养血的功效。对热病烦闷、燥咳声哑、目赤咽痛、胎动不安、产后口渴、下痢、疟疾、烫伤、皮炎、虚人羸弱等病证有调治作用。《本草拾遗》认为鸡蛋"解热烦"。《本草纲目》曰其"和赤小豆末涂一切热毒、丹肿、腮痛"。《本经逢原》言其"治喉痛"。蛋黄含有卵磷脂、维生素和矿物质等，有助于增进神经系统的功能。

鸡蛋适宜气虚体质及阴虚体质人群食用。

2. 主要营养成分 见表 4-50。

表 4-50 鸡蛋的营养成分（以鸡蛋每 100g 可食部计）

成　分	含　量	成　分	含　量	成　分	含　量
水分（g）	73.8	胆固醇（mg）	585	磷（mg）	182
能量（kcal）	156	维生素 A（μg）	194	铁（mg）	2.3

续表

成 分	含 量	成 分	含 量	成 分	含 量
蛋白质（g）	12.8	胡萝卜素（μg）	—	钠（mg）	125.7
脂肪（g）	11.1	硫胺素（mg）	0.13	钾（mg）	121
碳水化合物（g）	1.3	核黄素（mg）	0.32	维生素C（mg）	2
膳食纤维（g）	—	钙（mg）	44	维生素E（mg）	2.29

3. 食用注意 胆石症、高血压、冠心病、动脉硬化、肾炎、高脂血症患者不宜多食。

（二）鸭蛋

鸭蛋为鸭科动物家鸭的卵。别名：鸭卵、鸭子。

1. 中医功效和保健作用 鸭蛋味甘、咸，性凉，可归肺、脾经。有滋阴、清肺、平肝、止泻的功效。对胸膈结热、肝火头痛眩晕、喉痛、齿痛、咳嗽、泄痢等病证有调治作用。《日华子本草》认为，鸡蛋"炒取油，和粉敷头疮"。《本草纲目》认为其"补阴血，解热毒，治下痢"。《本草再新》云其"补中益气，养肾益阴，润肺止咳"。《医林纂要》言其"补心清肺，止热嗽，治喉痛。百沸汤冲食，清肺火，解阳明结热"。

鸭蛋适宜阴虚体质人群食用。

2. 主要营养成分 见表4-51。

表4-51 鸭蛋的营养成分（以鸭蛋每100g可食部计）

成 分	含 量	成 分	含 量	成 分	含 量
水分（g）	70.3	胆固醇（mg）	565	磷（mg）	226
能量（kcal）	180	维生素A（μg）	261	铁（mg）	2.9
蛋白质（g）	12.6	胡萝卜素（μg）	—	钠（mg）	106
脂肪（g）	13	硫胺素（mg）	0.17	钾（mg）	135
碳水化合物（g）	3.1	核黄素（mg）	0.35	维生素C（mg）	2
膳食纤维（g）	—	钙（mg）	62	维生素E（mg）	4.98

3. 食用注意 《日用本草》认为鸭蛋"发疮疖"。《随息居饮食谱》曰："鸭卵，滞气甚于鸡子，诸病皆不可食。"脾阳不足、寒湿下痢及食后气滞痞闷者忌食。

（三）鸽子蛋

鸽子蛋为鸠鸽科动物鸽子的卵。

1. 中医功效和保健作用 鸽子蛋味甘、咸，性平，可归心、肾经。鸽子蛋有补肾益气、解毒的功效。对肾虚气虚之腰膝酸软、疲乏无力、心悸、头晕等病证有调治作用。《随息居饮食谱》介绍鸽蛋时言其"甘，平，清热，解毒，补肾益身"。《本草适原》载其"久患虚赢者，食之有益"。由于鸽子蛋的脂肪含量较低，适合高脂血症患者食用。钙、磷含量较高，非常适于婴幼儿食用。

鸽子蛋适宜气虚体质人群食用。

2. 主要营养成分 见表4-52。

表4-52 鸽子蛋的营养成分（以鸽子蛋每100g可食部计）

成 分	含 量	成 分	含 量	成 分	含 量
水分（g）	74	胆固醇（mg）	480	磷（mg）	210
能量（kcal）	170	维生素A（μg）	33	铁（mg）	4.1
蛋白质（g）	10.8	胡萝卜素（μg）	—	钠（mg）	76
脂肪（g）	13.6	硫胺素（mg）	0.08	钾（mg）	120
碳水化合物（g）	1.1	核黄素（mg）	0.07	维生素C（mg）	—
膳食纤维（g）	—	钙（mg）	100	维生素E（mg）	3

3. 食用注意 阴虚体质、湿热体质不宜多食，孕妇也不宜食用。

（四）皮蛋

皮蛋是鸭蛋或鸡蛋经由特殊加工而成的一种食品。别名：变蛋、彩蛋、松花蛋。

1. 中医功效和保健作用 皮蛋味辛、涩、甘、咸，性寒，具有润肺、养阴止血、凉肠、止泻、降压的功效。《医林纂要》认为皮蛋"泄肺热，醒酒，去大肠火，治泄痢。能散、能敛"。王士雄《随息居饮食谱》曰："皮蛋，味辛、涩、甘、咸，能泄热、醒酒、去大肠火、治泄痢，能散能敛。"

松花蛋适宜阴虚体质人群食用。

2. 主要营养成分　见表 4-53。

表 4-53　松花蛋的营养成分（以松花蛋每 100g 可食部计）

成　分	含　量	成　分	含　量	成　分	含　量
水分（g）	68.4	胆固醇（mg）	608	磷（mg）	165
能量（kcal）	171	维生素 A（μg）	215	铁（mg）	13
蛋白质（g）	14.2	胡萝卜素（μg）	—	钠（mg）	542.7
脂肪（g）	10.7	硫胺素（mg）	0.06	钾（mg）	152
碳水化合物（g）	4.5	核黄素（mg）	0.18	维生素 C（mg）	—
膳食纤维（g）	—	钙（mg）	63	维生素 E（mg）	3.05

3. 食用注意　少儿，脾阳不足、寒湿下痢者，心血管病、肝肾疾病患者不宜食用。

五、乳类

（一）牛乳

牛乳为牛科动物牛的奶。

1. 中医功效和保健作用　牛乳味甘，性微寒，可归心、肺、胃经。有补虚损、益肺胃、养血、生津润燥、解毒的功效。对虚弱劳损、反胃噎膈、消渴、血虚便秘、气虚下痢、黄疸等病证有调治作用。《名医别录》认为牛乳"补虚羸，止渴下气"。《本草拾遗》曰："黄牛乳，生服利人，下热气，冷补，润肌止渴。"《滇南本草》载："水牛乳，补虚弱，止渴，养心血，治反胃而利大肠。"《本草纲目》言其"治反胃热哕，补益劳损，润大肠，治气痢，除疸黄，老人煮粥甚宜"。

牛奶适宜气虚体质、阴虚体质人群食用。

2. 主要营养成分　见表 4-54。

表 4-54　牛奶的营养成分（以牛奶每 100g 可食部计）

成　分	含　量	成　分	含　量	成　分	含　量
水分（g）	89.8	胆固醇（mg）	15	磷（mg）	73
能量（kcal）	54	维生素 A（μg）	24	铁（mg）	0.3

成　分	含　量	成　分	含　量	成　分	含　量
蛋白质（g）	3	胡萝卜素（μg）	—	钠（mg）	37.2
脂肪（g）	3.2	硫胺素（mg）	0.03	钾（mg）	109
碳水化合物（g）	3.4	核黄素（mg）	0.14	维生素C（mg）	1
膳食纤维（g）	—	钙（mg）	104	维生素E（mg）	0.21

3. 食用注意　乳糖酶缺乏症、胆囊炎、胰腺炎患者忌食；脾胃虚寒，痰湿积饮者慎食。

（二）羊乳

羊乳为牛科动物山羊的奶。

1. 中医功效和保健作用　羊奶味甘，性温，入肝、胃、心、肾经。有温润补虚养血的功效。对营养不良、虚劳羸弱、消渴反胃、肺痨、咳嗽咯血、慢性肾炎等病证有调治作用。《名医别录》认为羊乳"补寒冷虚乏"。《药性论》言其"润心肺，治消渴"。《食疗本草》指出，羊乳"补肺、肾气，和小肠，亦主消渴，治虚劳，益精气"。《日华子本草》载其"利大肠，（治）小儿惊痫疾"。《本草纲目》言其能"治大人干呕及反胃，小儿哕"。

羊奶适宜气虚体质及阳虚体质人群食用。

2. 主要营养成分　见表4-55。

表4-55　羊奶的营养成分（以羊奶每100g可食部计）

成　分	含　量	成　分	含　量	成　分	含　量
水分（g）	88.9	胆固醇（mg）	31	磷（mg）	98
能量（kcal）	59	维生素A（μg）	84	铁（mg）	0.5
蛋白质（g）	1.5	胡萝卜素（μg）	—	钠（mg）	20.6
脂肪（g）	3.5	硫胺素（mg）	0.04	钾（mg）	135
碳水化合物（g）	5.4	核黄素（mg）	0.12	维生素C（mg）	—
膳食纤维（g）	—	钙（mg）	82	维生素E（mg）	0.19

3. 食用注意　急性肾炎、肾功能衰竭患者不适宜喝羊奶，会加重肾脏的负担；慢性肠炎、腹部手术患者也不宜喝羊奶，避免产生胀气，影响伤口愈合。

六、蔬菜类

（一）白菜

白菜是我国原产蔬菜，有悠久的栽培历史，为东北及华北冬、春季主要蔬菜。别名：结球白菜、黄芽菜、菘、黄矮菜。

1.中医功效和保健作用　白菜味甘，微寒，无毒，可归肠、胃、肝、肾、膀胱经。有消食下气、清热除烦的功效。《本草纲目拾遗》载："白菜汁，甘温无毒，利肠胃，除胸烦，解酒渴，利大小便，和中止嗽"；并言其"冬汁尤佳"。《食疗本草》曰："菘菜，治消渴，和羊肉甚美。其冬月作菹，煮作羹食之，能消宿食，下气治嗽。"大白菜含有丰富的粗纤维，刺激肠胃蠕动，促进大便排泄，对预防肠癌有良好作用。

白菜适宜阴虚体质、湿热体质、痰湿体质人群食用。

2.主要营养成分　见表4-56。

表4-56　白菜的营养成分（以白菜每100g可食部计）

成　分	含　量	成　分	含　量	成　分	含　量
水分（g）	94.6	胆固醇（mg）	—	磷（mg）	31
能量（kcal）	17	维生素A（μg）	20	铁（mg）	0.7
蛋白质（g）	1.5	胡萝卜素（μg）	120	钠（mg）	57.5
脂肪（g）	0.1	硫胺素（mg）	0.04	钾（mg）	—
碳水化合物（g）	3.2	核黄素（mg）	0.05	维生素C（mg）	31
膳食纤维（g）	0.8	钙（mg）	50	维生素E（mg）	0.76

3.食用注意　气虚胃寒、腹泻者不宜多食。

（二）芹菜

芹菜，属伞形科植物，品种繁多，在我国有着悠久的种植历史和大范围的种植面积。别名：香芹、药芹、水芹、旱芹。

1.中医功效和保健作用　芹菜味甘、辛，性凉，可归肺、胃、肝经。有清热透疹、平肝安神的功效。对麻疹初期、肝阳上亢、失眠多梦等病证有调治作用。《生草药性备要》认为，芹菜"补血，祛风，去湿。敷洗诸风之症"。《本经逢原》言其"清理胃中浊湿"。《本草推陈》载其"治肝阳头昏，面红目赤，头重脚轻，步行飘摇等症"。《陕西草药》指出，其能"祛风，除热，散疮肿。治肝风内动，头晕目眩，寒热头痛，无名肿毒"。芹菜中富含钾和铁，可预防浮肿，经常食用能起到补铁的作用，并对痛风防治有一定功效。

芹菜适宜湿热体质、血瘀体质、痰湿体质、气郁体质人群食用。

2. 主要营养成分 见表 4-57。

表 4-57 芹菜的营养成分（以芹菜每 100g 可食部计）

成　分	含　量	成　分	含　量	成　分	含　量
水分（g）	94.2	胆固醇（mg）	—	磷（mg）	50
能量（kcal）	14	维生素 A（μg）	10	铁（mg）	10
蛋白质（g）	0.8	胡萝卜素（μg）	60	钠（mg）	73.8
脂肪（g）	0.1	硫胺素（mg）	0.01	钾（mg）	154
碳水化合物（g）	3.9	核黄素（mg）	0.08	维生素 C（mg）	12
膳食纤维（g）	1.4	钙（mg）	48	维生素 E（mg）	2.21

3. 食用注意 《生草药性备要》言"生疥癞人勿服"；《本草汇言》载"脾胃虚弱，中气寒乏者禁食之"。

（三）菠菜

菠菜为藜科菠菜属一年生草本植物，全国各地均有栽培。别名：波斯菜、赤根菜、鹦鹉菜等。

1. 中医功效和保健作用 菠菜味甘，性平，可归肝、胃、大肠、小肠经。有养血、止血、平肝、润燥的功效。对衄血、便血、头痛、目眩、目赤、夜盲症、消渴引饮、便闭、痔疮等病证有调治作用。《本草纲目》认为菠菜"通血脉，开胸膈，下气调中，止渴润燥。根尤良"。《医林纂要》言其"敛阴，和血"。《陆川本草》指出，菠菜"入血分。生血、活血、止血、去瘀。治衄血、肠出血、坏血症"。《本经逢原》载："凡蔬菜皆能疏利肠胃，而菠薐冷滑尤甚。"

菠菜适宜湿热体质、血瘀体质、特禀体质人群食用。

2. 主要营养成分 见表 4-58。

表 4-58 菠菜的营养成分（以菠菜每 100g 可食部计）

成　分	含　量	成　分	含　量	成　分	含　量
水分（g）	91.2	胆固醇（mg）	—	磷（mg）	47
能量（kcal）	24	维生素 A（μg）	487	铁（mg）	2.9
蛋白质（g）	2.6	胡萝卜素（μg）	2920	钠（mg）	85.2
脂肪（g）	0.3	硫胺素（mg）	0.04	钾（mg）	311
碳水化合物（g）	4.5	核黄素（mg）	0.11	维生素 C（mg）	32
膳食纤维（g）	1.7	钙（mg）	66	维生素 E（mg）	1.74

3. 食用注意 正在服用钙片治疗的人，在服用钙片前后 2 小时内不要进食菠菜。另外，腹泻、肾炎、肾结石患者忌食菠菜。

（四）荠菜

荠菜为双子叶植物纲十字花科荠属植物荠的通称，全国各地均有栽培。别名：荠、护生草、鸡心菜、净肠草、枕头草、地菜、清明菜。

1. 中医功效和保健作用 荠菜味甘、淡，性凉，可归肝、胃经。有凉肝止血、平肝明目、清热利湿的功效。对吐血、衄血、咯血、尿血、崩漏、目赤疼痛、眼底出血、高血压病、赤白痢疾、肾炎水肿、乳糜尿等病证有调治作用。《名医别录》认为荠菜"主利肝气，和中"。《药性论》言其"烧灰（服），能治赤白痢"。《备急千金要方·食治》载其"杀诸毒。根，主目涩痛"。《日用本草》指出其能"凉肝明目"。《本草纲目》指出，荠菜能"明目，益胃"。《陆川本草》言其"消肿解毒，治疮疖，赤眼"。

荠菜适宜湿热体质、痰湿体质、血瘀体质人群食用。

2. 主要营养成分 见表 4-59。

表 4-59 荠菜的营养成分（以荠菜每 100g 可食部计）

成　分	含　量	成　分	含　量	成　分	含　量
水分（g）	90.6	胆固醇（mg）	—	磷（mg）	81
能量（kcal）	27	维生素 A（μg）	432	铁（mg）	5.4
蛋白质（g）	2.9	胡萝卜素（μg）	2590	钠（mg）	31.6

续表

成　分	含　量	成　分	含　量	成　分	含　量
脂肪（g）	0.4	硫胺素（mg）	0.04	钾（mg）	280
碳水化合物（g）	4.7	核黄素（mg）	0.15	维生素C（mg）	43
膳食纤维（g）	1.7	钙（mg）	294	维生素E（mg）	1.01

3. 食用注意　荠菜不能生食，也不宜过量食用。

（五）空心菜

空心菜是番薯属光萼组植物，我国中部及南部均有栽培。别名：蕹、瓮菜、空筒菜、藤藤菜、无心菜。

1. 中医功效和保健作用　空心菜味甘，性寒，可归肠、胃经。有凉血止血、清热利湿的功效。对鼻衄、便秘、淋浊、便血、尿血、痔疮、痈肿、折伤、蛇虫咬伤等病证有调治作用。《医林纂要》指出，空心菜"解砒石毒，补心血，行水"。《岭南采药录》载："食狗肉中毒，煮食之。"《广州植物志》言其"内服解饮食中毒，外用治一切胎毒、肿物和扑伤"。《陆川本草》载其"治肠胃热，大便结"。空心菜汁对金黄色葡萄球菌、链球菌等有抑制作用，可预防感染。夏季经常食用，可以防暑解热、凉血排毒、防治痢疾。

空心菜适宜湿热体质及痰湿体质人群食用。

2. 主要营养成分　见表4-60。

表4-60　空心菜的营养成分（以空心菜每100g可食部计）

成　分	含　量	成　分	含　量	成　分	含　量
水分（g）	92.9	胆固醇（mg）	—	磷（mg）	38
能量（kcal）	20	维生素A（μg）	253	铁（mg）	2.3
蛋白质（g）	2.2	胡萝卜素（μg）	1520	钠（mg）	94.3
脂肪（g）	0.3	硫胺素（mg）	0.03	钾（mg）	243
碳水化合物（g）	3.6	核黄素（mg）	0.08	维生素C（mg）	25
膳食纤维（g）	1.4	钙（mg）	99	维生素E（mg）	1.09

3. 食用注意　空心菜性寒，虚寒者不宜食用，孕妇需要在医生的指导下食用。

（六）韭菜

韭菜为百合科多年生草本植物，具特殊强烈气味。别名：丰本、起阳草、懒人菜、壮阳草、扁菜。

1. 中医功效和保健作用　韭菜味辛，性温，可归肝、胃、肾、肺、脾经。有补肾、温中行气、散瘀、解毒的功效。对肾虚阳痿、里寒腹痛、噎膈反胃、胸痹疼痛、衄血、吐血、尿血、痢疾、痔疮、痈疮肿毒、漆疮、跌打损伤等病证有调治作用。《名医别录》认为韭菜能"安五脏，除胃中热"。《本草拾遗》言其"温中，下气，补虚，调和腑脏，令人能食，益阳，止泄白脓、腹冷痛，并煮食之。叶及根生捣绞汁服，解药毒，疗狂狗咬人欲发者，亦杀诸蛇、虺、蝎、恶虫毒"。《丹溪心法》云："经血逆行，或血腥，或吐血，或唾血，用韭汁服之。"《滇南本草》指出，韭菜"滑润肠胃中积，或食金、银、铜器于腹内，吃之立下"。韭菜含有丰富的纤维素，可以促进肠道蠕动，预防大肠癌的发生，同时又能减少人体对胆固醇的吸收，起到预防和治疗动脉硬化、冠心病等疾病的作用。

韭菜适宜阳虚体质、血瘀体质人群食用。

2. 主要营养成分　见表4-61。

表4-61　韭菜的营养成分（以韭菜每100g可食部计）

成　分	含　量	成　分	含　量	成　分	含　量
水分（g）	91.8	胆固醇（mg）	—	磷（mg）	162
能量（kcal）	26	维生素A（μg）	235	铁（mg）	6.2
蛋白质（g）	2.4	胡萝卜素（μg）	1410	钠（mg）	77.4
脂肪（g）	0.4	硫胺素（mg）	0.02	钾（mg）	912
碳水化合物（g）	4.6	核黄素（mg）	0.09	维生素C（mg）	5
膳食纤维（g）	1.4	钙（mg）	351	维生素E（mg）	—

3. 食用注意　《本草纲目》云："韭菜多食则神昏目暗，酒后尤忌。"有阳亢及热性病证者不宜食用。

（七）黄花菜

黄花菜为百合科多年生草本植物，多分布于我国秦岭以南。别名：臭矢菜、羊角草、向天癀、黄花蝴蝶草、蚝猪钻床。

1. 中医功效和保健作用 黄花菜味甘、辛，性温，有毒，可归肝、膀胱经。有散瘀消肿、祛风止痛、生肌疗疮的功效。对跌打肿痛、劳伤腰痛、病气疼痛、头痛、痢疾、疮疡溃烂、耳尖流脓、眼红痒痛、白带淋浊等病证有调治作用。《昆明民间常用草药》载黄花菜"补虚下奶，平肝利尿，消肿止血"。《云南中草药选》认为其"镇静，利尿，消肿。治头昏，心悸，小便不利，水肿，尿路感染，乳汁分泌不足，关节肿痛"。《云南中草药》言其"养血补虚，清热"。

黄花菜适宜气郁体质人群食用。

2. 主要营养成分 见表4-62。

表4-62　黄花菜的营养成分（以黄花菜每100g可食部计）

成　分	含　量	成　分	含　量	成　分	含　量
水分（g）	40.3	胆固醇（mg）	—	磷（mg）	216
能量（kcal）	199	维生素A（μg）	3.7	铁（mg）	8.1
蛋白质（g）	19.4	胡萝卜素（μg）	1840	钠（mg）	59.2
脂肪（g）	1.4	硫胺素（mg）	0.05	钾（mg）	610
碳水化合物（g）	34.9	核黄素（mg）	0.21	维生素C（mg）	10
膳食纤维（g）	7.7	钙（mg）	301	维生素E（mg）	4.92

3. 食用注意 黄花菜中含有的秋水仙碱能引起中毒，吃鲜黄花菜前要将花蕊全部摘除，并用沸水焯水后再食用。

（八）苋菜

苋菜为苋科以嫩茎叶供食用的一年生草本植物，原产我国，长江流域广泛栽培。别名：青香苋、红菜、米苋。

1. 中医功效和保健作用 苋菜味甘，性寒，可归肺、大肠经。有清热利窍通便、凉血止痢的功效。对赤白痢疾、二便不通等病证有调治作用。在日常保健方面，常吃苋菜还可以减肥强身，提高人体免疫力，促进儿童生长发育，加快骨折愈合，防止便秘等。

苋菜适宜湿热体质、痰湿体质人群食用。

2. 主要营养成分 见表 4-63。

表 4-63 苋菜的营养成分（以苋菜每 100g 可食部计）

成 分	含 量	成 分	含 量	成 分	含 量
水分（g）	88.8	胆固醇（mg）	—	磷（mg）	63
能量（kcal）	31	维生素 A（μg）	248	铁（mg）	2.9
蛋白质（g）	2.8	胡萝卜素（μg）	1490	钠（mg）	42.3
脂肪（g）	0.4	硫胺素（mg）	0.03	钾（mg）	340
碳水化合物（g）	5.9	核黄素（mg）	0.1	维生素 C（mg）	30
膳食纤维（g）	1.8	钙（mg）	178	维生素 E（mg）	1.54

3. 食用注意 阳虚体质、脾虚便溏、慢性腹泻、过敏体质者不宜食用。

（九）茼蒿

茼蒿为菊科、茼蒿属一年生或二年生草本植物。别名：蓬蒿、同篙菜、蓬蒿菜、菊花菜。

1. 中医功效和保健作用 茼蒿味辛、甘，性凉，可归心、脾、胃经。有和脾胃、消痰饮、安心神的功效。对脾胃不和、二便不通、咳嗽痰多、烦热不安等病证有调治作用。《备急千金要方·食治》言茼蒿"安心气，养脾胃，消痰饮"。《日用本草》认为其"消水谷"。《滇南本草》载其"行肝气，治偏坠气疼，利小便"。《得配本草》言其"利肠胃，通血脉，除膈中臭气"。

茼蒿适宜痰湿体质及气郁体质人群食用。

2. 主要营养成分 见表 4-64。

表 4-64 茼蒿的营养成分（以茼蒿每 100g 可食部计）

成 分	含 量	成 分	含 量	成 分	含 量
水分（g）	93.2	胆固醇（mg）	—	磷（mg）	26
能量（kcal）	22	维生素 A（μg）	12	铁（mg）	0.6
蛋白质（g）	1.5	胡萝卜素（μg）	70	钠（mg）	27.2
脂肪（g）	0.2	硫胺素（mg）	0.03	钾（mg）	124
碳水化合物（g）	4.6	核黄素（mg）	0.03	维生素 C（mg）	40
膳食纤维（g）	1	钙（mg）	49	维生素 E（mg）	0.5

3. 食用注意 脾胃虚弱、泄泻人群不宜食用。

（十）甘蓝

甘蓝为十字花科芸薹属的一年生或两年生草本植物。别名：蓝菜、西土蓝。

1. 中医功效和保健作用 甘蓝味甘，性平，可归胃、肾经。有清利湿热、散结止痛、益肾补虚的功效。对湿热黄疸、消化道溃疡疼痛、关节不利、虚损等病证有调治作用。《备急千金要方·食治》指出，甘蓝"久食大益肾，填髓脑，利五脏，调六腑"。《本草拾遗》认为其"补骨髓，利五脏六腑，利关节，通经络中结气，明耳目，健人，少睡，益心力，壮筋骨。治黄毒，煮作菹，经宿渍色黄，和盐食之，去心下结伏气"。

甘蓝适宜湿热体质及气虚体质人群食用。

2. 主要营养成分 见表4-65。

表4-65 甘蓝的营养成分（以甘蓝每100g可食部计）

成　分	含　量	成　分	含　量	成　分	含　量
水分（g）	93.2	胆固醇（mg）	—	磷（mg）	26
能量（kcal）	22	维生素A（μg）	12	铁（mg）	0.6
蛋白质（g）	1.5	胡萝卜素（μg）	70	钠（mg）	27.2
脂肪（g）	0.2	硫胺素（mg）	0.03	钾（mg）	124
碳水化合物（g）	4.6	核黄素（mg）	0.03	维生素C（mg）	40
膳食纤维（g）	1	钙（mg）	49	维生素E（mg）	0.5

3. 食用注意 有皮肤瘙痒性疾病、脾胃虚寒、泄泻及小儿脾弱者不宜食用。

（十一）白萝卜

白萝卜为十字花科萝卜属植物，全国各地广泛栽培。别名：莱菔、芦菔。

1. 中医功效和保健作用 白萝卜味甘、辛，性平，可归肺、脾经。具有消食、下气、化痰、止血、解渴、利尿之功效。对消化不良、食积胀满、吞酸、吐食、腹泻、痢疾、便秘、痰热咳嗽、咽喉不利、咯血、吐血、衄血、便血、消渴、淋浊等病证有调治作用。《名医别录》认为白萝卜"主利五脏，益气"。《唐本草》言其"散服及炮煮服食，大下气，消谷，去痰癖；生捣汁服，主消渴"。《四声本草》载其"凡人饮食过度，生嚼咽之便消，亦主肺嗽吐血"。白萝卜的根茎部分含有淀粉酶及各种消化酶，能分解食物中的淀粉和脂肪，促进食物消化，解除胸闷，抑制胃酸过多；白萝卜含有木质素，能提高巨噬细胞的活力；此外，萝卜含有多种酶，能分解亚硝酸胺，具有防癌作用。

白萝卜适宜痰湿体质、湿热体质人群食用。

2. 主要营养成分 见表4-66。

表4-66 白萝卜的营养成分（以白萝卜每100g可食部计）

成 分	含 量	成 分	含 量	成 分	含 量
水分（g）	93.4	胆固醇（mg）	—	磷（mg）	26
能量（kcal）	21	维生素A（μg）	3	铁（mg）	0.5
蛋白质（g）	0.9	胡萝卜素（μg）	20	钠（mg）	61.8
脂肪（g）	0.1	硫胺素（mg）	0.02	钾（mg）	173
碳水化合物（g）	5	核黄素（mg）	0.03	维生素C（mg）	21
膳食纤维（g）	1	钙（mg）	36	维生素E（mg）	0.92

3. 食用注意 脾虚泄泻者慎食。胃溃疡、十二指肠溃疡、慢性胃炎、单纯甲状腺肿、先兆流产、内脏下垂患者不宜食用。

（十二）胡萝卜

胡萝卜属伞形科一年或二年生草本植物，全国各地广泛栽培。别名：黄萝卜、胡芦菔、红芦菔、金笋。

1. 中医功效和保健作用 胡萝卜味甘、辛，性平，可归脾、肝、肺经。有健脾和中、滋肝明目、化痰止咳、清热解毒的功效。对脾虚食少、体虚乏力、脘腹痛、泄痢、视物昏花、雀目、咳喘、百日咳、咽喉肿痛、麻疹、水痘、疖肿、汤火伤、痔漏等病证有调治作用。《日用本草》认为胡萝卜"宽中下气，散胃中邪滞"。《本草纲目》言其"下气补中，利胸膈肠胃，安五脏，令人健食"。《医林纂要》载其"润肾命，壮元阳，暖下部，除寒湿"。《岭南采药录》曰："凡出麻痘，始终以此煎水饮，能消热解毒，鲜用及晒干用均可。"胡萝卜含有大量胡萝卜素，在体内转化成维生素 A，具有补肝明目的作用，可治疗夜盲症。

胡萝卜适宜痰湿体质、湿热体质、特禀体质人群食用。

2. 主要营养成分　见表 4-67。

表 4-67　胡萝卜的营养成分（以胡萝卜每 100g 可食部计）

成　分	含　量	成　分	含　量	成　分	含　量
水分（g）	89.2	胆固醇（mg）	—	磷（mg）	27
能量（kcal）	37	维生素 A（μg）	688	铁（mg）	1
蛋白质（g）	1	胡萝卜素（μg）	4130	钠（mg）	71.4
脂肪（g）	0.2	硫胺素（mg）	0.04	钾（mg）	190
碳水化合物（g）	8.8	核黄素（mg）	0.03	维生素 C（mg）	13
膳食纤维（g）	1.1	钙（mg）	32	维生素 E（mg）	0.41

3. 食用注意　维生素 A 是脂溶性的，当它在人体内过剩时不会随尿液排出而是贮藏在肝脏与脂肪中，导致维生素 A 中毒，因此不宜多食。

（十三）茄子

茄子为茄科茄属植物，全国各地广泛栽培。别名：昆仑瓜、表水茄、紫茄、银茄。

1. 中医功效和保健作用　茄子味甘，性凉，可归脾、胃、大肠经。有清热、活血、消肿的功效。对肠风下血、热毒疮痈、皮肤溃疡等病证有调治作用。《日华子本草》认为茄子"治温疾，传尸劳气"。《滇南本草》载其"散血，止乳疼，消肿宽肠。烧灰米汤饮，治肠风下血不止及血痔"。《医林纂要》言其"宽中，散血，止渴"。《随息居饮食谱》指出，茄子能"活血，止痛，消痈，杀虫，已疟，瘕疝诸病"。茄子含磷、钙、钾等微量元素和胆碱、胡芦巴碱、水苏碱、龙葵碱等多种生物碱，可以抑制消化道肿瘤细胞的增殖。

茄子适宜湿热体质及血瘀体质人群食用。

2. 主要营养成分　见表 4-68。

表 4-68　茄子的营养成分（以茄子每 100g 可食部计）

成　　分	含　量	成　　分	含　量	成　　分	含　量
水分（g）	93.4	胆固醇（mg）	—	磷（mg）	23
能量（kcal）	21	维生素 A（μg）	8	铁（mg）	0.5
蛋白质（g）	1.1	胡萝卜素（μg）	50	钠（mg）	5.4
脂肪（g）	0.2	硫胺素（mg）	0.02	钾（mg）	142
碳水化合物（g）	4.9	核黄素（mg）	0.04	维生素 C（mg）	5
膳食纤维（g）	1.3	钙（mg）	24	维生素 E（mg）	1.13

3. 食用注意　脾胃虚寒、经期前后、过敏体质不宜食用。过老的茄子食后会中毒，不可食用。

（十四）莲藕

莲藕属莲科植物根茎，可餐食也可药用，在我国大部分省份均有种植。别名：藕、莲、荷梗、灵根。

1. 中医功效和保健作用　莲藕味甘，性寒，可归心、脾、胃、肝、肺经。有清热生津、凉血、散瘀、止血的功效。对热病烦渴、吐衄、下血等病证有调治作用。《名医别录》载莲藕"主热渴，散血，生肌"。《药性论》曰："藕汁，能消瘀血不散。"崔禹锡《食经》言其"主烦热鼻血不止"。《本草拾遗》认为其能"消食止泄，除烦，解酒毒，压食及病后热渴"。藕含有大量的单宁酸，有收缩血管作用。另外，莲藕含有鞣质，有一定健脾止泻作用，能增进食欲，促进消化。

莲藕适宜湿热体质及阴虚体质人群食用。

2. 主要营养成分　见表 4-69。

表 4-69　莲藕的营养成分（以莲藕每 100g 可食部计）

成　　分	含　量	成　　分	含　量	成　　分	含　　量
水分（g）	80.5	胆固醇（mg）	—	磷（mg）	58
能量（kcal）	70	维生素 A（μg）	3	铁（mg）	1.4
蛋白质（g）	1.9	胡萝卜素（μg）	20	钠（mg）	44.2
脂肪（g）	0.2	硫胺素（mg）	0.09	钾（mg）	243
碳水化合物（g）	16.4	核黄素（mg）	0.03	维生素 C（mg）	44
膳食纤维（g）	1.2	钙（mg）	39	维生素 E（mg）	0.73

3. 食用注意 脾虚胃寒者、产妇不宜食用生藕。避免用铁锅、铝锅烹饪莲藕。

（十五）西红柿

西红柿是管状花目茄科番茄属的一年生或多年生草本植物，全国各地广泛栽培。别名：番茄、西红柿、番李子、金橘、洋柿子。

1. 中医功效和保健作用 西红柿味酸、甘，性微寒，可归脾、胃经。有生津止渴、健胃消食的功效。对口渴、食欲不振等病证有调治作用。《陆川本草》指出，西红柿"生津止渴，健胃消食。治口渴，食欲不振"。西红柿所含的番茄红素具有抗氧化能力，能清除人体内导致衰老和疾病的自由基，可预防心血管疾病的发生，减少癌症的发病。

西红柿适宜湿热体质及阴虚体质人群食用。

2. 主要营养成分 见表4-70。

表4-70　西红柿的营养成分（以西红柿每100g可食部计）

成　分	含　量	成　分	含　量	成　分	含　量
水分（g）	94.4	胆固醇（mg）	—	磷（mg）	23
能量（kcal）	19	维生素A（µg）	92	铁（mg）	0.4
蛋白质（g）	0.9	胡萝卜素（µg）	550	钠（mg）	5
脂肪（g）	0.2	硫胺素（mg）	0.03	钾（mg）	163
碳水化合物（g）	4	核黄素（mg）	0.03	维生素C（mg）	19
膳食纤维（g）	0.5	钙（mg）	10	维生素E（mg）	0.57

3. 食用注意 脾胃虚寒者不宜食用。未成熟的青色番茄不宜食用，因其含龙葵碱，可导致中毒。

（十六）莴苣

莴苣为菊科一年或二年生草本植物，全国各地均有栽培。别名：莴苣菜、千金菜、莴笋、莴菜、藤菜。

1. 中医功效和保健作用 莴苣味苦、甘，性凉，可归胃、小肠经。有利尿、通乳、清热解毒的功效。对小便不利、尿血、乳汁不通、虫蛇咬伤、肿毒有调治作用。《本草拾遗》认为莴苣"利五脏，通经脉，开胸膈"。《日用本草》言其"利五脏，补筋骨，开膈热，通经脉，去口气，白齿牙，明眼目"。《滇南本草》载其"治冷积虫积，痰火凝结，气滞不通"。《本草纲目》指出，莴苣能"通乳汁，利小便，杀虫蛇毒"。莴苣可增进食欲，促进消化液的分泌及肠胃蠕动，适合老人、孕妇、长期卧床者及高血压、心脏病、消化不良、慢性便秘患者食用。

莴苣适宜湿热体质及气郁体质人群食用。

2. 主要营养成分 见表 4-71。

表 4-71 莴苣的营养成分（以莴苣每 100g 可食部计）

成　分	含　量	成　分	含　量	成　分	含　量
水分（g）	95.5	胆固醇（mg）	—	磷（mg）	48
能量（kcal）	14	维生素 A（μg）	25	铁（mg）	0.9
蛋白质（g）	1	胡萝卜素（μg）	150	钠（mg）	36.5
脂肪（g）	0.1	硫胺素（mg）	0.02	钾（mg）	212
碳水化合物（g）	2.8	核黄素（mg）	0.02	维生素 C（mg）	4
膳食纤维（g）	0.6	钙（mg）	23	维生素 E（mg）	0.19

3. 食用注意 经期、痛风者、脾胃虚寒、腹泻者不宜食用。

（十七）竹笋

竹笋为多年生常绿禾本目植物竹的幼芽，也称为笋，我国长江以南地区广泛种植。别名：冬笋、春笋、虫笋、鞭笋。

1. 中医功效和保健作用 竹笋味甘，性寒，可归肺、脾、肝、大肠经。有化痰、消胀、透疹的功效。对食积腹胀、痘疹不出有调治作用。汪颖《食物本草》载竹笋"治小儿痘疹不出，煮粥食之，解毒"。《食物宜忌》认为其"消痰，滑肠，透毒，解醒，发痘疹"。《本草纲目拾遗》言其"利九窍，通血脉，化痰涎，消食胀"。竹笋具有低脂肪、低糖、高纤维素等特点，能促进肠道蠕动、帮助消化；竹笋的有效成分能够增强机体的免疫功能，提高防病抗病能力，对消化道肿瘤及乳腺癌有一定的预防作用。

竹笋适宜湿热体质及痰湿体质人群食用。

2. 主要营养成分 见表 4-72。

表4-72 竹笋的营养成分（以竹笋每100g可食部计）

成　分	含量	成　分	含　量	成　分	含　量
水分（g）	92.8	胆固醇（mg）	—	磷（mg）	64
能量（kcal）	19	维生素A（μg）	—	铁（mg）	0.5
蛋白质（g）	2.6	胡萝卜素（μg）	—	钠（mg）	0.4
脂肪（g）	0.2	硫胺素（mg）	0.08	钾（mg）	389
碳水化合物（g）	3.6	核黄素（mg）	0.08	维生素C（mg）	5
膳食纤维（g）	1.8	钙（mg）	9	维生素E（mg）	0.05

3.食用注意　儿童不宜多食竹笋，会影响人体对钙和锌的吸收与利用。另外，患有胃肠疾病及肝硬化的患者宜慎食，易造成胃出血等后果。

（十八）洋葱

洋葱为百合科葱属多年生草本植物，全国各地均有栽培。别名：葱头、圆葱、玉葱、胡葱。

1.中医功效和保健作用　洋葱性温，味辛，可归心、脾经。有健胃理气、解毒杀虫、降血脂的功效。洋葱含前列腺素A，有扩张血管，降低血液黏度，预防血栓形成的作用；所含槲皮素有助于防止低密度脂蛋白的氧化，对于动脉粥样硬化，能提供一定的预防作用。

洋葱适宜痰湿体质、血瘀体质、特禀体质人群食用。

2.主要营养成分　见表4-73。

表4-73 洋葱的营养成分（以洋葱每100g可食部计）

成　分	含量	成　分	含　量	成　分	含　量
水分（g）	89.2	胆固醇（mg）	—	磷（mg）	39
能量（kcal）	163	维生素A（μg）	3	铁（mg）	0.6
蛋白质（g）	1.1	胡萝卜素（μg）	20	钠（mg）	4.4
脂肪（g）	0.2	硫胺素（mg）	0.03	钾（mg）	147
碳水化合物（g）	9	核黄素（mg）	0.03	维生素C（mg）	8
膳食纤维（g）	0.9	钙（mg）	24	维生素E（mg）	0.14

3.食用注意　有皮肤瘙痒、胃病的患者应少吃洋葱。

（十九）冬瓜

冬瓜为葫芦科冬瓜属一年生蔓生或架生草本植物，我国各地区均有栽培。别名：白瓜、地芝、濮瓜、东瓜、枕瓜。

1. 中医功效和保健作用　冬瓜味甘、淡，性微寒，可归肺、大小肠、膀胱经。有利尿、清热、化痰、生津、解毒的功效。对水肿胀满、淋病、脚气、痰喘、暑热烦闷、消渴、痈肿、痔漏等病证有调治作用，并解丹石毒、鱼毒、酒毒。《名医别录》载冬瓜"主治小腹水胀，利小便，止渴"。《本草图经》言其"主三消渴疾，解积热，利大小肠"。《滇南本草》认为冬瓜"治痰吼，气喘，姜汤下。又解远方瘴气，又治小儿惊风""润肺消热痰，止咳嗽，利小便"。《本草再新》言其能"清心火，泻脾火，利湿去风，消肿止渴，解暑化热"。冬瓜含钠量较低，对动脉硬化症、肝硬化腹水、冠心病、高血压、肾炎、水肿、鼓胀等疾病有良好的辅助治疗作用。

冬瓜适宜湿热体质及痰湿体质人群食用。

2. 主要营养成分　见表4-74。

表4-74　冬瓜的营养成分（以冬瓜每100g可食部计）

成　分	含　量	成　分	含　量	成　分	含　量
水分（g）	96.6	胆固醇（mg）	—	磷（mg）	12
能量（kcal）	11	维生素A（µg）	13	铁（mg）	0.2
蛋白质（g）	0.4	胡萝卜素（µg）	80	钠（mg）	1.8
脂肪（g）	0.2	硫胺素（mg）	0.01	钾（mg）	78
碳水化合物（g）	2.6	核黄素（mg）	0.01	维生素C（mg）	18
膳食纤维（g）	0.7	钙（mg）	19	维生素E（mg）	0.08

3. 食用注意　脾胃气虚、腹泻便溏、胃寒疼痛者及经期妇女忌食生冷冬瓜。

（二十）丝瓜

丝瓜为葫芦科一年生攀援藤本植物，我国南、北各地广泛栽培。别名：蛮瓜、绵瓜、罗瓜、纯阳瓜、天络丝。

1. 中医功效和保健作用　丝瓜味甘，性凉，可归肺、肝、胃、大肠经。有清热化痰、凉血解毒的功效。对热病身热烦渴、痰喘咳嗽、肠风下血、痔疮出血、血淋、崩漏、痈疽疮疡、乳汁不通、无名肿毒、水肿等病证有调治作用。《本草纲目》认为丝瓜"煮食除热利肠。老者烧存性服，祛风化痰，凉血解毒，杀虫，通经络，行血脉，下乳汁，治大小便下血，痔漏崩中，黄积，疝痛卵肿，血气作痛，痈疽疮肿，齿匿，痘疹胎毒。"《陆川本草》言其"生津止渴，解暑除烦。治热病口渴，身热烦躁"。

丝瓜适宜湿热体质及痰湿体质人群食用。

2. 主要营养成分　见表4-75。

表4-75　丝瓜的营养成分（以丝瓜每100g可食部计）

成　分	含　量	成　分	含　量	成　分	含　量
水分（g）	94.3	胆固醇（mg）	—	磷（mg）	29
能量（kcal）	20	维生素A（μg）	15	铁（mg）	0.4
蛋白质（g）	1	胡萝卜素（μg）	90	钠（mg）	2.6
脂肪（g）	0.2	硫胺素（mg）	0.02	钾（mg）	115
碳水化合物（g）	4.2	核黄素（mg）	0.04	维生素C（mg）	5
膳食纤维（g）	0.6	钙（mg）	14	维生素E（mg）	0.22

3. 食用注意　月经不调、体虚内寒、腹泻、痰喘咳嗽、产后乳汁不通者不宜多食。

（二十一）南瓜

南瓜为葫芦科南瓜属的一个种，现我国南北各地广泛种植。别名：麦瓜、番瓜、北瓜、金冬瓜、老缅瓜、番蒲。

1. 中医功效和保健作用　南瓜味甘，性平，可归肺、脾、胃经。有解毒消肿的功效。对肺痈、哮证、痈肿、烫伤、毒蜂螯伤有调治作用。《滇南本草》言南瓜"横行经络，利小便"。《本草纲目》载其"补中益气"。《医林纂要》认为其"益心敛肺"。《中国药植图鉴》指出，南瓜"煮熟，用纸敷贴干性肋膜炎、肋间神经痛患处，有消炎止痛作用"。南瓜多糖是一种非特异性免疫增强剂，能提高机体免疫功能，促进细胞因子生成，通过活化补体等途径对免疫系统发挥多方面的调节功能。

南瓜适宜气虚体质及阳虚体质人群食用。

2. 主要营养成分 见表4-76。

表4-76 南瓜的营养成分（以南瓜每100g可食部计）

成　分	含　量	成　分	含　量	成　分	含　量
水分（g）	93.5	胆固醇（mg）	—	磷（mg）	24
能量（kcal）	22	维生素A（μg）	148	铁（mg）	0.4
蛋白质（g）	0.7	胡萝卜素（μg）	890	钠（mg）	0.8
脂肪（g）	0.1	硫胺素（mg）	0.03	钾（mg）	145
碳水化合物（g）	5.3	核黄素（mg）	0.04	维生素C（mg）	8
膳食纤维（g）	0.8	钙（mg）	16	维生素E（mg）	0.36

3. 食用注意 过敏人群不宜食用南瓜。

（二十二）苦瓜

苦瓜为葫芦科苦瓜属植物，我国南北广泛栽培。别名：锦荔枝、癞葡萄、红姑娘、凉瓜、癞瓜、红羊。

1. 中医功效和保健作用 苦瓜味苦，性寒，可归心、脾、肺经。有清暑涤热、明目、解毒的功效。对暑热烦渴、消渴、赤眼疼痛、痢疾、疮痈肿毒等病证有调治作用。《滇南本草》言苦瓜"治丹火毒气，疗恶疮结毒，或遍身已成芝麻疔疮疼难忍""泻六经实火，清暑，益气，止渴"。《本草求真》认为其"除热解烦"。《随息居饮食谱》载其"青则涤热，明目清心。熟则养血滋肝，润脾补肾"。《泉州本草》指出，苦瓜"主治烦热消渴引饮，风热赤眼，中暑下痢"。

苦瓜适宜湿热体质、痰湿体质人群食用。

2. 主要营养成分 见表4-77。

表4-77 苦瓜的营养成分（以苦瓜每100g可食部计）

成　分	含　量	成　分	含　量	成　分	含　量
水分（g）	93.4	胆固醇（mg）	—	磷（mg）	35
能量（kcal）	19	维生素A（μg）	17	铁（mg）	0.7
蛋白质（g）	1	胡萝卜素（μg）	100	钠（mg）	2.5

续表

成　分	含　量	成　分	含　量	成　分	含　量
脂肪（g）	0.1	硫胺素（mg）	0.03	钾（mg）	256
碳水化合物（g）	4.9	核黄素（mg）	0.03	维生素C（mg）	56
膳食纤维（g）	1.4	钙（mg）	14	维生素E（mg）	0.85

3. 食用注意 脾胃虚弱者、孕妇不宜多食苦瓜。食用苦瓜不宜过量。

（二十三）芫荽

芫荽为伞形科芫荽属一年生草本植物，多分布于中国中东部。别名：胡荽、香菜、香荽、延荽。

1. 中医功效和保健作用 芫荽味辛，性温，可归入肺、胃经。有发表透疹、健胃的功效。对麻疹不透、感冒无汗、消化不良、食欲不振等病证有调治作用。《本草纲目》曰："芫荽性味辛温香窜，内通心脾，外达四肢。"《本草经疏》言其"气虚人不宜食。疹痘出不快，非风寒外侵及秽恶之气触犯者，不宜用"。《医林纂要》云："芫荽，补肝，泻肺，升散，无所不达，发表如葱，但专行气分。"《食疗本草》载其"利五脏，补筋脉，主消谷能食，治肠风，热饼裹食"。香菜中含有甘露糖醇、芳樟醇等多种挥发油物质，可以增加唾液分泌，加快肠胃蠕动，促进食欲。

芫荽适宜阳虚体质及特禀体质人群食用。

2. 主要营养成分 见表4-78。

表4-78　芫荽的营养成分（以芫荽每100g可食部计）

成　分	含　量	成　分	含　量	成　分	含　量
水分（g）	90.5	胆固醇（mg）	—	磷（mg）	49
能量（kcal）	31	维生素A（μg）	193	铁（mg）	2.9
蛋白质（g）	1.8	胡萝卜素（μg）	1160	钠（mg）	48.5
脂肪（g）	0.4	硫胺素（mg）	0.04	钾（mg）	272
碳水化合物（g）	6.2	核黄素（mg）	0.14	维生素C（mg）	48
膳食纤维（g）	1.2	钙（mg）	101	维生素E（mg）	0.8

3. 食用注意 《备急千金要方·食治》认为，芫荽"不可久食，令人

多忘。华佗云，患胡臭人，患口气臭，龋齿人，食之加剧，腹内患邪气者弥不得食，食之发宿病，金疮尤忌"。

（二十四）辣椒

辣椒为茄科辣椒属一年或有限多年生草本植物，我国南北均有栽培。别名：番椒、腊茄、海椒、辣角、鸡嘴椒、辣子。

1. 中医功效和保健作用　辣椒味辛，性热，可归脾、胃经。有温中散寒、下气消食的功效。对胃寒气滞、脘腹胀痛、呕吐、泄痢、风湿痛、冻疮等病证有调治作用。姚可成《食物本草》认为，辣椒"消宿食，解结气，开胃口，辟邪恶，杀腥气诸毒"。《百草镜》言其"洗冻瘃，浴冷疥，泻大肠经寒澼"。辣椒含辣椒酊或辣椒碱，有促进食欲、改善消化的作用。

辣椒适宜阳虚体质人群食用。

2. 主要营养成分　见表4-79。

表 4-79　辣椒的营养成分（以辣椒每 100g 可食部计）

成　分	含　量	成　分	含　量	成　分	含　量
水分（g）	88.8	胆固醇（mg）	—	磷（mg）	95
能量（kcal）	32	维生素 A（μg）	232	铁（mg）	1.4
蛋白质（g）	1.3	胡萝卜素（μg）	139	钠（mg）	2.6
脂肪（g）	0.4	硫胺素（mg）	0.03	钾（mg）	222
碳水化合物（g）	8.9	核黄素（mg）	0.06	维生素 C（mg）	144
膳食纤维（g）	3.2	钙（mg）	37	维生素 E（mg）	0.44

3. 食用注意　凡阴虚火旺所致咳嗽、咯血、吐血、便血、目疾、疮疖和消化道溃疡患者不宜服用。

（二十五）大蒜

大蒜为百合科葱属植物的地下鳞茎。别名：胡蒜、葫、独头蒜、独蒜。

1. 中医功效和保健作用　大蒜味辛，性温，可归脾、胃、肺、大肠经。有温中行滞、解毒、杀虫的功效。对脘腹冷痛、痢疾、泄泻、肺痨、百日咳、感冒、痈疖肿毒、肠痈、癣疮、蛇虫咬伤、钩虫病、蛲虫病、带下阴痒、疟疾、喉痹、水肿等病证有调治作用。《名医别录》载大蒜"散痈肿蟹疮，除风邪，杀毒气"。《唐本草》言其"下气消谷，除风破冷"。《食疗本草》认为其能"除风，杀虫"。《本草拾遗》指出，大蒜能"去水恶瘴气，除风湿，破冷气，烂痃癖，伏邪恶；宣通温补，无以加之；疗疮癣"。大蒜中的含硫有机物等功能成分能抑制致癌物质亚硝胺类在体内的合成，还能保护肝脏，调节血糖水平，降低血黏度，预防血栓。

大蒜适宜阳虚体质、痰湿体质、血瘀体质人群食用。

2. 主要营养成分　见表4-80。

表4-80　大蒜的营养成分（以大蒜每100g可食部计）

成　分	含　量	成　分	含　量	成　分	含　量
水分（g）	66.6	胆固醇（mg）	—	磷（mg）	117
能量（kcal）	126	维生素A（μg）	5	铁（mg）	1.2
蛋白质（g）	4.5	胡萝卜素（μg）	30	钠（mg）	19.6
脂肪（g）	0.2	硫胺素（mg）	0.04	钾（mg）	302
碳水化合物（g）	27.6	核黄素（mg）	0.06	维生素C（mg）	7
膳食纤维（g）	1.1	钙（mg）	39	维生素E（mg）	1.07

3. 食用注意　脾虚腹泻、肠炎、虚弱有热者忌用。《本草从新》云："大蒜辛热有毒，生痰动火，散气耗血，虚弱有热的人切勿沾唇。"

（二十六）生姜

生姜为姜科姜属的多年生草本植物，全国各地均有栽培。别名：姜根、百辣云、勾装指、因地辛。

1. 中医功效和保健作用　生姜味辛，性温，可归肺、胃、脾经。有散寒解表、降逆止呕、化痰止咳的功效。对风寒感冒、恶寒发热、头痛鼻塞、呕吐、痰饮喘咳、胀满、泄泻等病证有调治作用。《名医别录》认为生姜"主伤寒头痛鼻塞，咳逆上气"。《备急千金要方·食治》言其"通汗，去膈上臭气"。《食疗本草》载其"除壮热，治转筋、心满""止逆，散烦闷，开胃气"。《本草拾遗》指出，生姜"汁解毒药，破血调中，去冷除痰，开胃"。《医学启源》言其"温中去湿。制厚朴、半夏毒"。生姜中含有的成分姜辣素，可以抵抗身体中的自由基，起到美容养颜的作用。

生姜适宜阳虚体质及痰湿体质人群食用。

2. 主要营养成分　见表4-81。

表4-81　生姜的营养成分（以生姜每100g可食部计）

成　分	含　量	成　分	含　量	成　分	含　量
水分（g）	94.5	胆固醇（mg）	—	磷（mg）	11
能量（kcal）	19	维生素A（μg）	—	铁（mg）	0.8
蛋白质（g）	0.7	胡萝卜素（μg）	—	钠（mg）	1.9
脂肪（g）	0.6	硫胺素（mg）	—	钾（mg）	160
碳水化合物（g）	3.7	核黄素（mg）	0.01	维生素C（mg）	2
膳食纤维（g）	0.9	钙（mg）	9	维生素E（mg）	—

3. 食用注意　凡属阴虚火旺、目赤内热者，或患有痈肿疮疖、各脏器炎症、痔疮者，不宜长期食用生姜。

七、菌菇类

（一）蘑菇

蘑菇为伞菌科蘑菇属植物，全国各地广泛栽培。别名：蘑菰、麻菰、鸡足蘑菇、蘑菇草、肉蕈。

1. 中医功效和保健作用　蘑菇味甘，性平，可归肠、胃、肺经。有健脾开胃、平肝提神的功效。对饮食不消、纳呆、乳汁不足、高血压、神倦欲眠等病证有调治作用。《医学入门》载蘑菇"悦神，开胃，止泻，止吐"。蘑菇的有效成分可增强T淋巴细胞功能，从而提高机体抵御各种疾病的能力。

蘑菇适宜气虚体质人群食用。

2. 主要营养成分　见表4-82。

表4-82　蘑菇的营养成分（以蘑菇每100g可食部计）

成　分	含　量	成　分	含　量	成　分	含　量
水分（g）	92.4	胆固醇（mg）	—	磷（mg）	94
能量（kcal）	20	维生素A（μg）	2	铁（mg）	1.2

成　分	含　量	成　分	含　量	成　分	含　量
蛋白质（g）	2.7	胡萝卜素（μg）	10	钠（mg）	8.3
脂肪（g）	0.1	硫胺素（mg）	0.08	钾（mg）	312
碳水化合物（g）	4.1	核黄素（mg）	0.35	维生素 C（mg）	2
膳食纤维（g）	2.1	钙（mg）	6	维生素 E（mg）	0.56

3. 食用注意　肝肾功能衰竭者及肠胃病、腹泻患者忌用。

（二）香菇

香菇为口蘑科植物，全国各地均有栽培。别名：香蕈、合蕈、台菌、雷惊蕈、戴沙、石蕈。

1. 中医功效和保健作用　香菇味甘，性平，无毒，可归肝、胃经。有扶正补虚、健脾开胃、祛风透疹、化痰理气、解毒、抗癌的功效。《本草求真》认为香菇"性极滞濡，中虚服之有益，中寒与滞，食之不无滋害"。《随息居饮食谱》言其"痧痘后、产后、病后忌之，性能动风故也"。香菇富含人体必需的脂肪酸，能降低血脂及血清胆固醇，抑制动脉血栓的形成。

香菇适宜气虚体质人群食用。

2. 主要营养成分　见表 4-83。

表 4-83　香菇的营养成分（以香菇每 100g 可食部计）

成　分	含　量	成　分	含　量	成　分	含　量
水分（g）	91.7	胆固醇（mg）	—	磷（mg）	53
能量（kcal）	19	维生素 A（μg）	—	铁（mg）	0.3
蛋白质（g）	2.2	胡萝卜素（μg）	—	钠（mg）	1.4
脂肪（g）	0.3	硫胺素（mg）	—	钾（mg）	20
碳水化合物（g）	5.2	核黄素（mg）	0.08	维生素 C（mg）	1
膳食纤维（g）	3.3	钙（mg）	2	维生素 E（mg）	—

3. 食用注意　脾胃寒湿、气滞者忌食香菇。

（三）平菇

平菇为担子菌门下伞菌目侧耳科一种类，全国各地均有栽培。别名：侧耳、北风菌、蚝菌、桐子菌。

1.中医功效和保健作用　平菇味辛、甘，性温，可归肝、肾经。有祛风散寒、舒筋活络、补肾壮阳的功效。对腰腿疼痛、手足麻木、筋络不舒、阳痿遗精、腰膝无力等病证有调治作用。平菇含有的多种维生素及矿物质可以改善人体新陈代谢、增强体质、调节自主神经功能。

平菇适宜气虚体质及阳虚体质人群食用。

2.主要营养成分　见表4-84。

表4-84　平菇的营养成分（以平菇每100g可食部计）

成　分	含　量	成　分	含　量	成　分	含　量
水分（g）	92.5	胆固醇（mg）	—	磷（mg）	86
能量（kcal）	20	维生素A（μg）	2	铁（mg）	1
蛋白质（g）	1.9	胡萝卜素（μg）	10	钠（mg）	3.8
脂肪（g）	0.3	硫胺素（mg）	0.06	钾（mg）	258
碳水化合物（g）	4.6	核黄素（mg）	0.16	维生素C（mg）	4
膳食纤维（g）	2.3	钙（mg）	5	维生素E（mg）	0.79

3.食用注意　菌类过敏者忌食用平菇。

（四）金针菇

金针菇为口蘑科金钱菌属，全国各地均有栽培。别名：构菌、金钱菌、朴菇、冬蘑。

1.中医功效和保健作用　金针菇味甘、咸，性寒，有补肝、益肠胃、抗癌的功效。对肝病、胃肠道炎症、溃疡、癌症等有调治作用。金针菇含有的人体必需氨基酸成分较全，其中赖氨酸和精氨酸对儿童的身高和智力发育有良好的作用。金针菇中的朴菇素可增强机体对癌细胞的抗御能力。另外，金针菇能有效地促进体内新陈代谢，抑制血脂升高。

金针菇适宜湿热体质人群食用。

2.主要营养成分　见表4-85。

表 4-85　金针菇的营养成分（以金针菇每100g可食部计）

成　分	含　量	成　分	含　量	成　分	含　量
水分（g）	90.2	胆固醇（mg）	—	磷（mg）	97
能量（kcal）	26	维生素A（μg）	5	铁（mg）	1.4
蛋白质（g）	2.4	胡萝卜素（μg）	30	钠（mg）	4.3
脂肪（g）	0.4	硫胺素（mg）	0.15	钾（mg）	195
碳水化合物（g）	6	核黄素（mg）	0.19	维生素C（mg）	2
膳食纤维（g）	2.7	钙（mg）	—	维生素E（mg）	1.14

3. 食用注意　脾胃虚寒者不宜多食。

（五）银耳

银耳为银耳科银耳属真菌的子实体。别名：白木耳、白耳、桑鹅、五鼎芝、白耳子。

1. 中医功效和保健作用　银耳味甘、淡，性平，无毒，可归肺、胃、肾经。有滋补生津、润肺养胃、益气清肠的功效。对虚劳咳嗽、痰中带血、津少口渴、病后体虚、气短乏力等病证有调治作用。银耳中含有7种人体必需氨基酸，营养物质丰富，滋润而不腻滞。

银耳适宜阴虚体质及气虚体质人群食用。

2. 主要营养成分　见表 4-86。

表 4-86　银耳的营养成分（以干银耳每100g可食部计）

成　分	含　量	成　分	含　量	成　分	含　量
水分（g）	14.6	胆固醇（mg）	—	磷（mg）	369
能量（kcal）	200	维生素A（μg）	8	铁（mg）	4.1
蛋白质（g）	10	胡萝卜素（μg）	50	钠（mg）	82.1
脂肪（g）	1.4	硫胺素（mg）	0.05	钾（mg）	1588
碳水化合物（g）	36.9	核黄素（mg）	0.25	维生素C（mg）	—
膳食纤维（g）	30.4	钙（mg）	36	维生素E（mg）	1.26

3. 食用注意　体内痰湿较重者不宜食用银耳。

（六）黑木耳

黑木耳为真菌类担子菌纲木耳科木耳属植物木耳，全国各地均有栽培。

1. 中医功效和保健作用　黑木耳味甘，性平，归胃、大肠经。有凉血止血、润肺益胃、利肠道等功效。对气虚血亏、四肢搐搦、肺虚久咳、咯血、吐血、衄血、血痢、痔疮出血等病证有调治作用。《日用本草》认为黑木耳能"治肠癖下血，又凉血"。《本草纲目》言其"治痔"。《药性切用》载其能"润燥利肠"。《随息居饮食谱》指出，黑木耳能"补气耐饥，活血，治跌仆伤。凡崩淋血痢，痔患肠风，常食可瘳"。黑木耳中含有的多糖蛋白及其提取物可提高巨噬细胞活性，增强吞噬细胞的功能，具有良好的抗癌作用。

黑木耳适宜湿热体质、阴虚体质、血瘀体质人群食用。

2. 主要营养成分　见表4-87。

表4-87　黑木耳的营养成分（以水发木耳每100g可食部计）

成　分	含　量	成　分	含　量	成　分	含　量
水分（g）	91.8	胆固醇（mg）	—	磷（mg）	12
能量（kcal）	21	维生素A（μg）	3	铁（mg）	5.5
蛋白质（g）	1.5	胡萝卜素（μg）	20	钠（mg）	8.5
脂肪（g）	0.2	硫胺素（mg）	0.01	钾（mg）	52
碳水化合物（g）	6	核黄素（mg）	0.05	维生素C（mg）	1
膳食纤维（g）	2.6	钙（mg）	34	维生素E（mg）	7.51

3. 食用注意　出血性中风患者忌食用黑木耳。新鲜的黑木耳不能直接食用，可诱发日光性皮炎。

（七）猴头菌

猴头菌为真菌类担子菌纲多孔菌目齿菌科植物。别名：猴菇、猬菌、刺猬菌。

1. 中医功效和保健作用　猴头菌味甘，性平，可归脾、胃经。有健脾养胃、安神、抗癌的功效。对体虚乏力、消化不良、失眠、胃与十二指肠溃疡、慢性胃炎、消化道肿瘤等有调治作用。《临海水土异物志》载："民皆好啖猴头羹，虽五肉臛不能及之。"《农政全书》曰："如无花、麻姑、猴头之属，皆草木根腐坏而成者。"《新华本草纲要》言其"有利五脏、助消化、滋补、抗癌等功能"。

猴头菌适宜气虚体质人群食用。

2.主要营养成分 见表4-88。

表4-88 猴头菌的营养成分（以罐装猴头菌每100g可食部计）

成 分	含 量	成 分	含 量	成 分	含 量
水分（g）	92.3	胆固醇（mg）	—	磷（mg）	37
能量（kcal）	13	维生素A（μg）	—	铁（mg）	2.8
蛋白质（g）	2	胡萝卜素（μg）	—	钠（mg）	175.2
脂肪（g）	0.2	硫胺素（mg）	0.01	钾（mg）	8
碳水化合物（g）	4.9	核黄素（mg）	0.04	维生素C（mg）	4
膳食纤维（g）	4.2	钙（mg）	19	维生素E（mg）	0.46

3.食用注意 对菌类过敏人群忌用猴头菌。

八、水果类

（一）苹果

本品是蔷薇科苹果属植物苹果的果实，多产于我国北部。别名：奈、频婆、超凡子、天然子。

1.中医功效和保健作用 苹果味甘、酸，性平，入脾、胃经。有益胃、生津、除烦、醒酒的功效。对津少口渴、消化不良、饮酒过度等病证有调治作用。《备急千金要方·食治》认为苹果"益心气"。《饮膳正要》言其"止渴生津"。《医林纂要》载其"止渴，除烦，解暑，去瘀"。《随息居饮食谱》指出，苹果能"润肺悦心，生津开胃，醒酒"。

苹果适宜平和体质、阴虚体质、气虚体质人群食用。

2.主要营养成分 见表4-89。

表 4-89　苹果的营养成分（以苹果每 100g 可食部计）

成　分	含　量	成　分	含　量	成　分	含　量
水分（g）	85.9	胆固醇（mg）	—	磷（mg）	12
能量（kcal）	52	维生素 A（μg）	3	铁（mg）	0.6
蛋白质（g）	0.2	胡萝卜素（μg）	20	钠（mg）	1.6
脂肪（g）	0.2	硫胺素（mg）	0.06	钾（mg）	119
碳水化合物（g）	13.5	核黄素（mg）	0.02	维生素 C（mg）	4
膳食纤维（g）	1.2	钙（mg）	4	维生素 E（mg）	2.12

3. 食用注意　脾胃虚弱患者慎食苹果。

（二）梨

本品为被子植物门双子叶植物纲蔷薇科植物梨的果实。别名：快果、果宗、玉乳、蜜父。

1. 中医功效和保健作用　梨味甘，微酸，性凉，可归肺、胃、心、肝经。有清肺化痰、生津止渴的功效。对肺燥咳嗽、热病烦燥、津少口干、消渴、目赤、疮疡、烫火伤等病证有调治作用。《备急千金要方·食治》认为梨能"除客热气，止心烦"。《唐本草》言其"削贴汤火疮，不烂、止痛、易差。又主热嗽，止渴"。《食疗本草》云："胸中痞塞热结者可多食好生梨。"梨含有多种维生素及钾、钙元素，有降压、清热、镇静和利尿作用，对高血压、心脏病伴有的头晕目眩、心悸、耳鸣症状有一定的治疗效果。

梨适宜平和体质、气虚体质、阴虚体质人群食用。

2. 主要营养成分　见表 4-90。

表 4-90　梨的营养成分（以梨每 100g 可食部计）

成　分	含　量	成　分	含　量	成　分	含　量
水分（g）	85.8	胆固醇（mg）	—	磷（mg）	14
能量（kcal）	44	维生素 A（μg）	6	铁（mg）	0.5
蛋白质（g）	0.4	胡萝卜素（μg）	33	钠（mg）	2.1
脂肪（g）	0.2	硫胺素（mg）	0.03	钾（mg）	92
碳水化合物（g）	13.3	核黄素（mg）	0.06	维生素 C（mg）	6
膳食纤维（g）	3.1	钙（mg）	9	维生素 E（mg）	1.34

3. 食用注意 过度食用梨容易引起消化不良、腹泻腹胀。夜尿频多者不宜晚上食用。

（三）橘

本品为芸香科植物橘的果实，多产于中国淮南。别名：黄橘、橘子。

1. 中医功效和保健作用 橘味甘、酸，性平，可归肺、胃经。有润肺生津、理气和胃的功效。对消渴、呃逆、胸膈结气等病证有调治作用。《日华子本草》认为橘"止消渴，开胃，除胸中膈气"。《饮膳正要》言其"止呕下气，利水道，去胸中瘕热"。《日用本草》载其"止渴，润燥，生津"。《医林纂要》指出橘能"除烦，醒酒"。《国药的药理学》言其"为滋养剂，并治坏血病"。

橘适宜气郁体质人群食用。

2. 主要营养成分 见表4-91。

表4-91 橘的营养成分（以橘每100g可食部计）

成 分	含 量	成 分	含 量	成 分	含 量
水分（g）	86.9	胆固醇（mg）	—	磷（mg）	18
能量（kcal）	51	维生素A（μg）	148	铁（mg）	0.2
蛋白质（g）	0.7	胡萝卜素（μg）	890	钠（mg）	1.4
脂肪（g）	0.2	硫胺素（mg）	0.08	钾（mg）	154
碳水化合物（g）	13.9	核黄素（mg）	0.04	维生素C（mg）	28
膳食纤维（g）	0.4	钙（mg）	35	维生素E（mg）	0.92

3. 食用注意 橘子不宜食用过量，尤其是小儿、老人或体质虚弱者不宜多食。橘子果肉含有柠檬酸，空腹吃会刺激胃黏膜。

（四）桃

本品为蔷薇科植物桃的果实。全国各地均有栽培。别名：桃实、毛桃、蜜桃、白桃。

1. 中医功效和保健作用 桃味甘酸，性温，入肝、大肠经。具有补益气血、消食通便、去水肿的功效。对脚气、小便不利、肠燥便秘、腹胀、浮肿等病证有调治作用。崔禹锡《食经》认为桃"养肝气"。《滇南本草》言其"通月经，润大肠，消心下积"。《随息居饮食谱》载其"补心，活血，生津涤热"。桃的含铁量较高，是缺铁性贫血患者的理想辅助食物。另外，桃含钾多，含钠少，适合水肿患者食用。

桃适宜阴虚体质、平和体质人群食用。

2. 主要营养成分　见表4-92。

表4-92　桃的营养成分（以桃每100g可食部计）

成　分	含　量	成　分	含　量	成　分	含　量
水分（g）	86.4	胆固醇（mg）	—	磷（mg）	20
能量（kcal）	48	维生素A（μg）	3	铁（mg）	0.8
蛋白质（g）	0.9	胡萝卜素（μg）	20	钠（mg）	5.7
脂肪（g）	0.1	硫胺素（mg）	0.01	钾（mg）	166
碳水化合物（g）	12.2	核黄素（mg）	0.03	维生素C（mg）	7
膳食纤维（g）	1.3	钙（mg）	6	维生素E（mg）	1.54

桃果实含有机酸，主要为苹果酸和枸橼酸；含总糖，其中有果糖、葡萄糖、蔗糖、木糖等；此外，还含有紫云英苷等。

3. 食用注意　糖尿病、消化系统疾病如胆囊炎、慢性胃炎等患者不宜多食桃。《名医别录》言其"多食令人有热"。《日用本草》云："桃与鳖同食，患心痛，服术人忌食之。"

（五）杏

本品为蔷薇科植物杏的果实，以华北、西北和华东地区种植较多。别名：甜梅、叭达杏。

1. 中医功效和保健作用　杏味甘酸，性微温，有小毒，入肝、心、胃经。有润肺定喘、生津止渴的功效。对肺虚内燥、大便干燥、胃阴不足、口渴咽干等病证有调治作用。《备急千金要方·食治》曰："其中核犹未硬者，采之暴干食之，甚止渴，去冷热毒。"《滇南本草》言其"治心中冷热，止渴定喘，解瘟疫"。《随息居饮食谱》认为其"润肺生津"。

杏适宜阴虚体质、痰湿体质、湿热体质人群食用。

2. 主要营养成分　见表4-93。

表 4-93　杏的营养成分（以杏每 100g 可食部计）

成　分	含　量	成　分	含　量	成　分	含　量
水分（g）	89.4	胆固醇（mg）	—	磷（mg）	15
能量（kcal）	36	维生素 A（μg）	75	铁（mg）	0.6
蛋白质（g）	0.9	胡萝卜素（μg）	450	钠（mg）	2.3
脂肪（g）	0.1	硫胺素（mg）	0.02	钾（mg）	226
碳水化合物（g）	9.1	核黄素（mg）	0.03	维生素 C（mg）	4
膳食纤维（g）	1.3	钙（mg）	14	维生素 E（mg）	0.95

3. 食用注意　崔禹锡《食经》指出，杏"不可多食，生痈疖，伤筋骨"。

（六）香蕉

香蕉为芭蕉科芭蕉属植物，在热带地区广泛种植。别名：蕉子、蕉果。

1. 中医功效和保健作用　香蕉味甘，性寒，可归肺、脾经。有清热、润肺、滑肠、解毒的功效。对热病烦渴、肺燥咳嗽、便秘、痔疮等病证有调治作用。《日用本草》认为香蕉"生食破血，合金疮，解酒毒；干者解肌热烦渴"。《本草纲目》言其"除小儿客热"。《本草求原》载其"止渴润肺解酒，清脾滑肠；脾火盛者食之，反能止泻止痢"。

香蕉适宜阴虚体质及气虚体质人群食用。

2. 主要营养成分　见表 4-94。

表 4-94　香蕉的营养成分（以香蕉每 100g 可食部计）

成　分	含　量	成　分	含　量	成　分	含　量
水分（g）	75.8	胆固醇（mg）	—	磷（mg）	28
能量（kcal）	91	维生素 A（μg）	10	铁（mg）	0.4
蛋白质（g）	1.4	胡萝卜素（μg）	60	钠（mg）	0.8
脂肪（g）	0.2	硫胺素（mg）	0.02	钾（mg）	256
碳水化合物（g）	22	核黄素（mg）	0.04	维生素 C（mg）	8
膳食纤维（g）	1.2	钙（mg）	7	维生素 E（mg）	0.24

3.食用注意 体质偏虚寒者及关节炎、糖尿病、肾炎患者应少食香蕉。

（七）柿子

柿子为柿科柿属植物柿的果实，产地主要分布于广西、河北、河南、陕西等地。

1.中医功效和保健作用 柿子味甘、涩，性凉，可归心、肺、大肠经。有清热、润肺、生津、解毒的功效。对咳嗽、吐血、热渴、口疮、热痢、便血等病证有调治作用。《名医别录》认为柿子"主通鼻耳气，肠澼不足""软熟柿解酒热毒，止口干，压胃间热"。《备急千金要方·食治》载其"主火疮，金疮，止痛"。崔禹锡《食经》言其"主下痢，理痈肿、口焦、舌烂"。柿子富含果胶，有良好的润肠通便作用，可以保持肠道正常菌群生长。

柿子适宜湿热体质人群食用。

2.主要营养成分 见表4-95。

表4-95 柿子的营养成分（以柿子每100g可食部计）

成 分	含 量	成 分	含 量	成 分	含 量
水分（g）	80.6	胆固醇（mg）	—	磷（mg）	23
能量（kcal）	71	维生素A（μg）	20	铁（mg）	0.2
蛋白质（g）	0.4	胡萝卜素（μg）	120	钠（mg）	0.8
脂肪（g）	0.1	硫胺素（mg）	0.02	钾（mg）	151
碳水化合物（g）	18.5	核黄素（mg）	0.02	维生素C（mg）	30
膳食纤维（g）	1.4	钙（mg）	9	维生素E（mg）	1.12

3.食用注意 凡脾胃虚寒、痰湿内盛、外感咳嗽、脾虚泄泻、疟疾等病证均不宜食。《本草图经》载："凡食柿不可与蟹同，令人腹痛大泻。"

（八）山楂

本品为蔷薇科山楂的果实，我国南北广泛种植。又名山里果、山里红。

1.中医功效和保健作用 山楂味酸、甘，性微温，可归脾、胃、肝经。有消食健胃、行气散瘀的功效。对肉食积滞、胃脘胀满、泄痢腹痛、瘀血经闭、产后瘀阻、心腹刺痛、疝气疼痛、高脂血症等有调治作用。陶弘景认为山楂"煮汁洗漆疮"。《唐本草》言其"汁服主利，洗头及身上疮痒"。《本草图经》载其"治痢疾及腰疼"。《日用本草》指出，山楂能"化食积，行结气，健胃宽膈，消血痞气块"。

山楂适宜痰湿体质、血瘀体质人群食用。

2. 主要营养成分　见表4-96。

表4-96　山楂的营养成分（以山楂每100g可食部计）

成　分	含　量	成　分	含　量	成　分	含　量
水分（g）	73	胆固醇（mg）	—	磷（mg）	24
能量（kcal）	95	维生素A（μg）	17	铁（mg）	0.9
蛋白质（g）	0.5	胡萝卜素（μg）	100	钠（mg）	5.4
脂肪（g）	0.6	硫胺素（mg）	0.02	钾（mg）	299
碳水化合物（g）	25.1	核黄素（mg）	0.02	维生素C（mg）	53
膳食纤维（g）	3.1	钙（mg）	52	维生素E（mg）	7.32

3. 食用注意　孕妇、儿童、胃酸分泌过多者、病后体虚者及患牙病者不宜食用。

（九）石榴

本品为石榴科落叶乔木或灌木石榴的果实，我国南北都有栽培，以安徽、江苏、河南等地种植面积较大。

1. 中医功效和保健作用　石榴味甘、酸，性温，入肾、大肠经。有杀虫、收敛、涩肠、止痢的功效。《名医别录》认为石榴能"疗蛔虫、寸白"。《本草纲目》言其"止涩泄痢带下"。

石榴适宜阳虚体质人群食用。

2. 主要营养成分　见表4-97。

表4-97　石榴的营养成分（以石榴每100g可食部计）

成　分	含　量	成　分	含　量	成　分	含　量
水分（g）	78.7	胆固醇（mg）	—	磷（mg）	71
能量（kcal）	63	维生素A（μg）	—	铁（mg）	0.3

续表

成　分	含　量	成　分	含　量	成　分	含　量
蛋白质（g）	1.3	胡萝卜素（μg）	—	钠（mg）	0.9
脂肪（g）	0.1	硫胺素（mg）	0.05	钾（mg）	231
碳水化合物（g）	14.5	核黄素（mg）	0.03	维生素C（mg）	9
膳食纤维（g）	4.9	钙（mg）	9	维生素E（mg）	4.91

3. 食用注意　由于石榴性收涩，故大便秘结者不宜食用。儿童不宜多食。

（十）葡萄

本品为葡萄科葡萄属木质藤本植物葡萄的果实，多产于我国西北部。别名：蒲陶、草龙珠、山葫芦、菩提子、乌珠玛。

1. 中医功效和保健作用　葡萄味甘、酸，性平，可归肺、脾、肾经。有补气血、强筋骨、利小便的功效。对气血虚弱、肺虚咳嗽、心悸盗汗、烦渴、风湿痹痛、淋病、痘疹不透等病证有调治作用。《神农本草经》认为葡萄"主筋骨湿痹，益气倍力，强志，令人肥健耐饥，忍风寒。可作酒"。《名医别录》载其"逐水，利小便"。《本草再新》言其"暖胃健脾，治肺虚寒嗽，破血积疝瘤"。《随息居饮食谱》指出，葡萄能"补气，滋肾液，益肝阴，强筋骨，止渴，安胎"。葡萄能降低人体血清胆固醇水平，降低血小板的凝聚力，对预防心脑血管病有一定作用。葡萄中含有的白藜芦醇，可以防止细胞癌变。

葡萄适宜气虚体质、阴虚体质、湿热体质人群食用。

2. 主要营养成分　见表4-98。

表4-98　葡萄的营养成分（以葡萄每100g可食部计）

成　分	含　量	成　分	含　量	成　分	含　量
水分（g）	88.7	胆固醇（mg）	—	磷（mg）	13
能量（kcal）	43	维生素A（μg）	8	铁（mg）	0.4
蛋白质（g）	0.5	胡萝卜素（μg）	50	钠（mg）	1.3
脂肪（g）	0.2	硫胺素（mg）	0.04	钾（mg）	104

成　分	含　量	成　分	含　量	成　分	含　量
碳水化合物（g）	10.3	核黄素（mg）	0.02	维生素C（mg）	25
膳食纤维（g）	0.4	钙（mg）	5	维生素E（mg）	0.7

3. 食用注意　糖尿病、腹泻、脾胃虚寒者不宜多食葡萄。

（十一）荔枝

本品为无患子科荔枝属常绿乔木荔枝的果实，分布于我国的西南部、南部和东南部。别名：离枝、丹荔、火山荔、勒荔。

1. 中医功效和保健作用　荔枝味甘、酸，性温，可归脾、肝经。有养血健脾、行气消肿的功效。对病后体虚、津伤口渴、脾虚泄泻、呃逆、食少、瘰疬、疔肿、外伤出血等病证有调治作用。《日用本草》认为荔枝"生津，散无形质之滞气"。《本草纲目》载其"治瘰疬瘤赘，赤肿疔肿，发小儿痘疮"。《医林纂要》指出，荔枝"补肺、宁心、和脾、开胃。治胃脘寒痛，气血滞痛"。

荔枝适宜阳虚体质及气郁体质人群食用。

2. 主要营养成分　见表4-99。

表4-99　荔枝的营养成分（以荔枝每100g可食部计）

成　分	含　量	成　分	含　量	成　分	含　量
水分（g）	81.9	胆固醇（mg）	—	磷（mg）	24
能量（kcal）	70	维生素A（μg）	2	铁（mg）	0.4
蛋白质（g）	0.9	胡萝卜素（μg）	10	钠（mg）	1.7
脂肪（g）	0.2	硫胺素（mg）	0.1	钾（mg）	151
碳水化合物（g）	16.6	核黄素（mg）	0.04	维生素C（mg）	41
膳食纤维（g）	0.5	钙（mg）	2	维生素E（mg）	—

3. 食用注意　阴虚火旺、内热盛者不宜多食荔枝。

（十二）樱桃

樱桃为蔷薇科樱属植物樱桃的果实，我国南北均有分布。别名：含桃、荆桃、山朱樱、朱果、楔、麦英。

1. 中医功效和保健作用　樱桃味甘，性温，可归脾、胃、肾经。有补血益肾的功效。对脾虚泄泻、肾虚遗精、腰腿疼痛、四肢不仁等病证有调治作用。《名医别录》认为樱桃"主调中，益脾气"。《滇南本草》言其"治一切虚证，能大补元气，滋润皮肤；浸酒服之，治左瘫右痪，四肢不仁，风湿腰腿疼痛"。

樱桃适宜阳虚体质、气虚体质人群食用。

2. 主要营养成分　见表4-100。

表4-100　樱桃的营养成分（以樱桃每100g可食部计）

成　分	含　量	成　分	含　量	成　分	含　量
水分（g）	88	胆固醇（mg）	—	磷（mg）	27
能量（kcal）	46	维生素A（μg）	35	铁（mg）	0.4
蛋白质（g）	1.1	胡萝卜素（μg）	210	钠（mg）	8
脂肪（g）	0.2	硫胺素（mg）	0.02	钾（mg）	232
碳水化合物（g）	10.2	核黄素（mg）	0.02	维生素C（mg）	10
膳食纤维（g）	0.3	钙（mg）	11	维生素E（mg）	2.22

3. 食用注意　樱桃空腹食用，容易导致消化不良或腹泻；胃溃疡患者不宜多食。另外，樱桃含有一定量的氰甙，若食用过多会引起中毒。

（十三）草莓

本品为蔷薇科植物黄毛草莓的果实，我国各地广为栽培。别名：红莓、地莓、洋莓。

1. 中医功效和保健作用　草莓性凉味甘，可归肺、胃经。有清暑解热、生津止渴、利尿止泻、利咽止咳的功效。《西藏常用中草药》指出，草莓"祛风止咳，清热解毒。治风热咳嗽、百日咳、疔疮，蛇咬伤、烫伤"。《云南中草药选》言其"消炎解毒，续筋接骨。治口腔炎、口腔溃疡、血尿、泌尿系感染、腰椎结核、骨折"。《广西植物名录》载其"解毒，调经，凉血。治红白痢、小儿疳积、刀伤"。

草莓适宜阴虚体质人群食用。

2. 主要营养成分　见表4-101。

表 4-101 草莓的营养成分（以草莓每 100g 可食部计）

成　分	含　量	成　分	含　量	成　分	含　量
水分（g）	91.3	胆固醇（mg）	—	磷（mg）	27
能量（kcal）	30	维生素 A（μg）	5	铁（mg）	1.8
蛋白质（g）	1	胡萝卜素（μg）	30	钠（mg）	4.2
脂肪（g）	0.2	硫胺素（mg）	0.02	钾（mg）	131
碳水化合物（g）	7.1	核黄素（mg）	0.03	维生素 C（mg）	47
膳食纤维（g）	1.1	钙（mg）	18	维生素 E（mg）	0.71

3. 食用注意　草莓能够促进胃液的分泌，胃溃疡患者不宜食用。

（十四）菠萝

菠萝为凤梨科植物凤梨的果实，主要产于我国亚热带和热带地区。别名：凤梨、露兜子、黄梨。

1. 中医功效和保健作用　菠萝味甘、微酸、微涩，性平、微寒，可归脾、肾经。具有清暑解渴、消食、止泻、补脾胃、固元气、益气血、祛湿、养颜瘦身等功效。菠萝含有菠萝朊酶，能分解蛋白质，帮助消化；溶解纤维蛋白和血凝块，改善局部的血液循环；稀释血脂，消除炎症和水肿。

菠萝适宜阴虚体质人群食用。

2. 主要营养成分　见表 4-102。

表 4-102 菠萝的营养成分（以菠萝每 100g 可食部计）

成　分	含　量	成　分	含　量	成　分	含　量
水分（g）	88.4	胆固醇（mg）	—	磷（mg）	9
能量（kcal）	41	维生素 A（μg）	3	铁（mg）	0.6
蛋白质（g）	0.5	胡萝卜素（μg）	20	钠（mg）	0.8
脂肪（g）	0.1	硫胺素（mg）	0.04	钾（mg）	113
碳水化合物（g）	10.8	核黄素（mg）	0.02	维生素 C（mg）	18
膳食纤维（g）	1.3	钙（mg）	12	维生素 E（mg）	—

3. 食用注意　过敏、口腔溃疡、牙龈炎、牙周炎等口腔炎症患者不宜食用菠萝。

（十五）枇杷

本品为蔷薇科枇杷属植物，长江中下游及以南地区栽培较多。

1. 中医功效和保健作用　枇杷味甘、酸，性凉，可归脾、肺、肝经。有润肺下气、止渴的功效。对肺热咳喘、吐逆、烦渴等病证有调治作用。崔禹锡《食经》认为枇杷"下气，止哕呕逆"。《日华子本草》载其"治肺气，润五脏，下气。止呕逆，并渴疾"。《滇南本草》言其"治肺痿痨伤吐血，咳嗽吐痰，哮吼。又治小儿惊风发热"。枇杷中含有苦杏仁苷，可润肺止咳、祛痰；其中的有机酸能刺激消化腺分泌，增进食欲，止渴解暑。

枇杷适宜阴虚体质人群食用。

2. 主要营养成分　见表4-103。

表4-103　枇杷的营养成分（以枇杷每100g可食部计）

成　分	含　量	成　分	含　量	成　分	含　量
水分（g）	89.3	胆固醇（mg）	—	磷（mg）	8
能量（kcal）	39	维生素A（μg）	—	铁（mg）	1.1
蛋白质（g）	0.8	胡萝卜素（μg）	—	钠（mg）	4
脂肪（g）	0.2	硫胺素（mg）	0.01	钾（mg）	122
碳水化合物（g）	9.3	核黄素（mg）	0.03	维生素C（mg）	8
膳食纤维（g）	0.8	钙（mg）	17	维生素E（mg）	0.24

3. 食用注意　胃酸过多的患者不宜食用。

（十六）柠檬

本品为双子叶植物纲芸香科柑橘属植物柠檬的果实，主要分布于我国长江以南。别名：黎檬子、药果、梦子。

1. 中医功效和保健作用　柠檬味酸、甘，性凉，可归肺、胃经。有生津止渴、和胃安胎的功效。对胃热伤津、中暑烦渴、食欲不振、脘腹痞胀、肺热咳嗽、妊娠呕吐等病证有调治作用。《食物考》指出，柠檬"浆饮渴瘳，能辟暑。孕妇宜食，能安胎"；《岭南随笔》载其"治哕"。《本草纲目拾遗》言"腌食，下气和胃"。柠檬富含维生素C和维生素P，能增强血管弹性和韧性。

柠檬适宜阴虚体质人群食用。

2. 主要营养成分 见表4-104。

表4-104 柠檬的营养成分（以柠檬每100g可食部计）

成 分	含 量	成 分	含 量	成 分	含 量
水分（g）	91	胆固醇（mg）	—	磷（mg）	22
能量（kcal）	35	维生素A（μg）	—	铁（mg）	0.8
蛋白质（g）	1.1	胡萝卜素（μg）	—	钠（mg）	1.1
脂肪（g）	1.2	硫胺素（mg）	0.05	钾（mg）	209
碳水化合物（g）	6.2	核黄素（mg）	0.02	维生素C（mg）	22
膳食纤维（g）	1.3	钙（mg）	101	维生素E（mg）	1.14

3. 食用注意 胃溃疡、十二指肠溃疡、胃炎等患者不宜食用柠檬。

（十七）柚子

柚子为芸香科柑橘属乔木，主要分布于中国长江以南各地。别名：柚、雪柚、香栾、朱栾。

1. 中医功效和保健作用 柚子味甘、酸，性寒，入肝、脾、胃三经。有清热解毒、止咳平喘、消食化气的功效。对咳嗽痰喘、小便频数、白浊、赤白带下、肠风下血、头面癣疮等病证有调治作用。《日华子本草》载柚子"治妊孕人食少并口淡，去胃中恶气。消食，去肠胃气。解酒毒，治饮酒人口气"。柚子中含有钾元素，几乎不含钠，是心脑血管病及肾脏病患者最佳的食疗水果；柚子中的柚皮苷，可降低血液黏稠度，减少血栓形成；其中的叶酸，有预防贫血和促进胎儿发育的功效。

柚子适宜痰湿体质及湿热体质人群食用。

2. 主要营养成分 见表4-105。

表4-105 柚子的营养成分（以柚子每100g可食部计）

成 分	含 量	成 分	含 量	成 分	含 量
水分（g）	89	胆固醇（mg）	—	磷（mg）	24
能量（kcal）	41	维生素A（μg）	2	铁（mg）	0.3
蛋白质（g）	0.8	胡萝卜素（μg）	10	钠（mg）	3

成　分	含　量	成　分	含　量	成　分	含　量
脂肪（g）	0.2	硫胺素（mg）	—	钾（mg）	119
碳水化合物（g）	9.5	核黄素（mg）	0.03	维生素C（mg）	23
膳食纤维（g）	0.4	钙（mg）	4	维生素E（mg）	—

3. 食用注意　虚寒体质者不宜多食柚子。

（十八）阳桃

阳桃为酢浆草科阳桃属植物，我国广东、广西、福建、台湾、云南等地有栽培。别名：五敛子、羊桃、杨桃。

1. 中医功效和保健作用　阳桃味酸、甘、涩，性寒，归肝、脾经。有清热解毒、生津止渴的功效。对风火牙痛、肺热咳嗽、便秘等病证有调治作用。《本草纲目》认为阳桃"主治风热，生津止渴"。《岭南杂记》言其"能解肉食之毒。又能解岚瘴"。《本草纲目拾遗》曰："脯之或白蜜溃之，不服水土与疟者皆可治"。《岭南采药录》指出，阳桃能"止渴解烦，除热，利小便，除小儿口烂，治蛇咬伤症"。

阳桃适宜阴虚体质人群食用。

2. 主要营养成分　见表4-106。

表4-106　阳桃的营养成分（以阳桃每100g可食部计）

成　分	含　量	成　分	含　量	成　分	含　量
水分（g）	91.4	胆固醇（mg）	—	磷（mg）	18
能量（kcal）	29	维生素A（μg）	3	铁（mg）	0.4
蛋白质（g）	0.6	胡萝卜素（μg）	20	钠（mg）	1.4
脂肪（g）	0.2	硫胺素（mg）	0.02	钾（mg）	128
碳水化合物（g）	7.4	核黄素（mg）	0.03	维生素C（mg）	7
膳食纤维（g）	1.2	钙（mg）	4	维生素E（mg）	—

3. 食用注意　阳桃中含有神经毒素，不宜多食；肾病患者忌食。

（十九）桑椹

桑椹为桑科植物桑树的果穗，我国南北广泛栽培。别名：桑实、乌椹、文武实、桑枣。

1.中医功效和保健作用 桑椹味甘、酸，性寒，可归肝、肾经。有滋阴养血、生津、润肠的功效。对肝肾不足和血虚精亏所致的头晕目眩、腰酸耳鸣、须发早白、失眠多梦、津伤口渴、消渴、肠燥便秘等有调治作用。《本草拾遗》认为桑椹"利五脏关节，通血气"。《本草衍义》言其"治热渴，生精神，及小肠热"。《滇南本草》载其"益肾脏而固精，久服黑发明目"。《本草纲目》指出，桑椹"捣汁饮，解酒中毒；酿酒服，利水气，消肿"。桑椹中的桑椹多糖具有降糖作用，桑椹花青素可增强体内的抗氧化酶活性，抑制脂质过氧化反应，具有明显的抗衰老作用。

桑椹适宜阴虚体质人群食用。

2.主要营养成分 见表4-107。

表4-107 桑椹的营养成分（以桑椹每100g可食部计）

成 分	含 量	成 分	含 量	成 分	含 量
水分（g）	82.8	胆固醇（mg）	—	磷（mg）	33
能量（kcal）	49	维生素A（μg）	5	铁（mg）	0.4
蛋白质（g）	1.7	胡萝卜素（μg）	30	钠（mg）	2
脂肪（g）	0.4	硫胺素（mg）	0.02	钾（mg）	32
碳水化合物（g）	9.7	核黄素（mg）	0.06	维生素C（mg）	—
膳食纤维（g）	4.1	钙（mg）	37	维生素E（mg）	9.87

3.食用注意 桑椹含有溶血性过敏物质及透明质酸，过量食用可引起溶血性肠炎。《本草经疏》言其"脾胃虚寒作泄者勿服"。

（二十）甘蔗

本品为多年生高大实心草本甘蔗的茎，我国南部热带、亚热带地区广泛种植。别名：薯蔗、干蔗、接肠草、竿蔗、糖梗。

1.中医功效和保健作用 甘蔗味甘，性寒，可归肺、脾、胃经。有清热生津、润燥和中、解毒的功效。对烦热、消渴、呕哕反胃、虚热咳嗽、大便燥结、痈疽疮肿等病证有调治作用。《名医别录》认为甘蔗"主下气和中，助脾胃，利大肠"。《日华子本草》言其"利大小肠，下气痢，补脾，消痰止渴，除心烦热"。《日用本草》载其"止虚热烦渴，解酒毒"。《滇南本草》指出，甘蔗"治心神恍惚，神魂不定，中风失音，冲开水下。又熬饧食，和胃更佳"。《随息居饮食谱》言其"利咽喉，强筋骨，息风养血，大补脾阴"。

甘蔗适宜阴虚体质人群食用。

2. 主要营养成分　见表 4-108。

表 4-108　甘蔗的营养成分（以甘蔗汁每 100g 可食部计）

成　分	含　量	成　分	含　量	成　分	含　量
水分（g）	83.1	胆固醇（mg）	—	磷（mg）	14
能量（kcal）	64	维生素 A（μg）	2	铁（mg）	0.4
蛋白质（g）	0.4	胡萝卜素（μg）	10	钠（mg）	3
脂肪（g）	0.1	硫胺素（mg）	0.01	钾（mg）	95
碳水化合物（g）	16	核黄素（mg）	0.02	维生素 C（mg）	2
膳食纤维（g）	0.6	钙（mg）	14	维生素 E（mg）	—

3. 食用注意　脾胃虚寒者不宜食用甘蔗。

（二十一）椰子

本品为棕榈科植物椰子的果实，我国广东南部诸岛及雷州半岛、海南、台湾、云南南部热带地区均有栽培。别名：胥余、越王头、椰瓢。

1. 中医功效和保健作用　椰子味甘，性温，可入肺经。有补虚、生津、利尿、杀虫的功效。对心脏病水肿、口干烦渴、姜片虫病有调治作用。椰肉还具有美容、防治皮肤病的作用。

椰子适宜阴虚体质及湿热体质人群食用。

2. 主要营养成分　见表 4-109。

表 4-109　椰子的营养成分（以椰子每 100g 可食部计）

成　分	含　量	成　分	含　量	成　分	含　量
水分（g）	51.8	胆固醇（mg）	—	磷（mg）	90
能量（kcal）	231	维生素 A（μg）	—	铁（mg）	1.8
蛋白质（g）	4	胡萝卜素（μg）	—	钠（mg）	55.6

续表

成　分	含　量	成　分	含　量	成　分	含　量
脂肪（g）	12.1	硫胺素（mg）	0.01	钾（mg）	475
碳水化合物（g）	26.6	核黄素（mg）	0.01	维生素 C（mg）	6
膳食纤维（g）	4.7	钙（mg）	2	维生素 E（mg）	—

3. 食用注意　脾虚泄泻者不宜食用椰子肉。

（二十二）芒果

本品为原产印度的漆树科常绿大乔木芒果的果实，我国云南、广西、广东、福建、台湾等地多有栽培。

1. 中医功效和保健作用　芒果味甘，性温，可归胃、脾、膀胱、肾经。有止咳、健胃、行气的功效。对咳嗽、食欲不振、睾丸炎、坏血病等有调治作用。《食性本草》指出，芒果"主妇人经脉不通，丈夫营卫中血脉不行。叶可以作汤疗渴疾"。《开宝本草》载其"食之止渴"。《本草纲目拾遗》言其"益胃气，止呕晕"。

芒果适宜气虚体质人群食用。

2. 主要营养成分　见表 4-110。

表 4-110　芒果子的营养成分（以芒果每 100g 可食部计）

成　分	含　量	成　分	含　量	成　分	含　量
水分（g）	90.6	胆固醇（mg）	—	磷（mg）	11
能量（kcal）	32	维生素 A（μg）	150	铁（mg）	0.2
蛋白质（g）	0.6	胡萝卜素（μg）	897	钠（mg）	2.8
脂肪（g）	0.2	硫胺素（mg）	0.01	钾（mg）	138
碳水化合物（g）	8.3	核黄素（mg）	0.04	维生素 C（mg）	23
膳食纤维（g）	1.37	钙（mg）	—	维生素 E（mg）	1.21

3. 食用注意　过敏者不宜食用芒果。

（二十三）猕猴桃

本品为猕猴桃科植物猕猴桃的果实，主要分布在华中地区的长江流域和秦岭及其以南、横断山脉以东的地区。别名：藤梨、木子、猕猴梨、大零核、猴仔梨。

1. 中医功效和保健作用 猕猴桃味甘、酸，性寒，可归肾、胃、胆、脾经。有解热、止渴、健胃、通淋的功效。对烦热、消渴、肺热干咳、消化不良、湿热黄疸、石淋、痔疮等病证有调治作用。崔禹锡《食经》认为猕猴桃"和中安肝。主黄疸，消渴"。《本草拾遗》言其"主骨节风，瘫缓不随，长年变白，痔病，调中下气"。《开宝本草》载其"止暴渴，解烦热，下石淋。热壅反胃者，取汁和生姜汁服之"。

猕猴桃适宜湿热体质人群食用。

2. 主要营养成分 见表4-111。

表4-111 猕猴桃的营养成分（以猕猴桃每100g可食部计）

成　分	含　量	成　分	含　量	成　分	含　量
水分（g）	83.4	胆固醇（mg）	—	磷（mg）	26
能量（kcal）	56	维生素A（μg）	22	铁（mg）	1.2
蛋白质（g）	0.8	胡萝卜素（μg）	130	钠（mg）	10
脂肪（g）	0.6	硫胺素（mg）	0.05	钾（mg）	144
碳水化合物（g）	11.9	核黄素（mg）	0.02	维生素C（mg）	62
膳食纤维（g）	2.6	钙（mg）	27	维生素E（mg）	2.43

3. 食用注意 过敏体质、腹泻患者忌食猕猴桃，儿童不宜多食。

（二十四）西瓜

本品为一年生蔓生藤本葫芦科植物西瓜的果实，我国各地均有栽培。别名：寒瓜、天生白虎汤。

1. 中医功效和保健作用 西瓜味甘，性寒，可归心、胃、膀胱经。有清热除烦、解暑生津、利尿的功效。对暑热烦渴、热盛津伤、小便不利、喉痹、口疮等病证有调治作用。《日用本草》认为西瓜能"消暑热，解烦渴，宽中下气，利小水，治血痢"。《丹溪心法》曰："治口疮甚者，用西瓜浆水徐徐饮之。"《滇南本草》言其"治一切热症，痰涌气滞"。

西瓜适宜阴虚体质、湿热体质人群食用。

2. 主要营养成分 见表4-112。

表 4-112 西瓜的营养成分（以西瓜每 100g 可食部计）

成　分	含量	成　分	含　量	成　分	含　量
水分（g）	93.3	胆固醇（mg）	—	磷（mg）	9
能量（kcal）	25	维生素 A（μg）	75	铁（mg）	0.3
蛋白质（g）	0.6	胡萝卜素（μg）	450	钠（mg）	3.2
脂肪（g）	0.1	硫胺素（mg）	0.02	钾（mg）	87
碳水化合物（g）	5.8	核黄素（mg）	0.03	维生素 C（mg）	6
膳食纤维（g）	0.3	钙（mg）	8	维生素 E（mg）	0.1

3. 食用注意　糖尿病、脾胃虚寒者忌食。

（二十五）甜瓜

甜瓜为葫芦科一年生蔓生草本植物，我国各地广泛栽培。别名：甘瓜、果瓜、熟瓜、穿肠瓜。

1. 中医功效和保健作用　甜瓜味甘，性寒，可归心、胃经。有清暑热、解烦渴、利小便的功效。对暑热烦渴、小便不利、暑热下痢腹痛等病证有调治作用。《食疗本草》认为甜瓜能"止渴，益气，除烦热，利小便，通三焦壅塞气"。《嘉祐本草》言其"主口鼻疮"。《滇南本草》载其"治风湿麻木，四肢疼痛"。

甜瓜适宜阴虚体质、痰湿体质人群食用。

2. 主要营养成分　见表 4-113。

表 4-113 甜瓜的营养成分（以甜瓜每 100g 可食部计）

成　分	含量	成　分	含　量	成　分	含　量
水分（g）	92.9	胆固醇（mg）	—	磷（mg）	17
能量（kcal）	26	维生素 A（μg）	5	铁（mg）	0.7
蛋白质（g）	0.4	胡萝卜素（μg）	30	钠（mg）	8.8
脂肪（g）	0.1	硫胺素（mg）	0.02	钾（mg）	139
碳水化合物（g）	6.2	核黄素（mg）	0.03	维生素 C（mg）	15
膳食纤维（g）	0.4	钙（mg）	14	维生素 E（mg）	0.47

3. 食用注意　糖尿病、脾胃虚寒、腹胀者忌食甜瓜。

九、豆类及其制品

（一）黄豆

黄豆为双子叶植物纲豆科大豆属的一年生草本，种子黄色椭圆形、近球形，种皮光滑，中国各地均有栽培。

1. 中医功效和保健作用　黄豆味甘，性平，归脾、胃、大肠经。有益气、出毒、润皮毛、补肾气的功效。主周痹，"除五脏留滞，胃中结聚"。《神农本草经》指出，黄豆可治"痈肿""止痛"。《名医别录》载其"逐水胀，除胃中热痹、伤中淋露，下瘀血，散五脏结积内寒"。李时珍言其"治肾病，利水下气，制诸风热，活血，解诸毒"。黄豆中的豆固醇可降低血清总胆固醇，使低密度脂蛋白胆固醇下降，对心血管健康有益。黄豆中还含有丰富的异黄酮，可防治骨质疏松症。

黄豆适宜气虚体质人群食用。

2. 主要营养成分　见表4-114。

表4-114　黄豆的营养成分（以黄豆每100g可食部计）

成　分	含　量	成　分	含　量	成　分	含　量
水分（g）	10.2	胆固醇（mg）	—	磷（mg）	465
能量（kcal）	359	维生素A（μg）	37	铁（mg）	8.2
蛋白质（g）	35.1	胡萝卜素（μg）	220	钠（mg）	2.2
脂肪（g）	16	硫胺素（mg）	0.41	钾（mg）	15.3
碳水化合物（g）	18.6	核黄素（mg）	0.2	维生素C（mg）	—
膳食纤维（g）	15.5	钙（mg）	191	维生素E（mg）	18.9

3. 食用注意　忌食用未煮熟的黄豆，忌过量食用黄豆。

（二）黑豆

黑豆为双子叶植物纲豆科大豆属的一年生草本，种子椭圆形而略扁，长6～10mm，直径5～7mm，厚1～6mm。表面黑色，略有光泽。我国各地均有栽培。

1. 中医功效和保健作用　黑豆味甘，性平，可归脾、肾经。有活血利水、补肾益阴、养血平肝的功效。《本草纲目》曰："药黑豆有补肾养血、清热解毒、活血化瘀、乌发明目、延年益寿功效。"《延年秘录》云："服食黑豆，令人长肌肤，益颜色，填精髓，加气力。"《本草汇言》言其"煮汁饮，能润肾燥，故止盗汗"。《本草拾遗》认为其"主风痹，瘫痪、口噤、产后诸风"。

黑豆适宜血瘀体质及阴虚体质人群食用。

2. 主要营养成分 见表4-115。

表4-115 黑豆的营养成分（以黑豆每100g可食部计）

成　分	含　量	成　分	含　量	成　分	含　量
水分（g）	9.9	胆固醇（mg）	—	磷（mg）	500
能量（kcal）	381	维生素A（μg）	5	铁（mg）	7
蛋白质（g）	36.1	胡萝卜素（μg）	30	钠（mg）	3
脂肪（g）	15.1	硫胺素（mg）	0.2	钾（mg）	1377
碳水化合物（g）	23.3	核黄素（mg）	0.33	维生素C（mg）	—
膳食纤维（g）	10.2	钙（mg）	224	维生素E（mg）	17.36

3. 食用注意 小儿不宜多食黑豆。肾阳虚患者、对黑豆过敏者不宜食用黑豆。

（三）赤小豆

本品为豆科一年生半缠绕草本植物赤小豆的成熟种子，我国各地均有栽培。别名：红豆、红小豆、猪肝赤、杜赤豆。

1. 中医功效和保健作用 赤小豆味甘、酸，性微寒，可归心、脾、肾、小肠经。有利水消肿退黄、清热解毒消痈的功效。对水肿、脚气、黄疸、淋病、便血、肿毒疮疡、癣疹等病证有调治作用。《神农本草经》认为赤小豆"主下水，排痈肿脓血"。《名医别录》载其"主寒热，热中，消渴，止泄，利小便，吐逆"。《神农本草经》言其"消热毒痈肿，散恶血不尽、烦满，治水肿及肌胀满"。《食疗本草》指出，赤小豆"甚治脚气及大腹水肿，散气，去关节烦热，令人心孔开，止小便数"。

赤小豆适宜痰湿体质、湿热体质、血瘀体质人群食用。

2. 主要营养成分 见表 4-116。

表 4-116 赤小豆的营养成分（以赤小豆每 100g 可食部计）

成 分	含 量	成 分	含 量	成 分	含 量
水分（g）	12.6	胆固醇（mg）	—	磷（mg）	305
能量（kcal）	309	维生素 A（μg）	13	铁（mg）	7.4
蛋白质（g）	20.2	胡萝卜素（μg）	80	钠（mg）	2.2
脂肪（g）	0.6	硫胺素（mg）	0.16	钾（mg）	860
碳水化合物（g）	55.7	核黄素（mg）	0.11	维生素 C（mg）	—
膳食纤维（g）	7.7	钙（mg）	74	维生素 E（mg）	14.36

3. 食用注意 食欲不佳、体质虚弱、大便稀溏、尿多者不宜食用赤小豆。

（四）绿豆

本品为豆科植物绿豆的种子，我国南北各地均有栽培。别名：青小豆。

1. 中医功效和保健作用 绿豆味甘，性寒，可归心、胃经。有清热、消暑、利水、解毒的功效。对暑热烦渴、感冒发热、霍乱吐泻、痰热哮喘、头痛目赤、口舌生疮、水肿尿少、疮疡痈肿、风疹丹毒、药物及食物中毒有调治作用。《日华子本草》认为绿豆"益气，除热毒风，厚肠胃，作枕明目，治头风头痛"。《开宝本草》言其"主丹毒烦热，风疹，热气奔豚，生研绞汁服。亦煮食，消肿下气，压热解毒"。《本草纲目》载其"治痘毒，利肿胀"。

绿豆适宜湿热体质人群食用。

2. 主要营养成分 见表 4-117。

表 4-117 绿豆的营养成分（以绿豆每 100g 可食部计）

成 分	含 量	成 分	含 量	成 分	含 量
水分（g）	12.3	胆固醇（mg）	—	磷（mg）	337
能量（kcal）	316	维生素 A（μg）	22	铁（mg）	6.5
蛋白质（g）	21.6	胡萝卜素（μg）	130	钠（mg）	3.2

续表

成　分	含　量	成　分	含　量	成　分	含　量
脂肪（g）	0.8	硫胺素（mg）	0.25	钾（mg）	787
碳水化合物（g）	62	核黄素（mg）	0.11	维生素C（mg）	—
膳食纤维（g）	6.4	钙（mg）	81	维生素E（mg）	10.95

3. 食用注意 《本草经疏》云："脾胃虚寒滑泄者忌之。"脾胃虚弱，大便溏泻者应忌食绿豆。

（五）白扁豆

本品为豆科植物白扁豆的种子，扁椭圆形或扁卵圆形，表面淡苋白色或淡黄色，全国各地均有栽培。

1. 中医功效和保健作用 白扁豆味甘淡，性微温，可归脾、胃经。有健脾、化湿、消暑的功效。对脾虚生湿、食少便溏、白带过多、暑湿吐泻、烦渴胸闷等病证有调治作用。《中国药典》记载，白扁豆"健脾胃，清暑湿。用于脾胃虚弱、暑湿泄泻、白带"。

白扁豆适宜痰湿体质人群食用。

2. 主要营养成分 见表4-118。

表4-118　白扁豆的营养成分（以白扁豆每100g可食部计）

成　分	含　量	成　分	含　量	成　分	含　量
水分（g）	19.4	胆固醇（mg）	—	磷（mg）	340
能量（kcal）	257	维生素A（μg）	—	铁（mg）	4
蛋白质（g）	19	胡萝卜素（μg）	—	钠（mg）	1
脂肪（g）	1.3	硫胺素（mg）	0.33	钾（mg）	1070
碳水化合物（g）	42.2	核黄素（mg）	0.11	维生素C（mg）	—
膳食纤维（g）	13.4	钙（mg）	68	维生素E（mg）	0.89

3. 食用注意 白扁豆不宜过量食用。

（六）豌豆

豌豆为豆科一年生攀援草本，种子圆形，青绿色，干后变为黄色。在我国主要分布在中部、东北部等地区。别名：寒豆、荷兰豆、麻豆、淮豆。

1.中医功效和保健作用　豌豆味甘，性平，可归脾、胃经。有和中下气、利小便、解疮毒的功效。对霍乱转筋、脚气、痈肿等病证有调治作用。《日用本草》认为豌豆"煮食下乳汁"。《本草纲目》载其"研末涂痈肿、痘疮"。《本草从新》言其"理脾胃"。《医林纂要》言其"利小便"。

豌豆适宜气虚体质及湿热体质人群食用。

2.主要营养成分　见表4-119。

表4-119　豌豆的营养成分（以豌豆每100g可食部计）

成　分	含　量	成　分	含　量	成　分	含　量
水分（g）	10.4	胆固醇（mg）	—	磷（mg）	259
能量（kcal）	313	维生素A（μg）	42	铁（mg）	4.9
蛋白质（g）	20.3	胡萝卜素（μg）	250	钠（mg）	9.7
脂肪（g）	1.1	硫胺素（mg）	0.49	钾（mg）	823
碳水化合物（g）	55.4	核黄素（mg）	0.14	维生素C（mg）	—
膳食纤维（g）	10.4	钙（mg）	97	维生素E（mg）	8.47

3.食用注意　慢性胰腺炎、糖尿病患者及消化不良者慎食豌豆。

（七）蚕豆

蚕豆为豆科豌豆属一年生或越年生草本植物，我国各地均有栽培，以长江以南为主。别名：佛豆、胡豆、南豆、马齿豆、竖豆、仙豆、寒豆。

1.中医功效和保健作用　蚕豆味甘、微辛，性平，可归脾、胃、心经。有健脾利水、解毒消肿的功效。对膈食、水肿、疮毒等病证有调治作用。《食物本草》认为蚕豆"快胃，和脏腑"。《本草从新》言其"补中益气，涩精，实肠"。《湖南药物志》载蚕豆"健脾，止血，利尿"。蚕豆中含有丰富的植物蛋白，能有效延缓动脉硬化，还含有丰富的粗纤维，有助于降低血液中的胆固醇，保护心脑血管。

蚕豆适宜痰湿体质及湿热体质人群食用。

2.主要营养成分　见表4-120。

表 4-120　蚕豆的营养成分（以蚕豆每 100g 可食部计）

成　分	含　量	成　分	含　量	成　分	含　量
水分（g）	13.2	胆固醇（mg）	—	磷（mg）	418
能量（kcal）	335	维生素 A（μg）	—	铁（mg）	8.2
蛋白质（g）	21.6	胡萝卜素（μg）	—	钠（mg）	86
脂肪（g）	1	硫胺素（mg）	0.09	钾（mg）	1117
碳水化合物（g）	61.5	核黄素（mg）	0.13	维生素 C（mg）	2
膳食纤维（g）	1.7	钙（mg）	31	维生素 E（mg）	1.6

3. 食用注意　蚕豆不可生吃，也不可多食，以防腹胀。少数人吃蚕豆后会发生急性溶血性贫血，也就是俗称的"蚕豆黄病"。

（八）豇豆

豇豆为豆科豇豆属一年生缠绕、草质藤本或近直立草本植物，种子长椭圆形或圆柱形或稍肾形，黄白色、暗红色或其他颜色。别名：豆角、长豆、茳豆、裙带豆、浆豆。

1. 中医功效和保健作用　豇豆味甘、咸，性平，可归脾、肾经。有健脾利湿、补肾涩精的功效。对脾胃虚弱、泄泻、痢疾、吐逆、消渴、肾虚腰痛、遗精、白带、白浊、小便频数等病证有调治作用。《滇南本草》认为豇豆"治脾土虚弱，开胃健脾"。《本草纲目》载其"理中益气，补肾健胃，和五脏，调营卫，生精髓，止消渴，吐逆泄痢，小便数，解鼠莽毒"。《本草从新》言其"散血消肿，清热解毒"。《医林纂要》指出，豇豆能"补心泻肾，渗水，利小便，降浊升清"。

豇豆适宜气虚体质及痰湿体质人群食用。

2. 主要营养成分　见表 4-121。

表 4-121　豇豆的营养成分（以豇豆每 100g 可食部计）

成　分	含　量	成　分	含　量	成　分	含　量
水分（g）	10.9	胆固醇（mg）	—	磷（mg）	344
能量（kcal）	322	维生素 A（μg）	10	铁（mg）	7.1
蛋白质（g）	19.3	胡萝卜素（μg）	60	钠（mg）	6.8

续表

成　分	含量	成　分	含量	成　分	含　量
脂肪（g）	1.2	硫胺素（mg）	0.16	钾（mg）	737
碳水化合物（g）	58.5	核黄素（mg）	0.08	维生素C（mg）	—
膳食纤维（g）	7.1	钙（mg）	40	维生素E（mg）	8.61

3. 食用注意 腹胀者、气滞便结者忌食豇豆。

（九）豆腐

豆腐是大豆制成豆浆在热与凝固剂的共同作用下凝固而成的食品。

1. 中医功效和保健作用 豆腐味甘，性凉，可归脾、胃、大肠经。有泻火解毒、生津润燥、补中益气的功效。对目赤肿痛、肺热咳嗽、消渴、休息痢、脾虚腹胀等病证有调治作用。《本草纲目》言豆腐"清热散血"。《医林纂要》载其"清肺热，止咳，消痰"。《本草求真》指出，豆腐能"治胃火冲击，内热郁蒸，症见消渴、胀满。并治赤跟肿痛"。《随息居饮食谱》认为其"清热，润燥，生津，解毒，补中，宽肠，降浊"。豆腐含有丰富的植物雌激素，对防治骨质疏松症有良好的作用。豆腐中的甾固醇、豆甾醇有预防乳腺癌、前列腺癌的作用。

豆腐适宜阴虚体质及湿热体质人群食用。

2. 主要营养成分 见表4-122。

表4-122 豆腐的营养成分（以豆腐每100g可食部计）

成　分	含量	成　分	含　量	成　分	含　量
水分（g）	82.8	胆固醇（mg）	—	磷（mg）	119
能量（kcal）	81	维生素A（μg）	—	铁（mg）	1.9
蛋白质（g）	8.1	胡萝卜素（μg）	—	钠（mg）	7.2
脂肪（g）	3.7	硫胺素（mg）	0.04	钾（mg）	125
碳水化合物（g）	4.2	核黄素（mg）	0.03	维生素C（mg）	—
膳食纤维（g）	0.4	钙（mg）	164	维生素E（mg）	2.71

3. 食用注意 脾胃虚弱、腹泻、腹胀、肾病、痛风病患者不宜多食豆腐。

（十）豆豉

豆豉是中国传统特色发酵豆制品调味料。

1. 中医功效和保健作用 豆豉味咸，性平，可归肺、胃、心、膀胱、小肠、三焦经。有解肌发表、宣郁除烦的功效。对外感表证、寒热头痛、心烦、胸闷等病证有调治作用。《名医别录》认为豆豉"主伤寒头痛寒热，瘴气恶毒，烦躁满闷，虚劳喘吸，两脚疼冷"。《药性论》言其"治时疾热病发汗；熬末，能止盗汗，除烦；生捣为丸服，治寒热风，胸中生疮；煮服，治血痢腹痛"。《日华子本草》指出，豆豉"治中毒药，疟疾，骨蒸；并治犬咬"。豆豉中的多种营养素，可以改善胃肠道菌群，有帮助消化、预防疾病、延缓衰老等功效。

豆豉适宜气郁体质人群食用。

2. 主要营养成分 见表4-123。

表4-123 豆豉的营养成分（以五香豆豉每100g可食部计）

成　分	含　量	成　分	含　量	成　分	含　量
水分（g）	22.7	胆固醇（mg）	—	磷（mg）	43
能量（kcal）	259	维生素A（μg）	—	铁（mg）	3.7
蛋白质（g）	24.1	胡萝卜素（μg）	—	钠（mg）	263.8
脂肪（g）	3	硫胺素（mg）	0.02	钾（mg）	715
碳水化合物（g）	39.7	核黄素（mg）	0.09	维生素C（mg）	—
膳食纤维（g）	5.9	钙（mg）	29	维生素E（mg）	40.69

3. 食用注意 孕妇、体寒者不宜食用豆豉。

十、油脂和坚果类

（一）花生

本品为豆科植物落花生的种子。种子间常隘缩，果皮厚，革质，具突起网脉。秋末挖取果实，剥去果壳，取种子晒干，俗称"花生米"。全国各地均有栽培。别名：落花生、地果、唐人豆。

1.中医功效和保健作用　花生味甘，性平，入脾、肺经。有健脾养胃、润肺化痰的功效。对脾虚不运、反胃不舒、乳妇奶少、脚气、肺燥咳嗽、大便燥结等病证有调治作用。《滇南本草》指出，花生"盐水煮食治肺痨，炒用燥火行血，治一切腹内冷积肚疼"。《滇南本草图说》言其能"补中益气，盐水煮食养肺"。《本草备要》载其"补脾润肺"。《医林纂要》认为其"和脾，醒酒，托痘毒"。花生中含有的单脂肪酸和多不饱和脂肪对心脏健康有益。

花生适宜气虚及阴虚体质人群食用。

2.主要营养成分　见表4-124。

表4-124　花生的营养成分（以花生仁每100g可食部计）

成　分	含　量	成　分	含　量	成　分	含　量
水分（g）	6.9	胆固醇（mg）	—	磷（mg）	324
能量（kcal）	563	维生素A（μg）	5	铁（mg）	2.1
蛋白质（g）	24.8	胡萝卜素（μg）	30	钠（mg）	3.6
脂肪（g）	44.3	硫胺素（mg）	0.72	钾（mg）	587
碳水化合物（g）	21.7	核黄素（mg）	0.13	维生素C（mg）	2
膳食纤维（g）	5.5	钙（mg）	39	维生素E（mg）	18.09

3.食用注意　体寒湿滞、脾虚便泄、痛风、胃肠炎症患者忌食花生。

（二）核桃仁

核桃为胡桃科胡桃属植物，完整种子类球表，由两片呈脑状的子叶构成。我国平原及丘陵地区常见栽培。别名：胡桃仁、胡桃肉、核桃。

1.中医功效和保健作用　核桃仁味甘，性温，可归肾、肺、大肠经。有补肾、温肺、润肠的功效。对腰膝酸软、阳痿遗精、虚寒喘嗽、大便秘结等病证有调治作用。

核桃仁适宜气虚体质、阳虚体质、血瘀体质人群食用。

2.主要营养成分　见表4-125。

表 4-125　核桃仁的营养成分（以干核桃每 100g 可食部计）

成　分	含　量	成　分	含　量	成　分	含　量
水分（g）	5.2	胆固醇（mg）	—	磷（mg）	521
能量（kcal）	627	维生素 A（μg）	—	铁（mg）	6.8
蛋白质（g）	14.9	胡萝卜素（μg）	—	钠（mg）	250.7
脂肪（g）	58.8	硫胺素（mg）	0.15	钾（mg）	237
碳水化合物（g）	9.6	核黄素（mg）	0.14	维生素 C（mg）	—
膳食纤维（g）	9.5	钙（mg）	57	维生素 E（mg）	65.55

3. 食用注意　《开宝本草》载："饮酒食核桃令人咯血。"阴虚火旺者、腹泻的人不宜食用核桃仁，吐血者、出鼻血者应少食或禁食核桃仁。

（三）黑芝麻

黑芝麻为胡麻科芝麻的黑色种子，产地分布于安徽、湖北、贵州、云南、广西、四川等地。别名：胡麻、巨胜、狗虱、乌麻、油麻、巨胜子。

1. 中医功效和保健作用　黑芝麻味甘，性平，可归肝、脾、肾经。有补益肝肾、养血益精、润肠通便的功效。对肝肾不足所致的头晕耳鸣、腰脚痿软、须发早白、肌肤干燥、肠燥便秘、妇人乳少、痈疮湿疹、风癞疬疡、小儿瘰疬、烫火伤、痔疮等病证有调治作用。《神农本草经》指出，黑芝麻"气味甘平无毒，主伤中虚羸，补五内，益气力，长肌肉，填脑髓"。《本草纲目》载："钱乙治小儿痘疮变黑归肾，百祥丸，用赤脂麻煎汤送下，盖取其解毒耳。"黑芝麻富含维生素 E，具有良好的抗氧化作用，还能促进人体的生育功能。

黑芝麻适宜气虚体质及阴虚体质人群食用。

2. 主要营养成分　见表 4-126。

表 4-126　黑芝麻的营养成分（以黑芝麻每 100g 可食部计）

成　分	含　量	成　分	含　量	成　分	含　量
水分（g）	5.6	胆固醇（mg）	—	磷（mg）	27
能量（kcal）	562	维生素 A（μg）	—	铁（mg）	2.2
蛋白质（g）	24.7	胡萝卜素（μg）	—	钠（mg）	8.3

续表

成　分	含　量	成　分	含　量	成　分	含　量
脂肪（g）	44.8	硫胺素（mg）	0.08	钾（mg）	106
碳水化合物（g）	2.9	核黄素（mg）	0.56	维生素C（mg）	26
膳食纤维（g）	19.2	钙（mg）	97	维生素E（mg）	18.53

3. 食用注意　患有慢性肠炎、便溏腹泻者忌食黑芝麻。

（四）杏仁

杏仁为蔷薇科落叶乔木植物杏或山杏的种子，呈心脏形略扁，顶端渐尖，基部钝圆。产地主要在我国北方。别名：杏核仁、杏子、木落子、苦杏仁、杏梅仁、杏、甜梅。

1. 中医功效和保健作用　杏仁味苦，性温，有毒，可归肺、脾、大肠经。有祛痰止咳、平喘、润肠、下气开痹的功效。对外感咳嗽、喘满、伤燥咳嗽、寒气奔豚、惊痫、胸痹、食滞脘痛、血崩、耳聋、湿热淋证、疥疮、喉痹、肠燥便秘等病证有调治作用。《神农本草经》认为杏仁"主咳逆上气，雷鸣，喉痹，下气，产乳金疮，寒心奔豚"。《本草经集注》言其"解锡、胡粉毒"。《名医别录》载其"主惊痫，心下烦热，风气去来，时行头痛，解肌，消心下急，杀狗毒"。《药性论》指出，杏仁"治腹痹不通，发汗，主温病。治心下急满痛，除心腹烦闷，疗肺气咳嗽，上气喘促"。

杏仁适宜气虚体质人群食用。

2. 主要营养成分　见表4-127。

表4-127　杏仁的营养成分（以杏仁每100g可食部计）

成　分	含　量	成　分	含　量	成　分	含　量
水分（g）	0.8	胆固醇（mg）	—	磷（mg）	569
能量（kcal）	698	维生素A（μg）	2	铁（mg）	4.3
蛋白质（g）	13.4	胡萝卜素（μg）	10	钠（mg）	10.1
脂肪（g）	70.6	硫胺素（mg）	0.19	钾（mg）	502
碳水化合物（g）	2.2	核黄素（mg）	0.25	维生素C（mg）	—
膳食纤维（g）	10	钙（mg）	78	维生素E（mg）	32.79

3. 食用注意 阴虚咳嗽忌食杏仁。杏仁内含有氰化钾，生吃或吃多易中毒。

（五）松子

松子为松科植物红松等的种子，主要分布于我国东北、云南、小兴安岭，巴基斯坦西部、针叶林带等地。别名：海松子、新罗松子、红松果、松仁。

1. 中医功效和保健作用 松子味甘，性平，入肝、肺、大肠经。有润肺、滑肠的功效。对肺燥咳嗽、慢性便秘等病证有调治作用。《海药本草》认为松子"主诸风，温肠胃，久服轻身延年不老"。《日华子本草》言其"逐风痹寒气，虚羸少气，补不足，润皮肤，肥五脏"。《开宝本草》载其"主骨节风，头眩，去死肌，变白，散水气，润五脏，不饥"。《本草纲目》指出，松子能"润肺，治燥结咳嗽"。

2. 主要营养成分 见表 4-128。

表 4-128　松子的营养成分（以松子仁每 100g 可食部计）

成　分	含　量	成　分	含　量	成　分	含　量
水分（g）	3	胆固醇（mg）	—	磷（mg）	620
能量（kcal）	2782	维生素 A（μg）	7	铁（mg）	5.9
蛋白质（g）	12.6	胡萝卜素（μg）	—	钠（mg）	—
脂肪（g）	62.9	硫胺素（mg）	0.41	钾（mg）	184
碳水化合物（g）	8.6	核黄素（mg）	0.09	维生素 C（mg）	—
膳食纤维（g）	12.4	钙（mg）	3	维生素 E（mg）	34.47

3. 食用注意 胆囊疾病、多痰患者应慎食松子。

（六）白果

白果为银杏科落叶乔木银杏树的果实，主要分布于我国的温带和亚热带气候区。别名：银杏果、鸭脚子、灵眼、佛指甲、佛指柑。

1. 中医功效和保健作用 白果味甘、苦、涩，性平，可归肺、肾经。有敛肺定喘、止带缩尿的功效。对哮喘痰嗽、白带、白浊、遗精、尿频、无名肿毒等病证有调治作用。《三元延寿书》认为白果"生食解酒"。《滇南本草》载："大疮不出头者，白果肉同糯米蒸合蜜丸；与核桃捣烂为膏服之，治噎食反胃、白浊、冷淋；捣烂敷太阳穴，止头风眼疼，又敷无名肿毒。"《品汇精要》言其"煨熟食之，止小便频数"。

白果适宜气虚体质及湿热体质人群食用。

2. 主要营养成分 见表4-129。

表4-129 白果的营养成分（以白果每100g可食部计）

成 分	含 量	成 分	含 量	成 分	含 量
水分（g）	9.9	胆固醇（mg）	—	磷（mg）	23
能量（kcal）	355	维生素A（μg）	—	铁（mg）	0.2
蛋白质（g）	13.2	胡萝卜素（μg）	—	钠（mg）	17.5
脂肪（g）	1.3	硫胺素（mg）	—	钾（mg）	17
碳水化合物（g）	72.6	核黄素（mg）	0.1	维生素C（mg）	—
膳食纤维（g）	—	钙（mg）	54	维生素E（mg）	24.7

3. 食用注意 白果不能生食，熟食亦不可过量。有实邪者忌服。

（七）腰果

腰果是漆树科腰果属植物的果实，呈肾形。产地主要分布在海南和云南，广西、广东、福建、台湾也均有引种。

1. 中医功效和保健作用 腰果味甘，性平，归脾、胃、肾经。有补肾健脾、补脑养血的功效。《本草拾遗》载："腰果仁主治渴、润肺、去烦、除痰。"《海药本草》亦云其"主烦躁、心闷、痰膈、伤寒清涕、咳逆上气"。

腰果适宜阳虚体质及痰湿体质人群食用。

2. 主要营养成分 见表4-130。

表4-130 腰果的营养成分（以腰果每100g可食部计）

成 分	含 量	成 分	含 量	成 分	含 量
水分（g）	—	胆固醇（mg）	—	磷（mg）	395
能量（kcal）	2338	维生素A（μg）	—	铁（mg）	4.8
蛋白质（g）	17.3	胡萝卜素（μg）	—	钠（mg）	251

续表

成　分	含　量	成　分	含　量	成　分	含　量
脂肪（g）	36.7	硫胺素（mg）	0.27	钾（mg）	503
碳水化合物（g）	41.6	核黄素（mg）	0.13	维生素C（mg）	—
膳食纤维（g）	—	钙（mg）	26	维生素E（mg）	3.17

3. 食用注意　消化不良、过敏体质人群慎食腰果。

（八）莲子

莲子为睡莲科植物莲的干燥成熟种子，我国南北均有栽培。

1. 中医功效和保健作用　莲子味甘、涩，性平，可归心、脾、肾、胃、肝、膀胱经。有补脾止泻、益肾固精、养心安神的功效。对脾虚久泻久痢、肾虚遗精滑泄、小便不禁、妇人崩漏带下、心神不宁、惊悸、不眠等病证有调治作用。《神农本草经》认为莲子"主补中、养神、益气力"。孟诜言其"主五脏不足，伤中气绝，利益十二经脉血气"。《本草拾遗》载其"令发黑，不老"。《食医心镜》指出，莲子能"止渴，去热"。

莲子适宜阴虚体质人群食用。

2. 主要营养成分　见表4-131。

表4-131　莲子的营养成分（以莲子每100g可食部计）

成　分	含　量	成　分	含　量	成　分	含　量
水分（g）	9.5	胆固醇（mg）	—	磷（mg）	550
能量（kcal）	344	维生素A（μg）	—	铁（mg）	3.6
蛋白质（g）	17.2	胡萝卜素（μg）	—	钠（mg）	5.1
脂肪（g）	2	硫胺素（mg）	0.16	钾（mg）	846
碳水化合物（g）	67.2	核黄素（mg）	0.08	维生素C（mg）	5
膳食纤维（g）	3	钙（mg）	97	维生素E（mg）	2.71

3. 食用注意　脾胃虚寒者慎食。

（九）榛子

榛子为桦木科植物榛的种仁，坚果近球形，微扁，密被细绒毛，先端密被粗毛。产地主要分布于我国东北、华北及陕西等地。

1. 中医功效和保健作用　榛子味甘，性平，可归脾、胃经。有益气力、实肠胃的功效。崔禹锡《食经》认为榛子能"明目，去浊"。《日华子》载其"肥白人，止饥，调中，开胃"。《开宝本草》言其"益气力，宽肠胃，健行"。

榛子适宜气虚体质人群食用。

2. 主要营养成分　见表4-132。

表4-132　榛子的营养成分（以榛子每100g可食部计）

成　分	含　量	成　分	含　量	成　分	含　量
水分（g）	7.4	胆固醇（mg）	—	磷（mg）	422
能量（kcal）	542	维生素A（μg）	8	铁（mg）	6.4
蛋白质（g）	20	胡萝卜素（μg）	50	钠（mg）	4.7
脂肪（g）	44.8	硫胺素（mg）	0.62	钾（mg）	1244
碳水化合物（g）	14.7	核黄素（mg）	0.14	维生素C（mg）	—
膳食纤维（g）	9.6	钙（mg）	104	维生素E（mg）	36.43

3. 食用注意　过敏、腹泻者忌食榛子。

（十）槟榔

本品为棕榈科槟榔属常绿乔木槟榔树的果实，果实长圆形或卵球形，种子卵形。主要产自海南、广西。别名：仁频、宾门、橄榄子、洗瘴丹。

1. 中医功效和保健作用　槟榔味苦、辛，性温，可归胃、大肠经。有驱虫、消积、下气、行水、截疟的功效。对虫积、食滞、脘腹胀痛、泄痢后重、脚气、水肿、疟疾等病证有调治作用。《名医别录》认为槟榔"主消谷逐水，除痰癖，杀三虫，疗寸白"。《药性论》言其"宣利五脏六腑壅滞，破坚满气，下水肿。治心痛，风血积聚"。《唐本草》载槟榔"主腹胀，生捣末服，利水谷。敷疮，生肌肉止痛。烧为灰，主口吻白疮"。

槟榔适宜气郁体质人群食用。

2. 主要营养成分　见表4-133。

表4-133 槟榔的营养成分（以槟榔每100g可食部计）

成　分	含　量	成　分	含　量	成　分	含　量
水分（g）	27	胆固醇（mg）	—	磷（mg）	89
能量（kcal）	339	维生素A（μg）	—	铁（mg）	4.9
蛋白质（g）	5.2	胡萝卜素（μg）	—	钠（mg）	76
脂肪（g）	10.2	硫胺素（mg）	0.19	钾（mg）	450
碳水化合物（g）	56.7	核黄素（mg）	0.52	维生素C（mg）	—
膳食纤维（g）	—	钙（mg）	400	维生素E（mg）	—

3. 食用注意　过量食用槟榔易得口腔癌。

（十一）橄榄

本品为橄榄科橄榄属乔木植物，果实卵圆形至纺锤形，成熟时黄绿色，外果皮厚，核硬，两端尖，核面粗化。主要产于我国福建、台湾、广东、广西、云南。别名：橄榄子、余甘子、橄。

1. 中医功效和保健作用　橄榄味甘、酸、涩，性平，可归肺、胃、脾、肝经。有清肺利咽、生津止渴、解毒的功效。对咳嗽痰血、咽喉肿痛、暑热烦渴、醉酒、鱼蟹中毒等有调治作用。《日华子本草》认为橄榄能"开胃，下气，止泻"。《开宝本草》言其"主消酒"。《本草衍义》载其"嚼汁咽治鱼鲠"。《滇南本草》指出，橄榄能"治一切喉火上炎，大头瘟症。能解湿热、春温，生津止渴，利痰，解鱼毒、酒、积滞"。橄榄含有丰富的油脂酸，具有一定的抗菌消炎作用。另外，橄榄具有解酒作用。

橄榄适宜湿热体质人群食用。

2. 主要营养成分　见表4-134。

表4-134 橄榄的营养成分（以橄榄每100g可食部计）

成　分	含　量	成　分	含　量	成　分	含　量
水分（g）	83.1	胆固醇（mg）	—	磷（mg）	18
能量（kcal）	49	维生素A（μg）	22	铁（mg）	0.2
蛋白质（g）	0.8	胡萝卜素（μg）	0.8	钠（mg）	—
脂肪（g）	0.2	硫胺素（mg）	0.01	钾（mg）	23

续表

成　分	含　量	成　分	含　量	成　分	含　量
碳水化合物（g）	11.1	核黄素（mg）	0.01	维生素C（mg）	3
膳食纤维（g）	4	钙（mg）	49	维生素E（mg）	—

3. 食用注意　孕妇不宜大量食用橄榄。

（十二）芡实

芡实为睡莲科植物芡的干燥成熟种仁，呈类球形，多为破粒。表面有棕红色内种皮，一端黄白色，有凹点状的种脐痕，除去内种皮显白色。质较硬，断面白色，粉性。气微，味淡。我国南北均有分布。别名：鸡头米、水鸡头、鸡头苞。

1. 中医功效和保健作用　芡实味甘、涩，性平，可归脾、肾、心、胃、肝经。有固肾涩精、补脾止泄的功效。对遗精、白浊、淋浊、带下、小便不禁、大便泄泻等病证有调治作用。《神农本草经》认为芡实"主湿痹腰脊膝痛，补中除暴疾，益精气，强志，令耳目聪明"。《日华子本草》言其"开胃助气"。《本草纲目》载其"止渴益肾。治小便不禁，遗精，白浊，带下"。

芡实适宜气虚体质及阳虚体质人群食用。

2. 主要营养成分　见表4-135。

表4-135　芡实的营养成分（以芡实米每100g可食部计）

成　分	含　量	成　分	含　量	成　分	含　量
水分（g）	11.4	胆固醇（mg）	—	磷（mg）	56
能量（kcal）	351	维生素A（μg）	—	铁（mg）	0.5
蛋白质（g）	8.3	胡萝卜素（μg）	—	钠（mg）	28.4
脂肪（g）	0.3	硫胺素（mg）	0.3	钾（mg）	60
碳水化合物（g）	79.6	核黄素（mg）	0.09	维生素C（mg）	—
膳食纤维（g）	0.9	钙（mg）	37	维生素E（mg）	—

3. 食用注意　芡实不宜食之过多，否则难以消化。便秘、尿赤者及妇女产后皆不宜食用芡实。

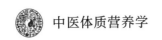

（十三）栗子

栗子为壳斗科栗属植物栗的果实，果皮色泽较深，有光泽。产地主要分布在江苏、浙江、安徽、湖北、湖南及河南南部。别名：板栗、栗果、大栗。

1. 中医功效和保健作用 栗子味甘、微咸，性平，可归脾、肾经。有益气健脾、补肾强筋、活血消肿、止血的功效。对脾虚泄泻、反胃呕吐、脚膝酸软、筋骨折伤肿痛、瘰疬、吐血、衄血、便血等病证有调治作用。《名医别录》认为栗子"主益气，厚肠胃，补肾气，令人忍饥"。《备急千金要方·食治》言其"生食之，甚治腰脚不遂"。《唐本草》载芡实"嚼生者涂病上，疗筋骨断碎、疼痛、肿瘀"。

栗子适宜气虚体质及阳虚体质人群食用。

2. 主要营养成分 见表4-136。

表4-136 栗子的营养成分（以鲜栗子每100g可食部计）

成　分	含　量	成　分	含　量	成　分	含　量
水分（g）	52	胆固醇（mg）	—	磷（mg）	89
能量（kcal）	185	维生素A（µg）	32	铁（mg）	1.1
蛋白质（g）	4.2	胡萝卜素（µg）	190	钠（mg）	13.9
脂肪（g）	0.7	硫胺素（mg）	0.14	钾（mg）	442
碳水化合物（g）	42.2	核黄素（mg）	0.17	维生素C（mg）	24
膳食纤维（g）	1.7	钙（mg）	17	维生素E（mg）	4.56

3. 食用注意 婴幼儿及脾胃虚弱者应慎食板栗。

（十四）葵花子

葵花子为向日葵的果实，为瘦果，瘦果腔内具有离生的一粒种子（籽仁），种子上有一层薄薄的种皮。全国各地均有栽培。

1. 中医功效和保健作用 葵花子味甘，性平、微寒，归肠、胃经。具有治疗失眠、增强记忆力的作用。葵花子中含有不饱和脂肪，有利于降低胆固醇，维护心血管健康。

葵花子适宜痰湿体质人群食用。

2. 主要营养成分　见表 4-137。

表 4-137　葵花子的营养成分（以葵花籽仁每 100g 可食部计）

成　分	含　量	成　分	含　量	成　分	含　量
水分（g）	7.8	胆固醇（mg）	—	磷（mg）	604
能量（kcal）	606	维生素 A（μg）	—	铁（mg）	2.9
蛋白质（g）	19.1	胡萝卜素（μg）	—	钠（mg）	5
脂肪（g）	53.4	硫胺素（mg）	1.89	钾（mg）	547
碳水化合物（g）	16.7	核黄素（mg）	0.16	维生素 C（mg）	—
膳食纤维（g）	4.5	钙（mg）	115	维生素 E（mg）	79.09

3. 食用注意　糖尿病、高血脂、肝炎患者慎食葵花子。

（十五）南瓜子

南瓜子为葫芦科植物南瓜的种子。呈扁椭圆形，一端略尖，外表黄白色，边缘稍有棱，表面带有毛茸，边缘较多。南瓜在全国各地广泛栽培。别名：南瓜仁、白瓜子、金瓜米、窝瓜子、倭瓜子。

1. 中医功效和保健作用　南瓜子味甘，性平，可归大肠经。有杀虫、下乳、利水消肿的功效。对绦虫、蛔虫、血吸虫、钩虫、蛲虫等寄生虫病，以及产后缺乳、手足浮肿、百日咳、痔疮等病证有调治作用。《现代实用中药》认为南瓜子能"驱除绦虫"。《安徽药材》言其"能杀蛔虫"。《中国药植图鉴》载南瓜子"炒后煎服，治产后手足浮肿，糖尿病"。南瓜子具有很好的杀灭血吸虫幼虫的作用，对蛲虫病、绦虫病、钩虫病等患者也有明显的治疗效果；南瓜子中的脂肪酸，可消除前列腺炎初期的肿胀；南瓜子含有丰富的泛酸，可以缓解静止性心绞痛，并能有效降压。

南瓜子适宜气郁体质人群食用。

2. 主要营养成分　见表 4-138。

表 4-138　南瓜子的营养成分（以南瓜子仁每 100g 可食部计）

成　分	含　量	成　分	含　量	成　分	含　量
水分（g）	9.2	胆固醇（mg）	—	磷（mg）	1159
能量（kcal）	566	维生素 A（μg）	—	铁（mg）	1.5

续表

成 分	含 量	成 分	含 量	成 分	含 量
蛋白质（g）	33.2	胡萝卜素（μg）	—	钠（mg）	20.6
脂肪（g）	48.1	硫胺素（mg）	0.23	钾（mg）	102
碳水化合物（g）	4.9	核黄素（mg）	0.09	维生素 C（mg）	—
膳食纤维（g）	4.9	钙（mg）	16	维生素 E（mg）	13.25

3. 食用注意 《本草纲目拾遗》载南瓜子"多食壅气滞膈"。慢性肝炎、脂肪肝、胃热患者忌用南瓜子。

（十六）开心果

开心果为漆树科黄连木属的多年生落叶果树。椭圆形或长圆形，先端急尖，熟时呈黄绿色或粉红色。产于我国新疆。别名：天师栗、娑婆子、武吉、仙栗。

1. 中医功效和保健作用 开心果味甘，性温，可归肝、胃经。有疏肝理气、宽中止痛的功效。对胸胁乳房胀痛、痛经、胃脘痛等病证有调治作用。《益部方物略记》认为开心果"久食已风挛"。《通雅》言其"能下气"。《本草纲目拾遗》载其"葛祖遗方，治心胃寒痛，虫痛""宽中下气，治胃脘肝膈膨胀，疳积疟痢，吐血劳伤，平胃通络"。

开心果适宜气虚体质、阳虚体质、气郁体质人群食用。

2. 主要营养成分 见表 4-139。

表 4-139　开心果的营养成分（以开心果仁每 100g 可食部计）

成 分	含 量	成 分	含 量	成 分	含 量
水分（g）	2	胆固醇（mg）	—	磷（mg）	440
能量（kcal）	597	维生素 A（μg）	20	铁（mg）	3
蛋白质（g）	20.2	胡萝卜素（μg）	—	钠（mg）	270
脂肪（g）	45.3	硫胺素（mg）	—	钾（mg）	970
碳水化合物（g）	27.2	核黄素（mg）	—	维生素 C（mg）	—
膳食纤维（g）	6.6	钙（mg）	120	维生素 E（mg）	—

3. 食用注意 不可过量食用开心果，上火、便秘者慎食。

第二节　中医体质饮食营养方案

一、平和体质

（一）平和质的食养原则

1. 平衡膳食以调和阴阳　平和质的人具有阴阳和调、血脉畅达、五脏匀平的生理特点，其饮食调养的第一原则是膳食平衡，要求食物多样化，体现中国传统膳食杂食平衡的整体观。食物的酸、甜、苦、辣、咸五种味道被称为"五味"。中医学认为，各种不同味道的食物进入人体后，对不同脏腑的影响各不相同，就是通常所说的"五味入五脏"。五味偏嗜，则会破坏身体的平衡，如过酸伤脾、过咸伤心、过甜伤肾、过辛伤肝、过苦伤肺等。另外，平和体质的人还可酌量选食具有缓补阴阳作用的食物，以增强体质。

2. 不同生命周期饮食调养　平和体质是诸多体质中最健康平衡的一种体质，一般不需要药物调理，只要根据人体生长规律，适当进补即可。一是儿童的生长发育时期，食谱应当多样化、富有营养，促进其正常生长发育；二是更年期，这是体质的转变时期，可根据阴阳偏颇，酌情服补益肾阴、肾阳之剂；三是人到老年之时，五脏逐渐衰弱，应适当调补，促进新陈代谢，延缓衰老。在平衡膳食的基础上，平和体质者还应注意气味调和，因时施膳，根据季节选择适宜的饮食，以维护机体的阴阳平衡，保障健康。

3. 顺应四时饮食调养

春季：阳气初升，万物复苏，升发向上，顺畅条达。春宜升补，即顺应阳气升发之性，食性宜清轻升发，宣透阳气。但应注意升而不散，温而不热，不过用辛热升散之品。宜多食蔬菜，如菠菜、芹菜、春笋、荠菜等轻灵宣透、清温平淡之品。

夏季：阳气隆盛，气候炎热，其性如火，万物繁茂。夏宜清补，应选用清热解暑、清淡芳香之品，不可食用味厚发热的食物。宜多食新鲜水果，如西瓜、番茄、菠萝等，其他清凉生津食品，如金银花、菊花、芦根、绿豆、冬瓜、苦瓜、黄瓜、生菜、豆芽等均可酌情食用，以清热祛暑。

长夏：为夏秋之交，此时天热下降，地湿上蒸，氤氲熏蒸，湿气充斥，为一年之中湿气最盛的季节。长夏内通脾气，脾为阴土，喜燥恶湿，湿盛于外，困阻脾阳，运化无力，每见四肢困倦、胸闷腹胀、食少纳呆、呕恶腹泻、尿少水肿等水湿内停之象。长夏季节，宜用淡补，即用淡渗利湿之品以助脾气之健运，防止湿困中焦。多选用茯苓、藿香、山药、莲子、薏米、扁豆、丝瓜等淡渗利湿健脾之品，最忌滋腻碍胃。

秋季：阳气收敛，阴气滋长，进食补品宜选用寒温偏性不明显的平性药食，不宜用大寒大热之品，即所谓平补之法。同时，因秋风劲急，气候干燥，宜食用濡润滋阴之品以保护阴津，如沙参、麦冬、百合、阿胶、甘草等。

冬季：天寒地冻，阳气深藏，阴气大盛，万物生机潜藏，精气涵养。冬宜温补，选用温热助阳之品，以扶阳散寒，如姜、桂、胡椒、羊肉、牛肉、狗肉等温补之品。羊肉味甘性热，具有益气补虚、温中暖下的功效，特别适合冬季食用。

（二）平和质推荐食养方案

1. 平和质食物举例　见表4-140。

表4-140　平和质适宜食物举例

类别	食物
粮食类	粳米、籼米、糯米、黑米、小米、小麦、大麦、玉米、高粱、薏米、燕麦等
蔬菜类	大白菜、油菜、胡萝卜、茼蒿、菠菜、莴笋、荠菜、芹菜、冬瓜、西红柿等
水果类	苹果、橘子、菠萝、桃子、梨、桑椹、木瓜、香瓜、西瓜、葡萄等
肉类	猪肉、羊肉、牛肉、鸡肉、鸭肉、兔肉等
水产类	鳗鱼、鲫鱼、泥鳅、鲈鱼、鲢鱼、海参、虾、黄鱼等
豆类及其制品	黄豆、绿豆、扁豆、蚕豆、红豆、刀豆、豌豆等
其他类	牛奶、鸡蛋、蜂蜜、红茶、绿茶等

2. 平和质食谱举例　　见表 4–141。

表 4–141　平和质三餐举例

方案	早餐	午餐	晚餐
方案 A	白米粥 1 碗，鸡蛋 1 个，花卷 1 个，芝麻酱黄瓜条	米饭 1 碗，翡翠彩蔬卷，农家小炒肉	米饭 1 碗，虎皮青椒，鱼头豆腐汤
方案 B	牛奶 1 杯，鸡蛋 1 个，培根三明治，1 块	米饭 1 碗，白灼菜心，水煮牛肉	米饭 1 碗，地三鲜，红烧带鱼

（1）胡萝卜薏米煲羊肉　羊肉 500g，胡萝卜 250g，薏米 100g，茯苓 50g，姜片适量。羊肉洗净，切块；胡萝卜去皮后洗净，切片；薏米提前浸泡 4 小时；其余材料均洗净，备齐。将羊肉块放入沸水锅中氽烫透，捞出，沥干水分，晾凉备用。锅中放入胡萝卜片、薏米、姜片、茯苓、羊肉块、醪糟和适量清水，大火烧开，撇去浮沫后盖上锅盖，转中小火煮 1.5 个小时，加盐调味即可。

（2）薏米白果煲猪肚　猪肚 100g，白果、薏米各 20g，姜 10g。将猪肚加面粉充分清洗干净；姜洗净，去皮切片；白果洗净；薏米洗净。锅置火上，放入猪肚和适量清水，煮至半熟，将猪肚捞出，待其稍放凉后切成小块，备用。将净锅置火上，放入猪肚块、姜片、薏米、白果和足量清水。先开大火烧沸，再转中火炖煮 1 个小时至猪肚块完全熟透，加醪糟搅匀，加盐调味出锅装盘即可。

（3）可乐土豆牛肉　牛腱肉 400g，土豆、胡萝卜各 150g，葱末、姜片各适量，可乐 1 罐。牛腱肉洗净，切块；土豆、胡萝卜均去皮后洗净，切小块，备用。将可乐倒入小碗中，备用。将牛腱肉块放入沸水锅中氽烫至颜色变白后捞出，过凉水，沥干水分。油锅烧热，放入葱末、姜片炒香，再放入牛腱肉块略炒，再淋入可乐拌匀，以大火烧开。然后放入胡萝卜块、土豆块、所有调料和适量清水，炖至牛腱肉块熟透即可。

（4）土豆西红柿鸡腿煲　鸡腿 500g，土豆、西红柿块各 150g，芹菜块、胡萝卜、豌豆荚各适量。鸡腿洗净，剁成块；土豆去皮洗净，切块；豌豆荚择去老筋后洗净，备用。将豌豆荚入锅中氽烫至熟，捞出。锅置火上，油锅烧至五成热，放入鸡腿块煎至两面金黄。再放入除豌豆荚外的剩余材料炒匀，放入调料，盖上锅盖用小火炖煮半个小时。最后放入豌豆荚略煮，至入味即可。

（5）豆泡炖白菜　豆泡500g，白菜200g，香葱适量，香菜叶少许。豆泡用清水略浸泡后洗净；白菜洗净切段；香葱洗净切段，备用。锅置火上，加入适量清水烧沸，放入白菜段余烫，再倒入漏勺中沥去水分。将鸡汤、酱油、白糖、盐、味精加入碗中，调成味汁。油锅烧热，投入香葱段爆香，放入豆泡、白菜段略煸炒后，再加味汁烧开，转小火炖20分钟，撒上香菜叶即成。

二、气虚体质

（一）气虚质食养原则

1."益气健脾"是总原则　气虚质的膳食原则是"益气健脾"，应多吃性平、味甘或甘温的食物，多吃富有营养而又容易消化的食物，如山药、粳米、红枣、牛肉、蜂蜜等。不吃或少吃萝卜、空心菜等耗气的食物。忌寒湿、油腻、厚味的食物。

2.注意"虚不受补"　气虚质的人应该选择具有补气作用的食物。进食量应根据身体情况而定，不可过多或过少。如果配合药膳则效果会更好。但注意气虚质的补益要缓慢进补，而不能蛮补。因为气虚者脾胃运化能力较差，容易"虚不受补"，造成脾胃呆滞。

3.食物不可过寒过热　气虚体质的人对食物的寒热比较敏感，食物不宜太热或者太寒。食用过多热性食物易产生燥热；食用过于寒凉的食物则会出现"苦寒败胃"的现象，使脾胃功能进一步弱化，气虚情况会更加严重。

4.顺应四时饮食调养　四季当中，夏季天气炎热，易耗气伤津，气虚体质的人应避免在夏季食用生冷苦寒的食物，可选择益气生津的食物；春秋季节，气虚体质可选择的食材较多；冬季是温补的好时机，可以选择温补作用较强的食物。

（二）气虚质推荐食养方案

1.气虚质食物举例 见表4-142。

表4-142 气虚质适宜食物举例

类别	食物
粮食类	粳米、糯米、小米、薏米等
蔬菜类	山药、豇豆、胡萝卜、南瓜、土豆、卷心菜等
水果类	苹果、荔枝、葡萄干、桂圆等
肉类	牛肉、牛肚、鸡肉等
水产类	鲫鱼、鲈鱼、泥鳅、黄鳝、鳜鱼、鲢鱼等
豆类及其制品	白扁豆、豌豆、豆浆等
其他类	红枣、牛奶、蜂蜜、红糖、栗子等

2.气虚质食谱举例 见表4-143。

表4-143 气虚质三餐举例

方案	早餐	午餐	晚餐
方案A	芝麻小米粥1碗，鸡蛋1个，红枣米糕1块	米饭1碗，糖醋土豆，山药排骨汤	米饭1碗，咸蛋黄焗南瓜，肉片杏鲍菇
方案B	扁豆山药粥1碗，鸡蛋1个，馒头1个，凉拌海带丝	米饭1碗，胡萝卜炒鸡蛋，红烧牛肉丸	米饭1碗，腐汁豇豆，柠香蒸鲈鱼

（1）黄芪炖鸡 生黄芪30g，母鸡1只。将母鸡去毛及内脏，洗净，再将黄芪放入母鸡腹中缝合，置锅中加水及姜、葱、大料、盐等佐料炖煮至鸡烂熟。佐餐食用。

（2）白扁豆粥 白扁豆60g，粳米100g。白扁豆、粳米洗净，放入锅内，加水适量，先用武火煮沸，再用文火煮至粥成。佐餐食用。

（3）山药炒肉片 山药500g，猪瘦肉100g，鸡蛋1个，葱片、姜片各适量。山药去皮切片，过凉水，沥干备用。将猪瘦肉洗净，切片，加盐、料酒、鸡蛋液、水淀粉拌匀上浆。油锅烧热，放葱片、姜片炒香，入猪瘦肉片炒至变色，加入剩余调料，炒匀。放入山药片迅速翻炒均匀，盛盘即可。

（4）洋葱土豆烧牛肉 牛肉片300g，土豆片150g，洋葱块80g，红椒片适量，姜片、蒜末、葱段各少许。牛肉片加入盐、生抽和干淀粉拌匀腌渍。起锅热油，下牛肉片滑油，备用。锅中留底油烧热，加红椒片、姜片、蒜末和葱段炒香。倒入土豆片、洋葱块煸炒片刻，烹入料酒，倒入牛肉片略炒。加入豆瓣酱炒至入味，加盐、生抽、蚝油翻炒均匀，以水淀粉勾芡，出锅装盘即可。

（5）什锦鲢鱼头　鲢鱼头1个，笋片、鸡肉片、香菇片、虾仁、火腿片各30g，油菜心、葱、姜、香菜叶各适量。鲢鱼头从中间切开，洗净；油菜心洗净，过油；葱部分切段，部分切末；姜切片。爆香葱末、姜片后放入鲢鱼头煸炒。倒入高汤，调入盐、绍酒、白糖略煮。放入虾仁、笋片、香菇片、鸡肉片、油菜心、火腿片，炖煮至材料熟。调入味精，煮至汤少汁收，再加水淀粉勾芡，淋入醋，最后放入白胡椒粉，撒上香菜叶即可。

三、阳虚体质

（一）阳虚质食养原则

1.“温阳祛寒”是总原则　阳虚质的人可多食用具有温热之性的食物，以补充体内不足的阳气。脾阳虚者应用温运脾阳法、温胃祛寒法，消除中焦之虚寒；心阳虚者应用温补心阳法；肾阳虚者应用温肾助阳法。宜温补忌清补，宜食用热量较高而富有营养的食物，尽量少喝各种冷饮，少食或不食生冷、冰冻之品。因寒性食物或饮料会加重阳虚质者体内阳气亏虚的程度，使寒邪益盛，往往积“寒”成疾，使脏腑功能更为低下。

2.温阳的同时注意养阴　阳虚体质的人在温阳的同时要注意养阴。若是在补阳的同时忽略了滋阴，则会出现口干咽痛、上火等表现。因此避免食用过于燥烈的药物或食物，以免耗伤阴液。人体阴与阳是互生互化的，阴液的耗伤也会导致人体阳气的不足。阳虚兼阴虚者可以服用一些比较温和的药材来调理体质，如桑寄生、杜仲、菟丝子等。如果是阳气虚导致的腰痛或夜尿频，可用桑寄生、杜仲加瘦猪肉和核桃煮汤，味道鲜美且能强身健体，调养体质。

3.顺应四时饮食调养　春季阳气升发，阳虚体质的人可以利用这一时机调理体质，适当吃些韭菜、生姜、大葱等；阳虚体质者不可在夏季食凉饮冷，以免损伤阳气，加重阳虚；秋季天气转凉，阳虚体质者应适当食用温热的食物；冬季阳虚体质适宜食用狗肉、羊肉、牛肉、辣椒等温热性较强的食物。

（二）阳虚质推荐食养方案

1. 阳虚质食物举例　见表4-144。

表4-144　阳虚质适宜食物举例

类别	食物
粮食类	黑米、紫米等
蔬菜类	韭菜、辣椒、胡萝卜、南瓜、豇豆、山药等
水果类	荔枝、桂圆、樱桃等
肉类	兔肉、羊肉、鸡肉、鸽肉、牛肉等
水产类	鳝鱼、鲳鱼、海虾、泥鳅等
豆类及其制品	黄豆、豆腐等
其他类	核桃、腰果、板栗、红枣、牛奶、蜂蜜、红糖等

2. 阳虚质食谱举例　见表4-145。

表4-145　阳虚质三餐举例

方案	早餐	午餐	晚餐
方案A	核桃花生米糊1碗，韭菜锅贴，鸡蛋1个	米饭1碗，豌豆小炒，番茄炖牛肉	米饭1碗，韭菜炒香干，龙眼虾仁
方案B	山药糯米粥1碗，鸡蛋1个，花卷1个，凉拌土豆丝	米饭1碗，蚝油生菜，米粉蒸肉	米饭1碗，上汤娃娃菜，萝卜炖羊肉

（1）山药肉桂粥　鲜山药150g，肉桂5g，粳米100g。山药去皮洗净切丁，肉桂洗净布包，粳米淘洗干净备用。三味入砂锅，加水适量煮成粥，常食之。

（2）韭菜炒鲜虾仁　韭菜250g，鲜虾400g。韭菜洗净，切段，鲜虾剥去壳洗净，葱切成段，姜切成末备用。烧热锅，入植物油，先将葱下锅炒香，再放虾和韭菜，烹黄酒，连续翻炒至虾熟透，起锅装盘即可。佐餐食用。

（3）韭香豆腐　豆腐150g，新鲜韭菜100g，胡萝卜30g。将豆腐洗净，切块；韭菜择洗干净，切段；胡萝卜去皮洗净，切片。锅中注入适量油，烧至五成热时，下入豆腐块炸制。将豆腐块以中火炸至金黄色时，捞出沥油，备用。炒锅烧热，加油，放入胡萝卜片略炒，下韭菜段炒至断生。加盐、鸡精和白糖烧至熟透入味。将炸豆腐块倒入锅中炒匀即可。

（4）香酥羊肉丝　羊肉300g，九层塔、蒜瓣、红辣椒、姜片各适量。将羊肉清洗干净，切丝，加干淀粉抓匀；九层塔择洗干净，备用。锅置火上，放入胡麻油烧热，以小火炒香姜片、蒜瓣，盛出备用。锅内留底油烧热，放入羊肉丝，大火快速炒至肉色变白，盛出。原锅烧热，放入姜片、蒜瓣和所有调料，小火炒至汤汁浓稠。然后依次放入羊肉丝、红辣椒段和九层塔，改大火快速炒匀入味即可。

（5）双椒炒虾仁　虾仁150g，青椒片、红椒片各25g，姜片、蒜末、葱末各适量。将虾仁去虾线，洗净；其余材料备齐。虾仁加干淀粉和少许盐、鸡精、料酒抓匀腌渍片刻，滑油备用。锅留底油烧热，加姜片、蒜末、葱末炒至出香味，然后倒入青椒片、红椒片煸炒片刻。烹入料酒，倒入虾仁拌炒均匀。加辣椒酱炒香，加盐、鸡精调味。以水淀粉勾芡，出锅装盘即可。

四、阴虚体质

（一）阴虚质食养原则

1.“滋阴清热”是总原则　阴虚质的人由于体内阴液亏损，应滋阴与清热兼顾，多食生津养阴的清补类食物。宜多食新鲜的水产类食物，适量多吃新鲜蔬菜瓜果或含纤维素、维生素丰富的食物；忌吃辛辣刺激、温热香燥的食物；少吃煎炸爆炒及性热上火的食物；忌吃脂肪、糖分含量过高的食物。

2.注意脏腑阴亏　脏腑阴虚之中常以某一脏腑虚亏为主，应辨明阴虚病位以补之。心阴虚者应养心阴，滋肝肾；肝阴虚者宜育阴潜阳，滋养肝阴，平肝息风；脾阴虚者应滋养脾阴，益胃生津；肺阴虚者可滋阴润肺，常用润燥生津法；肾阴虚者予以滋阴补肾。养阴兼顾理气健脾，滋阴食物多性柔而腻，久服易伤脾阳，引起胃纳呆滞、腹胀腹泻等，故可在滋阴方中加一些陈皮之类的理气健脾之品。

3.顺应四时饮食调养　春季阴虚体质容易阳气偏盛，宜多吃新鲜蔬菜、水果、莲藕、百合等有清凉滋润功效的食物；还需多喝水，可饮菊花茶、绿茶等。夏季天气炎热，体内阴液亏损，宜多吃养阴降火、健脾化湿的食物。秋季气候多干燥，最易伤及肺，此时阴虚体质者应多参加户外活动，宜多进食清补滋阴的食物，忌辛辣燥烈、煎炸爆炒等。阴虚体质者相对耐寒，但在冬季也应注意保暖，饮食上应选择滋补性强的食物。

（二）阴虚质食养推荐方案

1. 阴虚质食物举例 见表 4-146。

表 4-146 阴虚质适宜食物举例

类别	食物
粮食类	小麦、大麦、糯米、粳米等
蔬菜类	莲藕、黄瓜、苦瓜、山药、菠菜、西红柿、茄子等
水果类	葡萄、苹果、梨、香蕉、桑椹、西瓜等
肉类	猪肉、鸭肉、兔肉等
水产类	牡蛎、海参、鳖肉、墨鱼等
豆类及其制品	大豆、绿豆、黑豆、豆腐等
其他类	黑芝麻、鸡蛋、牛奶、银耳、蜂蜜等

2. 阴虚质食谱举例 见表 4-147。

表 4-147 阴虚质三餐举例

方案	早餐	午餐	晚餐
方案 A	桑椹粥 1 碗，鸡蛋 1 个，馒头 1 个，糖醋藕片	米饭 1 碗，清炒西葫芦，慈菇酿肉	米饭 1 碗，炒双耳，玉竹焖肉
方案 B	黑芝麻豆浆 1 杯，鸡蛋 1 个，素包子 1 个，爽口萝卜丁	米饭 1 碗，蒜蓉菠菜，莲藕烧鸭肉	米饭 1 碗，烧茄子，黄瓜炒肉片

（1）秋梨白藕汁 梨 500g，藕 500g，白砂糖适量。取鲜藕、梨洗净，压榨取汁，加白砂糖少许即可。经常饮服。

（2）百合粥 鲜百合 50g（或干百合 30g），粳米 100g，冰糖（或白糖）适量。鲜百合洗净（干百合泡发），将洗净的粳米放锅内，加水适量，先用武火煮沸，再用文火煮至半熟，将百合放入同煮成粥，加糖。佐餐食用。

（3）甜浆粥 鲜豆浆 300 ~ 500mL，粳米 100g，冰糖少许。粳米洗净与鲜豆浆同放入锅内，加水适量，先用武火煮沸，再用文火煮成粥后加入冰糖，再煮沸 1～2 次。佐餐食用。

（4）藕片烩猪肉　莲藕片 200g，猪瘦肉片 300g，甜豆荚 30g，胡萝卜片 20g，姜片 10g。全部材料均洗净，备用。猪瘦肉片放入碗中，加调料（盐少许，酱油半小匙，醪糟 1 小匙，干淀粉少许）抓匀，腌渍约 15 分钟至入味。油锅烧热，加入姜片爆香，再加入胡萝卜片、甜豆荚、莲藕片炒匀，再倒入适量水烧开，放入猪瘦肉片。然后将调料（盐、白糖各 1/4 小匙，醪糟 1 小匙，蚝油半小匙）倒入锅中，最后用水淀粉勾芡，淋入香油拌匀即可。

（5）泡菜鸭片　泡菜 200g，鸭肉 300g，红甜椒 5g。泡菜切片；红甜椒去蒂及籽，洗净切条。鸭肉洗净切片，备用。油锅烧热，下入鸭肉炒至变色，加入泡菜、红甜椒翻炒均匀。调入盐翻炒均匀，起锅装盘即可。

五、痰湿体质

（一）痰湿质食养原则

1.“化痰祛湿”是总原则　痰湿质的人由于水液内停而痰湿凝聚，应多摄取能够宣肺、健脾、益肾、化湿、通利三焦的食物，如冬瓜、竹笋、茯苓、海带、芡实等；忌各种易于化生湿浊的食物，如甜食、酒、冷饮等。忌油腻，不宜吃肥肉、蛋黄、鱼子、猪脑、羊脑等高脂肪、高胆固醇的食物。戒烟酒，烟易生热助湿，酒易化热生痰，二者皆会加重湿热。

2.配用温化通阳　湿为阴邪，其性黏滞，宜温化通阳。痰湿体质不宜多食生冷，应顾护脾胃，因脾虚易生痰湿。可以多用肉桂、干姜等作为调味品。并且要少吃高热量的食品，还要注意饮食少盐，易于消化。

3.顺应四时饮食调养　痰湿体质应在温暖的季节多晒太阳，使阳气得以升发，湿气得到发散。雨水多的季节可以多食用化湿的食物。

（二）痰湿质食养推荐方案

1.痰湿质食物举例　见表 4-148。

表 4-148　痰湿质适宜食物举例

类别	食物
粮食类	小麦、粳米、小米、玉米、燕麦、荞麦、薏米等
蔬菜类	山药、冬瓜、丝瓜、黄瓜、苦瓜、芹菜、白萝卜、莲藕等
水果类	山楂、梨、香蕉、苹果、樱桃等
肉类	牛肉、鸡肉等
水产类	鲤鱼、鲫鱼、带鱼、泥鳅、河虾、海蜇等
豆类及其制品	黄豆、蚕豆、扁豆、红豆、豆浆等
其他类	牛奶、黑木耳、香菇等

2. 痰湿质食谱举例　见表 4-149。

表 4-149　痰湿质三餐举例

方案	早餐	午餐	晚餐
方案 A	山药薏米粥 1 碗，鸡蛋 1 个，素包子 1 个，凉拌三丝	米饭 1 碗，家常豆腐，白萝卜炖肉丸	米饭 1 碗，蚝油粉丝蒸丝瓜，青椒炒鸡丝
方案 B	牛奶 1 杯，鸡蛋 1 个，田园三明治 1 块	米饭 1 碗，芹菜炒香干，鲫鱼豆腐汤	米饭 1 碗，素炒冬瓜，排骨白萝卜汤

（1）扁豆薏苡仁粥　扁豆 30g，薏苡仁 15g，粳米 60g。将扁豆、薏苡仁、粳米洗净，加水煮成粥。佐餐食用。

（2）草果炖鸡　乌骨雄鸡 1 只，草果 5g，莲肉 15g，糯米 15g，胡椒 3g。将草果、莲肉、糯米、胡椒末放入洗净的乌鸡腹中，小火煮至鸡熟烂。空腹食之。

（3）荷叶米粉肉　新鲜荷叶 5 张，瘦猪肉 250g，大米粉 250g，调料适量。猪肉切成厚片，加入酱油、精盐、食油、淀粉等搅拌均匀备用。将荷叶洗净裁成方块，把肉和米粉包入荷叶内，卷成长方形，放蒸笼中蒸 30 分钟，取出即可食用。佐餐食用。

（4）烧萝卜　白萝卜 600g，葱末、姜丝各适量，熟黑芝麻少许。将白萝卜去皮洗净，切成块。炒锅烧热，加入适量植物油，放入葱末、姜丝炒香。烹入料酒，倒入白萝卜块煸炒至将熟。加盐、鸡精、生抽、蚝油调味，加少量清水烧至熟透入味。以水淀粉勾芡。出锅装盘后撒上熟黑芝麻即可。

（5）海带炖肋排　土豆400g，猪肋排300g，海带100g，葱花、姜片、蒜片各适量。海带泡发好；猪肋排洗净，切块；土豆削皮，洗净，切滚刀块，备用。烧热油锅，加葱花、姜片、大料煸炒出香味，倒入肋排块，翻炒均匀，待肋排的肉质发紧时，调入老抽，加开水，改至中火炖煮。等到肉烂时，入海带、蒜片，加白糖、盐调味，用小火炖熟。最后加土豆块，待土豆熟烂，即可出锅。

六、湿热体质

（一）湿热质食养原则

1."清热利湿"是总原则　湿热质的人由于湿热内蕴，宜食用性寒凉、味淡或苦且具有清热、利湿作用的食物。忌辛辣燥烈、温热大补的食物；不宜暴饮暴食，宜少吃肥腻食品、甜味品，以保持良好的消化功能；适度饮水，避免水湿内停或湿从外侵；日常饮食中要多吃一些气味香醇的食物，因为芳香之物可以除湿，如香菜、藿香等。应戒烟酒。

2.顺应四时调养　春季天气温暖，湿热体质之人避免食用过于燥烈的食物，可以食用芹菜、冬瓜、丝瓜、黄瓜等；夏季易助长湿热，湿热体质之人可食用绿豆、红豆、苦瓜、黄瓜等；秋季天气干燥，可适当食用黄瓜、芦笋、莲藕、番茄、梨等食物；冬季天寒，湿热体质之人饮食宜清淡，少肥甘。

（二）湿热质食养推荐方案

1.湿热质食物举例　见表4-150。

表4-150　湿热质适宜食物举例

类别	食物
粮食类	小麦、大麦、小米、薏米等
蔬菜类	冬瓜、丝瓜、黄瓜、苦瓜、白菜、卷心菜、空心菜等
水果类	梨、香蕉、哈密瓜等
肉类	猪肉、鸭肉等
水产类	鲫鱼、泥鳅、田螺、海带、海蜇等
豆类及其制品	红豆、绿豆、蚕豆、黄豆等
其他类	绿茶、莲子等

2.湿热质食谱举例　见表 4-151。

表 4-151　湿热质三餐举例

方案	早餐	午餐	晚餐
方案 A	杂粮粥 1 碗，鸡蛋 1 个，花卷 1 个，凉拌卷心菜	米饭 1 碗，芹香藕片，冬瓜肉末	米饭 1 碗，清炒丝瓜，苦瓜炒肉片
方案 B	南瓜绿豆粥 1 碗，鸡蛋 1 个，素包子 1 个，凉拌黄瓜	米饭 1 碗，清炒绿豆芽，泥鳅烧豆腐	米饭 1 碗，葱油拌海带，香菇烧鸭肉

（1）凉拌二瓜　黄瓜、西瓜皮各适量。将黄瓜洗净切条，西瓜皮去翠衣切成条，加盐、味精等调料腌制 10 分钟，淋上麻油即可。佐餐食用。

（2）丝瓜鲫鱼汤　鲫鱼 1 条，丝瓜 250g。丝瓜去皮切段备用，鲫鱼宰杀洗净入油锅两面煎，去剩油，加盐和适量水，小火炖至汤成奶白色，入丝瓜段，煮至丝瓜熟即可佐餐食用。

（3）薏苡仁二豆粥　薏苡仁、赤小豆、绿豆各 50g。将上三味洗净入锅，加适量水，小火者至粥成即可。佐餐食用。

（4）素烧冬瓜　冬瓜 700g。冬瓜去皮，洗净，切块，再用刀在冬瓜块上切 2 刀，不用切到底。锅置火上，加入植物油烧热，倒入冬瓜块，翻炒至变软，倒入生抽和老抽，继续翻炒。碗内倒入 1 大匙蚝油，加入白糖和水调匀，倒入锅内，转中火继续翻炒至汁水收干即可。

（5）酱香苦瓜　苦瓜 200g，蒜末适量。苦瓜洗净，切薄片。苦瓜片放入碗中，加少许盐轻轻抓均匀，腌渍 5 分钟左右，用清水洗去盐，然后入滴过油的沸水中余烫至断生即捞出，过凉。锅置火上，放入少许油，加入豆瓣酱炒出红油，然后加入干辣椒段和蒜末炒香，倒入余烫好的苦瓜片翻炒均匀，接着放酱油、盐、白糖调味，最后翻炒至苦瓜片入味即可。

七、血瘀体质

（一）血瘀质食养原则

1.“活血化瘀”是总原则　血瘀质的人由于血行不畅或瘀血内阻，可多食具有活血化瘀功效的食物，如胡萝卜、大蒜、生姜、茴香、桂皮、丁香、韭菜、黄酒、红葡萄酒、银杏、柠檬、柚子、玫瑰花、茉莉花等；适量饮用红葡萄酒、糯米甜酒能扩张血管，改善血液循环；适当食用醋，醋能够保护和软化血管，降低血脂、血液黏稠度，尤其适合中老年人血瘀体质及伴有心脑血管疾病倾向者；忌吃过多盐和味精，避免血液黏稠度增高而加重血瘀的程度；不宜多食甘薯、蚕豆、栗子等容易胀气的食食物；不宜多食肥肉、奶油、鳗鱼、蟹黄、蛋黄、巧克力、油炸食品、甜品等，防止血脂增高，阻塞血管，影响气血运行。

2.顺应四时养生　血瘀体质者避免在寒冷的天气里食用寒凉、酸涩的食物，以免酸涩收引，寒性凝滞，进而加重血瘀。

（二）血瘀质食养推荐方案

1.血瘀质食物举例　见表4-152。

表4-152　血瘀质适宜食物举例

类别	食物
粮食类	粳米、小米、玉米等
蔬菜类	芹菜、油菜、胡萝卜、洋葱等
水果类	山楂、柑橘、柠檬、柚子、桃等
肉类	乌鸡等
水产类	海参、海带等
豆类及其制品	黑豆、刀豆等
其他类	玫瑰花茶、茉莉花茶等

2.血瘀质食谱举例　见表4-153。

表4-153　血瘀质三餐举例

方案	早餐	午餐	晚餐
方案A	红枣小米粥1碗，鸡蛋1个，紫薯包1个，花生米	米饭1碗，玉米蔬菜丁，田七炖乌鸡	米饭1碗，蒜蓉西蓝花，虾仁滑蛋
方案B	五谷豆浆1杯，鸡蛋1个，花卷1个，青笋胡萝卜丝	米饭1碗，红烧千页豆腐，洋葱小炒肉	米饭1碗，金针茄子煲，肉丝油菜

（1）山楂粥　山楂20g，粳米60g，红糖适量。将山楂洗净，与粳米

一起入锅，加适量水，小火煮成稠粥，红糖调味即可。经常食用。

（2）洋葱葡萄酒　洋葱 1 个，葡萄酒 1 瓶（500mL）将洋葱切细条，放入葡萄酒中密闭浸泡 1 周即可。每日 2 次，每次 50mL。

（3）当归红花酒　当归 20g，红花 50g，葡萄酒 500mL，将当归切片，与红花一起放入葡萄酒中浸泡 10 天即可。每日 1 次，每次 50mL。

（4）山楂焖排骨　排骨 300g，山楂 3 个，葱半根。山楂洗净，去籽，切片；葱洗净，切末，备用。排骨洗净，入沸水锅中余烫后，捞出，沥干。将排骨、大料、桂皮、香叶、山楂片、山楂酱汁放入高压锅中，加入少量清水、生抽、盐，大火上气。然后转小火焖 30 分钟左右，再转大火收汁，待高压锅内气体排出后，开盖取出，撒上葱末拌匀，出锅装盘即可。

（5）黑木耳扒小油菜　小油菜 150g，水发黑木耳 100g，胡萝卜片 20g，葱段、姜片各少许。黑木耳洗净，撕成小朵；小油菜择洗干净，一剖为二，去叶留梗，备用。锅中注入适量清水烧开，倒入木耳余烫片刻，捞出沥干。小油菜入沸水中余烫，捞出沥干，摆盘。炒锅烧热，加油，下葱段、姜片炒香，加胡萝卜片、黑木耳略炒。烹入料酒，加盐、鸡精和蚝油调味。以水淀粉勾芡，淋入香油，起锅盛入摆有小油菜的盘中即可。

八、气郁体质

（一）气郁质食养原则

1.“疏肝理气”是总原则　气郁质的人由于气机不通畅，宜选用具有调理脾胃功能、行气解郁功效的食物，如大麦、荠菜、高粱、蘑菇、柑橘、佛手瓜、茴香、白萝卜、洋葱、丝瓜、菊花、玫瑰花、茉莉花、月季花、菊花、桂花、葱、姜、蒜、紫苏、薄荷等；多食用蔬菜和营养丰富的鱼、瘦肉、乳类、豆制品。常吃柑橘可以疏肝理气，常吃白萝卜可以顺气化痰，用厚朴、木蝴蝶泡水可以理气化痰；不可多食冰冷食品如冰淇淋、冰饮料；睡前避免饮茶、咖啡等具有提神醒脑作用的饮料；气郁体质者容易上火，因此少食用辛辣的食物。

2.顺应四时饮食调养　气郁质的人在春季调体是最佳时期，可以多食用香菜、薄荷、紫苏、茉莉花、夏枯草等一些食物；夏季气郁质可以适当食用一些气味香甜的水果，使心情愉悦；秋季气郁质适宜吃黄花菜，又名忘忧草，能够治疗失眠；冬季天寒，非常适宜在饮食中加入小茴香，既能理气和胃，又能散寒止痛。

（二）气郁质食养推荐方案

1. 气郁质食物举例　见表4-154。

表4-154　气郁质适宜食物举例

类别	食物
粮食类	燕麦、小麦、大麦、荞麦、高粱、玉米等
蔬菜类	白萝卜、洋葱、丝瓜、菠菜、芹菜、佛手瓜等
水果类	山楂、葡萄、柑橘、橙子、柚子等
肉类	猪肉、羊肉、牛肉、鸡肉等
水产类	黄花鱼、带鱼、鲈鱼、鲤鱼、鲫鱼等
豆类及其制品	刀豆、黑豆、豌豆等
其他类	黄花菜、牛奶、鸡蛋等

2. 气郁质食谱举例　见表4-155。

表4-155　气郁质三餐举例

方案	早餐	午餐	晚餐
方案A	燕麦粥1碗，鸡蛋1个，鲜肉包1个，凉拌土豆丝	米饭1碗，麻椒烧豆角，陈皮排骨	米饭1碗，锅塌豆腐，番茄炒虾仁
方案B	牛奶1杯，鸡蛋1个，南瓜发糕1块，花生拌芹菜	米饭1碗，什锦炒豆芽，柚子皮焖鸡	米饭1碗，蒜香娃娃菜，黄花菜煲瘦肉

（1）三花茶　玫瑰花7朵，代代花3朵，绿萼梅3朵。将上三花放入杯中，用沸水冲泡即可。代茶饮。

（2）佛手陈皮茶　佛手柑3g，陈皮3g，绿茶3g。将上三味放入杯中，用沸水冲泡。代茶饮。

（3）黄花菜炒金针菇　新鲜金针菇150g，水发黄花菜80g，青椒丝、红椒丝各10g，姜片少许。将金针菇洗净，去根；水发黄花菜择洗干净。锅中注入适量的清水烧开，倒入水发黄花菜略焯烫，捞出沥干。起锅热油，放入姜片炒香。放入青椒丝、红椒丝，翻炒半分钟。倒入水发黄花菜、金针菇，炒匀至熟。加盐、鸡精调味，出锅装盘即可。

（4）凉拌茼蒿　茼蒿300g，葱、蒜各适量。茼蒿去根部，洗净，切段，在清水中浸泡5分钟；蒜去皮，切末；葱洗净，切花。茼蒿放入加过盐和油的沸水中汆烫后沥干捞出。将蒜末、葱花、干红辣椒、盐、白糖、香油调成味汁，放入茼蒿中，拌匀，腌渍15分钟即可食用。

（5）黑木耳炒黄花菜　水发黄花菜150g，水发黑木耳120g，红椒片适量，葱段、姜片、蒜末各少许。将黄花菜择洗干净；黑木耳洗净，撕成小朵。锅中注入适量的水烧开，加入黄花菜、黑木耳汆烫一会儿，捞出沥干。炒锅烧热，加葱段、姜片和蒜末炒香。加红椒片略炒，下入黄花菜和黑木耳翻炒片刻。烹入料酒，加盐、鸡精、蚝油调味，以水淀粉勾芡，出锅装盘即可。

九、特禀体质

（一）特禀质食养原则

1.“调体脱敏”是总原则　特禀质者应根据个体的实际情况制定不同的保健食谱，做好日常预防和调护，应避免或尽量少吃荞麦、蚕豆、白扁豆、牛肉、虾、螃蟹、辣椒、浓茶等辛辣之品、腥膻发物及含致敏物质的食物，以免发生意外的过敏反应。应该多吃益气固表的食物，增强体质。特禀体质者有些对食品添加剂过敏，如色素、抗氧化剂、防腐剂等，过敏体质者应当慎食像蜜饯类含有食品添加剂较多的食物，以免诱发过敏性疾病。

2.顺应四时调养　特禀体质之人在春暖花开的季节最容易引起过敏。中医学认为，过敏主要是因为肺气不足，卫表不固。因此，特禀质在春季养生极其重要，且要以益气固表为准则，宜食用小米、山药、菜花、西蓝花等。亦有在秋季和冬季易发生过敏的人群，无论何种季节过敏，应当根据自身对过敏原的易感性选择合适的食物。

（二）特禀质食养推荐方案

1. 特禀质食物举例 见表 4-156。

表 4-156 特禀质食物举例

类别	食物
粮食类	大麦等
蔬菜类	马齿苋、菠菜、洋葱、胡萝卜等
水果类	青梅等

2. 特禀质食谱举例 见表 4-157。

表 4-157 特禀质三餐举例

方案	早餐	午餐	晚餐
方案 A	黑米粥 1 碗，鸡蛋 1 个，酱肉包 1 个，凉拌海带丝	米饭 1 碗，木耳奶白菜，胡萝卜炖牛腩	米饭 1 碗，黑椒杏鲍菇，肉末培根金针卷
方案 B	白米粥 1 碗，鸡蛋 1 个，烧麦 2 个，凉拌莴笋丝	米饭 1 碗，素蒸五彩豆皮卷，栗子红枣炖鸡	米饭 1 碗，木耳炒山药，鲫鱼豆腐汤

（1）固表粥　乌梅 15g，黄芪 20g，当归 12g，用砂锅煎成药汁，用汁煮粳米 100g 成粥，加冰糖食用。可养血消风，扶正固表。

（2）豆芽拌双菇　金针菇 200g，蟹味菇 100g，黄豆芽、豆苗、蒜末各适量。黄豆芽、金针菇、蟹味菇分别去根洗净。金针菇和蟹味菇入锅氽烫 3 分钟，捞出；再把豆芽放入锅中氽烫，捞出；最后将豆苗放入锅中，随即捞出。碗中放入适量盐、白糖、酱油、醋、香油，搅拌均匀成料汁。将所有材料放入碗中，然后淋入做好的料汁，搅拌均匀即可。

（3）糖醋胡萝卜丝　胡萝卜 250g，青椒丝、蒜末各少许。将胡萝卜洗净，切丝；其他材料备齐。锅中注入适量清水烧开，倒入胡萝卜丝氽烫片刻，捞出，放入清水中略泡，捞出沥干。炒锅烧热，加适量油，放入蒜末炒香。放入青椒丝略炒。放入胡萝卜丝翻炒至变软。将所有调料调成味汁，倒入锅中拌炒匀即可。

第五章

常见慢性病的"辨体施膳"和营养干预

中医体质学认为，体质是疾病发生的内因，与许多特定疾病的产生有密切关系，体质状态决定发病与否及发病的倾向性。同样的疾病，体质类型不同，对于致病因素的反应不同，疾病的发展倾向和转归也不同。按照"辨体施膳"的方法，在日常生活中通过饮食性味和营养搭配调整偏颇体质，对疾病具有一定的缓解和治疗作用。本章列举常见慢性疾病，包括内分泌和代谢性疾病、消化系统疾病、心血管疾病、肾脏疾病等，分析疾病与体质的关系并设计疾病的体质营养方案，帮助患者进行合理的饮食调理和营养干预。

第一节　内分泌和代谢性疾病

一、肥胖症

（一）肥胖症概述

肥胖症（obesity）是指人体内脂肪过量贮存和（或）分布异常、体重过重的一种病理状态。表现为体内脂肪细胞数量增多和（或）体积增大，体脂占体重的百分比异常增高，并在局部过多沉积，是一种多因素的慢性

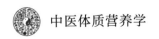

代谢性疾病。

世界卫生组织（WHO）2014年的报告显示，1980年以来世界肥胖患者增长了近一倍。世界范围内6.71亿例肥胖患者中，美国共有7800万人，约占全球肥胖者总数的13%，中国的肥胖人口排名全球第二，紧随其后的国家分别是印度、俄罗斯、巴西、墨西哥、埃及、德国、巴基斯坦和印度尼西亚。

中国是世界上最大的发展中国家，改革开放以来，随着居民膳食结构和生活方式的改变，曾经鲜见的肥胖问题已经成为亟待解决的公共卫生问题。我国儿童及青少年超重、肥胖现象也较为严峻。大量观察证实，许多成年肥胖始于儿童肥胖。

1. 肥胖症的临床表现　肥胖症本身的症状多表现为非特异性，多数患者的症状与肥胖症的严重程度和年龄有着密切的关系。肥胖症患者的症状主要由机械性压力和代谢性紊乱两方面所引起，随着病情的发展可导致许多并发症的发生。

（1）一般表现　由于肥胖常常使患者呼吸道受到机械压迫，同时体内代谢率增加需要增加氧气的吸入，排出更多的二氧化碳，因此肥胖患者走路往往感觉呼吸困难、气喘吁吁。肥胖患者由于机械性损伤、进行性关节损害可出现关节疼痛。另外，肥胖可加重患者原有呼吸系统疾病的症状，容易引起呼吸道感染，特别是手术后感染机会明显增多。

（2）内分泌代谢紊乱　脂肪细胞不仅仅是机体储存能量的地方，还可作为某些激素生成的场所，也可作为许多激素的靶细胞。因此，由于肥胖使患者脂肪细胞的激素作用发生了改变，使得腹内脂肪堆积更多。①高胰岛素血症：肥胖可使得体内胰岛素作用下降，患者常出现高胰岛素血症，特别是腹部脂肪量明显增多的患者症状明显。②对生殖激素分泌的影响：肥胖可导致患者性激素内分泌改变。女性肥胖患者常可出现月经紊乱甚至停经的现象，青春期的肥胖女孩月经初潮时间提前。男性肥胖患者可出现性欲下降或阳痿症状。

（3）消化系统的表现　肥胖患者可出现便秘、腹胀等消化系统症状。

不少肥胖患者可伴有不同程度的脂肪肝，也可出现胆囊炎和胆石症。

（4）肥胖并发症 ①肥胖性心肺功能不全综合征：肥胖者由于机体组织的增加，呼吸的负载也增加，换气困难，体内二氧化碳潴留，可引起嗜睡症。肥胖患者由于胸腔阻力增加，静脉回流受阻，静脉压升高，而出现心功能不全综合征，如颈动脉怒张、肺动脉高压、肝大、水肿等。肥胖者血液循环量增加、心排血量与心搏量增加，也会加重左心负荷，造成高搏出量心力衰竭，而导致肥胖性心肺功能不全综合征。②睡眠呼吸暂停综合征：该并发症的特点为睡眠中阵发性呼吸暂停，往往由其他人首先发现。肥胖患者如常常出现打鼾、睡眠质量差、醒后不能恢复精神的症状，提示可能患有这种综合征。病情严重时，由于较易发生低氧性心律失常，常可导致患者死亡。③糖尿病：肥胖患者体内胰岛素受体异常，葡萄糖代谢异常，患者胰岛素的浓度往往是正常人的 2～3 倍。④胆囊疾病：肥胖者发生胆石症的危险性是非肥胖者的 3～4 倍。发生胆石症的相对危险随体质指数增加而增加。此外，急慢性胆囊炎也在肥胖者中多见。

2. 肥胖症的分型 肥胖按照发生原因，可以分为以下 3 种类型：

（1）单纯性肥胖（simple obesity） 单纯性肥胖是各类肥胖中最常见的一种，占肥胖人群的 95% 左右，肥胖儿童中占 99% 以上。这类患者全身脂肪分布比较均匀，没有明显的神经、内分泌系统形态和功能改变，但伴有脂肪、糖代谢调节障碍。部分患者有肥胖家族史，也有的不具肥胖家族史，但食量较大而运动较少。

（2）继发性肥胖（secondary obesity） 继发性肥胖是以某种疾病为原发病的症状性肥胖，一般有明确的病因，如由于脑垂体－肾上腺轴发生病变、内分泌紊乱或代谢障碍及其他疾病、外伤引起的肥胖，占肥胖患者的 2%～5% 左右。肥胖只是这类患者的重要体征之一，同时还有其他各种各样的临床表现，如皮质醇增多症、甲状腺功能减退症、胰岛 β 细胞瘤、性腺功能减退、多囊卵巢综合征等多种病变。

（3）遗传性肥胖（genetic obesity） 遗传性肥胖是由于基因染色体异

常所致的肥胖。这种肥胖很罕见，可见于先天性卵巢发育不全症、先天性睾丸发育不全症、Laurence-Moon-Bardet-Biedl 综合征、Alstrom 综合征、Down 综合征、糖原累积病Ⅰ型、颅骨内板增生症等疾病。

3. 肥胖症的诊断　肥胖症的诊断标准，目前国内外尚未统一，国际上通常使用 WHO 制定的体重指数界限值，体重指数在 25.0～29.9 为超重，≥30 为肥胖（表 5-1）。中国成人判断肥胖和超重的标准为体重指数在 24.0～27.9 为超重，≥28.0 为肥胖（表 5-2）。

表 5-1　WHO 制定的成人 BMI 和腰围界限值与肥胖相关疾病风险

分类	BMI（kg/m²）	并发症危险性
低体重	＜18.5	低（但其他疾病危险性增加）
正常范围	18.5～24.9	平均水平
超重	≥25.0	
肥胖前状态	25.0～29.9	增加
一级肥胖	30.0～34.9	中等严重
二级肥胖	35.0～39.9	严重
三级肥胖	≥40.0	极严重

表 5-2　中国成人 BMI 和腰围界限值与相关疾病危险的关系

分类	BMI（kg/m²）	腰围		
		男＜85 女＜80	男≥85～95 女≥80～90	男≥95 女≥90
体重过低	＜18.5	—	—	—
正常体重	18.5～23.9	—	增高	高
超重	24.0～27.9	增加	高	极高
肥胖	≥28.0	高	极高	极高

此外，还有脂肪率测定法（表 5-3）。

表 5-3　体脂肪率判断肥胖标准

分类	轻度肥胖	中度肥胖	重度肥胖
男性（不分年龄）	20% 以上	25% 以上	30% 以上
女性：6～14 岁	25% 以上	30% 以上	35% 以上
女性：15 岁以上	30% 以上	35% 以上	40% 以上

（二）肥胖症与体质的关系

有研究表明，与平和质相比，痰湿质发生超重的危险性增加 105%，发生肥胖的危险性增加 304%，气虚质发生肥胖的危险性增加 60%，表明痰湿质和气虚质是与超重和肥胖关联较强的体质类型。

痰湿质是由于脏腑功能失调，气血津液运化失司，聚湿成痰，以重浊黏腻为主要特征的体质状态。痰湿体质常见的形体特征为：形体肥胖、腹部肥满，表现为痰多，易于困倦，身重不爽，发病倾向为易患痛风、高脂血症、肥胖等基础代谢性疾病。元代朱丹溪首次提出"肥白人多痰湿"的观点，清代《张聿青医案》更是明确指出"形体丰者多湿多痰"。痰湿内生是各型肥胖的基础，同时痰湿既是病理产物，又是肥胖进一步加重的致病因素，湿性重浊黏滞，痰湿一经酿成之后，就成为致病之邪，痰湿停于体内，导致气机运行不畅，脉络痹阻，便引起多种病理变化，使肥胖症者更易患有并发症。

气虚质是由于元气不足，以气息低弱、脏腑功能状态低下为主要特征的一种体质状态，具有语声低怯、气短懒言、肢体容易疲乏、精神不振、易出汗等特点。各种原因引起的肺、脾、胃、肾等脏腑功能低下，是气虚体质形成的重要病理基础。若饮食失调，劳倦伤脾，或长期不行体力活动，均可致中气虚损、气虚阳微，津液的生成、输布和排泄失常，津液凝聚为痰，湿痰滋漫周身腠理而致肥胖。张仲景《伤寒杂病论》曰："夫尊荣人骨弱肌肤盛。"指出肌肤肥盛之人有虚弱的表现。金元刘河间指出肥胖的主要病机是气虚，"血实气虚则肥，气实血虚则瘦"。现代研究表明，对于气虚体质超重和肥胖者，可以通过采用饮食调养、药物治疗、针灸按摩导引辅助治疗及加强体育锻炼等方法改善气虚体质状态，以改善超重和肥胖。

（三）肥胖症的体质营养学防治

1.肥胖症的营养治疗原则 肥胖症的致病因素多，发病机制复杂，可以影响整个机体正常功能，是一种复杂的代谢失调症。目前，还没有快速稳定的根治方法，但大多数肥胖是由外因引起，与日常生活行为习惯息息相关，故肥胖症又是可以防治的，膳食治疗为重中之重。膳食治疗的原则是在保证机体对蛋白质及其他各种营养素需要的基础上，维持能量摄入与消耗的负平衡状态。

（1）控制总能量　　能量摄入过多而消耗较少是肥胖形成的根本原因，因此对肥胖的治疗首当其冲便是控制总能量的摄入，即饮食供给的能量低于机体实际消耗的能量，使机体处于能量负平衡状态，让体重逐渐恢复正常水平。但是对能量的控制应逐步降低，适可而止，不可为了求快而骤然将能量降低至安全水平以下，以免机体代谢失衡。

对能量的控制要考虑年龄、生理状况、肥胖程度等因素。不同年龄阶段、不同肥胖程度的患者，其能量的最低供应有所不同。对于成年的超重或轻度肥胖者，建议每日能量减少 300 ～ 500kcal，这样每日可使体重下降 40 ～ 70g，一年内可减重 10%；对于成年的中度或重度肥胖者，因常伴有食欲旺盛、喜食高能量食物等因素，同时因肥胖限制了体力活动，易形成恶性循环，需更严格控制能量，每日能量供应可减少500 ～ 1000kcal，每天可减重 70 ～ 140g，半年内体重下降 10%；对于轻度肥胖或年龄较小的儿童，因其正处于生长发育阶段，不可绝对限制能量的摄入，但对于中重度肥胖的儿童，其能量摄入可适当限制；对处于青春期的青少年患者，要避免盲目节食，防止神经性厌食的发生；对于老年肥胖患者，应在控制能量摄入的同时特别注意有无并发症存在。

以下是常用的两种控制能量的膳食方案：①低能量膳食（low calorie diet，LCD），指能量摄入 800 ～ 1500kcal/d；此方案是让患者减少摄食量，并适当调整膳食中蛋白质、碳水化合物和脂肪的比例。该方案除了能量外，所有其他营养素都应符合膳食营养素参考摄入量（dietary reference intakes，DRIs）的建议。临床试验表明，坚持食用此方案 3 ～ 12 个月，可使患者平均体重下降 8%，同时腰围明显减少。所减体重中 75% 为脂肪，25% 为瘦体重。②极低能量膳食（very low calorie diet，VLCD），指能量摄入低于 800kcal/d 的膳食，但此方案能量摄入低于可长期坚持的安全水平，长期运用此方案会使人体缺乏必要营养，产生疲惫感、抑郁等不良反应。此外，VLCD 膳食方案下，会使胆汁中胆固醇呈高度饱和状态，从而促进胆固醇晶体核心的形成，导致胆石症的发生，故不适合作为肥胖患者的常规膳食治疗方案，其应用时间通常为 4 周，不得超过 8 周。该方案主要适用于重度肥胖患者，患者必须住院，在临床监测下使用此方案，同时注意补充其他营养素。

（2）摄入适量蛋白质 蛋白质作为三大产能营养素之一，也是机体的能源物质，其摄入过多也可引起肥胖。此外，蛋白摄入过多，还可加重肝肾负担，导致肝肾功能损害。正常情况下，推荐的蛋白质供能比在 12% ～ 15%。对于采用低能量膳食治疗（800 ～ 1500kcal/d）的中度以上成人肥胖病患者，其食物蛋白质的供能比可适当增加，但应控制在占饮食总能量的 20% ～ 30%，即每 4.18MJ（1000kcal）能量供给 50 ～ 75g 蛋白质为宜。同时，应选择高生物效价的优质蛋白质，如牛奶、鱼、瘦肉、鸡、鸡蛋清、豆制品等。优质蛋白应占总蛋白质的 1/2 以上。

（3）限制脂肪 脂肪为高能量密度食物，摄入过多易导致机体能量过剩，引起肥胖。在限制碳水化合物供给的情况下，若过多摄入脂肪还可引起酮症。限制膳食脂肪摄入有利于降低食物总能量，减轻体重，预防相关疾病。由于摄入脂肪易产生饱腻感，降低食欲，所以为使患者耐饿性较强，亦不可过于严格限制脂肪摄入，而且脂肪供应量过低也难以满足机体对脂溶性维生素和必需脂肪酸的需要。所以，在控制膳食总能量的基础上，肥胖患者脂肪摄入应控制在占膳食总能量的 25% ～ 30% 为宜，即每 4.18MJ（1000kcal）能量供给 30 ～ 35g 脂肪。在限制膳食脂肪时，应特别注意控制动物性脂肪的摄入。动物脂肪含饱和脂肪酸较多，长期过多摄入可使血液中三酰甘油和低密度脂蛋白胆固醇水平升高，从而增加心血管疾病的风险。故膳食脂肪中饱和脂肪酸供给应少于 10%。不建议食用猪油、牛油等动物油及肥肉、动物内脏等富含饱和脂肪酸的食物，建议选用富含单不饱和脂肪酸和多不饱和脂肪酸的植物油，如橄榄油、茶油、葵花籽油、花生油、芝麻油、豆油、玉米油、菜籽油等。

（4）限制碳水化合物 碳水化合物在体内可以转化为脂肪，对于肥胖者而言，摄入的单糖类更容易在体内以脂肪的形式沉积。另外，碳水化合物饱腹感低，能增加食欲，且中度以上肥胖者常伴有食欲亢进。因此，应控制碳水化合物的摄入，但为防止酮症和出现负氮平衡，不宜过多降低膳食碳水化合物供应。一般来说，对于采用低能量膳食治疗的患者来说，碳水化合物供能比占40%～55%为宜。对含简单糖的食品，如蔗糖、麦芽糖、果糖、蜜饯及甜点心等，应尽量少吃或不吃，多选用全谷类食物、燕麦、荞麦面、玉米面等粗杂粮，蔬菜、水果及豆类等膳食纤维丰富的食物。每天膳食纤维的供给量以不低于12g为宜。

（5）保证摄入充足的维生素和矿物质　因为受摄入的热能限制，常常会出现维生素和无机盐摄入不足问题。因此应注意合理的食物选择和搭配，必要时在医生指导下适当服用多种维生素和无机盐制剂。新鲜的蔬菜和水果中含有丰富的维生素和无机盐，如维生素 B_2、维生素 C、叶酸、钾、镁等，而且能量很低，还含有丰富的膳食纤维，可增加饱腹感。因此对蔬菜水果不应过多限制，并可适当多吃。在必要时，可以先进食蔬菜，再进食正餐。

（6）限制食盐和嘌呤　过多摄入食盐对健康不利，且食盐可引起口渴、刺激食欲，不利于肥胖患者减轻体重。限制食盐摄入量可使食欲适当下降，并减轻心脏负担，减少水钠潴留，对合并有高血压或冠心病的肥胖患者更有利，故食盐应控制在每天3～6g。嘌呤也可加重肝肾代谢的负担，故应限制摄入含嘌呤高的食物，如心、肝、肾等动物内脏。

（7）限制酒及饮料　每毫升纯乙醇可产生29.3kJ（7kcal）左右能量，应严格限制包括啤酒在内各种酒类的摄入。饮料中除矿泉水外，碳酸饮料、果汁和奶类均含较多糖类及蛋白质，且饮料为液体状不需咀嚼，不易给摄食中枢产生饱觉信号，不利于控制摄食量，故推荐矿泉水代替其他饮料，并在控制总能量摄入时将饮料中能量也计算在内。

（8）补充植物化学物及调节肠道菌群　有研究表明，辣椒素、植物甾醇、黑茶成分等植物化学物可能对减轻体重起到一定作用。许多学者研究发现，普洱茶可通过调节肠内菌群减轻肥胖，为肥胖研究提供了新的思路。

（9）烹调方法及餐次 饮食的烹调方法推荐采用蒸、煮、烧等方法，忌用油煎、炸的方法，因为煎炸食物含脂肪多，又可刺激食欲增加，不利于肥胖病患者的治疗。对于进食的餐次，通常为每天 3 ～ 5 次，但也应因人而异，可以适当增加次数，少食多餐。对于三餐供能比，可参照早餐 27%、午餐 49%、晚餐 24%，并按减轻体重的需要适当调整。动物性蛋白和脂肪多的食物尽量安排在早餐和午餐，晚餐应尽量清淡且利于消化；三餐量的分配应是午餐最多，早餐次之，晚餐最少。

（10）饮食习惯 有助于减轻体重的饮食习惯有：①控制进食速度：食物应充分咀嚼，避免进食过快，并规定进餐时间以控制速度。②控制进食量：肥胖患者进食量一般比较大，故可利用叶菜类、海带、蘑菇、豆类等高纤维素低热能的食物来获得饱腹感和满足感；在产生额外进食欲望时，可做其他与饮食无关的事情，分散注意力以避免进食过多。③注意食物体积大小：应尽量减少进食体积较大的食物，以免增加胃肠负担。但当食物体积过小时，不易获得饱腹感，患者常感饥饿，不利于膳食治疗方案的坚持。故食物体积要适当，不可过大过小。

应避免以下进食习惯：①避免边看电视边吃零食。②避免通过进食来缓解压力及焦虑情绪。③避免进食过快。④避免暴饮暴食、每餐过饱，应规律饮食。⑤避免常在外就餐、经常饮酒。⑥避免挑食、偏食、喜食甜点、零食等。⑦避免饮浓茶、咖啡，因其可刺激胃液分泌，增进食欲。⑧避免不吃早餐、睡前加餐、饭后立即入睡等习惯。

2. 不同体质类型的肥胖症食谱 肥胖与膳食营养及生活方式密切相关，是一个逐渐发展的过程。鉴于目前尚未找到有效治疗肥胖的方法，预防肥胖的发生发展就显得尤其重要。只要坚持正确的生活方式，采用合理平衡的膳食结构，食不过量，适当运动，并长时间遵循，才能真正有效地预防和控制肥胖。

不同体质类型的肥胖症患者可参照以下的食谱方案。

（1）痰湿质肥胖患者的饮食原则 肥胖患者以痰湿质为主，改善偏颇体质可有效防控肥胖症的发展。饮食宜清淡，多食用能够健脾、化痰、利湿的食物，如冬瓜、山楂、赤小豆等，少吃肥甘厚腻的食物，平衡蛋白质、脂肪、碳水化合物、维生素、矿物质等的摄入。要循序渐进，逐步减轻体重，切忌盲目节食减肥，以免机体蛋白质大量丢失，各营养素供给不足，最终导致营养不良等疾病发生。同时养成良好的饮食习惯，饮食有规律，适度地运动，并保持心理健康。

食物举例：

冬瓜，味甘、淡，性微寒，归肺、胃、膀胱经；含有蛋白质、碳水化合物、膳食纤维、胡萝卜素、多种维生素、钙、磷、铁等营养素；具有化痰止渴、利尿消肿、解毒排脓的功效，是肥胖者的理想蔬菜；适宜痰湿质肥胖患者食用。

赤小豆，味甘、酸，性平，归心、脾、小肠经；含有蛋白质、脂肪、碳水化合物、粗纤维、钙、磷、铁、维生素 B_1、维生素 B_2、皂苷等营养成分；具有润肠通便、降血压、降血脂、调节血糖、预防结石、健美减肥的功效；适宜痰湿质肥胖患者食用。

海带，味咸，性寒，归肝、胃、肾经；含有丰富的营养成分，包括粗蛋白、脂肪、碳水化合物、膳食纤维、钙、铁及胡萝卜素、多种维生素、烟酸等；具有清热利水、消痰散结的功效；适宜痰湿质肥胖患者食用。

鲤鱼，味甘，性平，归脾、肾经；含有丰富的氨基酸、矿物质、维生素 A 和维生素 D 等；鲤鱼的脂肪多为不饱和脂肪酸，能最大限度地降低胆固醇，可以防治动脉硬化、冠心病，具有利水消肿、清热解毒的功效；适宜痰湿质肥胖患者食用。

山楂，味甘、酸，性微温，归脾、胃、肝经；具有消食化积、活血化瘀的功效，有助于消化、降压、抗动脉硬化、改善心脏供血，可防治糖尿病心血管并发症；适宜痰湿质肥胖患者食用。

食谱举例见表5-4。

表5-4 痰湿质肥胖症患者食谱举例

方案	早餐	午餐	晚餐
方案A	山药赤豆粥1碗,鸡蛋1个,花卷1个,凉拌青菜	米饭1碗,葱油生菜,冬瓜排骨煲	米饭1碗,山楂豆腐,芹菜炒肉丝
方案B	豆浆1杯,鸡蛋1个,素包子1个,凉拌黄瓜	米饭1碗,凉拌紫茄,糖醋鲤鱼	杂粮馒头1个,蚝油菜心,木须肉
方案C	茯苓粥1碗,鸡蛋1个,花卷1个,凉拌海带丝	米饭1碗,清炒豆芽,豇豆炒肉	米饭1碗,木耳炒山药,杏鲍菇炒肉片

（2）气虚质肥胖患者的饮食原则 气虚质肥胖患者由于中气不足,多表现气喘、汗出等,同时由于脾胃功能不足,应选用具有补气健脾、化湿行气为主的食物,如扁豆、菜花、胡萝卜、香菇等,不能过于滋腻。以逐渐减重为主要目标,选择营养丰富、易于消化、饱腹感强的食物。并选择适宜的补气药膳调养身体。

食物举例:

扁豆,味甘,性平,归脾、胃经;含蛋白质、脂肪、碳水化合物、粗纤维、钙、磷、铁、锌、硫胺素、烟酸、维生素A、维生素D、维生素C等;具有健脾养胃、解暑化湿、补虚止泻的功效;适宜气虚质肥胖患者食用。

芡实,味甘、涩,性平,归脾、肾经;含有淀粉、蛋白质、脂肪、钙、磷、铁、核黄素、抗坏血酸、胡萝卜素等;具有益肾固精、补脾止泻、祛湿止带的功效;适宜气虚质肥胖患者食用。

香菇,味甘,性平,归脾、胃经;含有蛋白质、脂肪、膳食纤维、多种维生素、酪氨酸、氧化酶、麦甾醇、核酸物质;具有降压、降脂、防癌抗癌、提高免疫力、强身健体的功效;适宜气虚质肥胖患者食用。

牛肉,味甘,性温,归脾、胃经;含有蛋白质、肌氨酸、维生素等营养物质;具有补中益气、滋养脾胃、强健筋骨、化痰息风、止渴止涎的功效;适宜气虚质肥胖患者食用。

苹果,味酸、甘,性平,归脾、胃经;含有碳水化合物(蔗糖、还原糖）、有机酸、果胶、蛋白质、钙、铬、磷、铁、钾、锌和维生素 A、维生素 B、维生素 C 及纤维，另含苹果酸、酒石酸、胡萝卜素等营养成分；具有通便排毒、美容养颜、减肥降脂的功效；适宜气虚质肥胖患者食用。

食谱举例见表 5-5。

表 5-5　气虚质肥胖症患者食谱举例

方案	早餐	午餐	晚餐
方案 A	豆浆 1 杯，鸡蛋 1 个，红薯饼 1 块，凉拌三丝	米饭 1 碗，清炒西蓝花，番茄牛肉煲	杂粮馒头 1 个，凉拌时蔬，豇豆炒鸡柳
方案 B	扁豆荷叶粥，鸡蛋 1 个，花卷 1 个，凉拌彩椒	米饭 1 碗，时蔬炒豆腐，香菇焖鸡	米饭 1 碗，清炒丝瓜，海带排骨汤
方案 C	扁豆山药粥 1 碗，鸡蛋 1 个，杂粮馒头 1 个，芝麻拌菠菜	米饭 1 碗，上海青炒香菇，洋葱鸡肉	杂粮米饭 1 碗，瘦身蔬菜沙拉，土豆炖牛腩

二、糖尿病

（一）糖尿病概述

糖尿病（diabetes mellitus，DM）是由于胰岛素缺陷及（或）其生物学作用障碍引起的以高血糖为特征的代谢性疾病。如果病情不能得到及时有效地控制，长期的蛋白质、脂肪、碳水化合物代谢紊乱可引起多个系统损害，导致眼、神经、心脏、肾、血管等组织器官慢性进行性病变，功能减退及衰竭；病情严重者或应激时可发生急性严重代谢紊乱，如高渗高血糖综合征、糖尿病酮症酸中毒。

近年来，随着经济高速发展，人们生活水平提高，生活节奏加快，人口老龄化及肥胖率上升，糖尿病发病率、患病率及糖尿病患者数量在世界范围内急剧上升。2015 年我国糖尿病患者数量已达 1.096 亿，位居全球首位，预计到 2040 年将达 1.507 亿。据估计，中国 18 岁及以上成人中，约有 1.139 亿名糖尿病患者及 4.934 亿糖尿病前期人群。

1. 糖尿病的临床表现

（1）三多一少　糖尿病是一种慢性进行性疾病。早期典型症状是三多一少，即多尿、多饮、多食、消瘦乏力。多尿系因血糖增多，超过肾阈值，致使大量葡萄糖由肾脏排出，带走大量液体而引起，尿多者一日 20 余次，总量 2500mL 以上。多饮是多尿的必然结果。多食是由于大量葡萄糖自体内排出，造成体内能源物质缺少，从而使患者感到饥饿、思食。另外，高血糖刺激胰岛素分泌亦可引起食欲亢进。糖尿病患者缺乏胰岛素，不能充分利用葡萄糖供给热能，只得借助于肌肉和脂肪的分解，致使高能磷酸键减少，呈负氮平衡，并出现失水等现象。部分患者在发病前有肥胖史，但患病后体重有所减轻。

（2）餐前低血糖　胰岛素快速分泌高峰消失，而分泌高峰后移，致使血糖在胰岛素分泌高峰到来前已经降低到最低水平。

（3）皮肤瘙痒及感染　由于高血糖刺激，患者可发生全身皮肤瘙痒，外阴部尤为明显。皮肤感染时，愈合缓慢，甚至有患者发生下肢坏疽。

（4）生长发育迟缓　控制不良的 1 型糖尿病患者生长发育障碍，身材矮小，性发育迟缓。

（5）并发症　糖尿病控制不良时可发生急慢性并发症，而产生相应系统的损伤症状。急性并发症有：糖尿病酮症酸中毒、高渗性非酮症糖尿病昏迷、乳酸酸中毒。慢性并发症有：心脑血管病变、下肢坏疽、眼底病变和肾功能不全等。糖尿病患者常常死于并发症。

2. 糖尿病的分型　根据 WHO 和国际糖尿病联盟（IDF）1999 年的分类，糖尿病基本分为四类，包括：1 型（胰岛素依赖型）、2 型（非胰岛素依赖型）、特殊类型糖尿病和妊娠糖尿病 4 种。

3. 糖尿病的诊断　WHO 1999 年发布的糖尿病诊断标准为：糖尿病症状（多尿、烦渴多饮和难以解释的体重减轻）加任意时间血浆葡萄糖 $\geqslant$ 11.1mmol/L（200mg/dL），或 FPG（fasting plasma glucose，空腹血浆葡萄糖）$\geqslant$ 7.0mmol/L（126mg/dL），或 OGTT2hPG（oral glucose tolerance test 2h plasma glucose，口服葡萄糖耐量试验中 2 小时血浆血糖）$\geqslant$ 11.1mmol/L

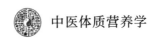

（200mg/L），需重复一次确认，诊断才能成立。

（二）糖尿病与体质的关系

中医体质学的基本原理包括：生命过程论、形神构成论、环境制约论、禀赋遗传论。其中环境制约论表明，环境对体质的形成与发展始终起着重要的制约作用。在个体体质的发展过程中，生活条件、饮食构成、地理环境、季节变化及社会文化因素都可产生一定的影响，有时甚至可起到决定性的作用。值得指出的是，随着社会的进步和人们生活水平的提高，当代人类的体质也发生了相应的变化，以此为基础产生了许多诸如糖尿病为主的代谢性疾病，而糖尿病的一项重要危险因素即饮食习惯。

探究糖尿病的病因，不管是 1 型糖尿病还是 2 型糖尿病，均与遗传因素密切相关。中医体质学认为，先天禀赋的差异，是导致体质差异的重要内在条件。不同个体的体质特征分别具有各自不同的遗传背景，与许多特定疾病的产生有密切关系。偏颇体质与糖尿病、糖调节受损的相关性分析结果表明，2 型糖尿病患者中，8 种偏颇体质的分布由高到低依次为阴虚质、阳虚质、痰湿质、湿热质、气虚质、气郁质、特禀质和血瘀质，表明糖尿病阶段患者的体质类型以阴虚质、阳虚质、痰湿质为主；在糖调节受损的患者中，8 种偏颇体质的分布由高到低依次为：痰湿质、阳虚质、阴虚质、气虚质、湿热质、气郁质、特禀质和血瘀质，表明糖调节受损的主要体质类型为痰湿质、阳虚质和阴虚质。

另一方面，体质是决定疾病发展过程及证候演变的重要因素。例如：素体阴虚的糖尿病患者可表现为典型的"三多一少"症状，伴有皮肤易干燥、大便干结、舌红舌苔少津；痰湿体质的糖尿病患者多以肥胖为主，表现为腹部肥满松软、眼睑浮肿、全身困重、大便溏腻等症状，并发症更倾向于心血管疾病；阳虚质的糖尿病患者表现为神疲蜷卧、身重畏寒、口干喜饮热饮、舌淡暗且边有齿痕等，由于阳气不足难以温暖四末，更倾向于慢性并发症如糖尿病足。

（三）糖尿病的体质营养学防治

目前，糖尿病的治疗主要是采取营养治疗、运动治疗、口服降糖药、注射胰岛素等综合措施。其中营养治疗对任何类型的糖尿病都是行之有效、最基本的治疗措施。轻型患者经饮食控制，通常不需服药或少量服药，血糖、尿糖即可恢复正常，症状消失。中重型糖尿病患者经饮食控制和调节后，减少用药，促使病情稳定，减轻或预防并发症。对糖尿病患者来说，控制饮食进行营养治疗既有利于疾病的恢复，又能维持正常生理及活动需要。相关临床干预研究显示，根据个人体质特点利用日常饮食来改善糖尿病症状，如痰湿体质者可多食具有健脾利湿、化痰祛痰的食物，少食肥甘厚味，不宜多饮酒类，且勿过饱，清淡饮食，多食蔬菜水果，菜类适宜吃冬瓜、萝卜等，限制动物内脏、蛋黄等富含胆固醇的食物摄入等，以降低血糖水平，改善临床相关异常指标，提高患者生存质量。

1. 糖尿病的营养治疗原则　糖尿病的营养治疗不是简单的控制饮食，而是在合理控制一日总能量的前提下，满足多种供给要求。

（1）合理控制总热量　控制总能量摄入，以维持或略低于理想体重为宜。体重低于理想体重者，能量摄入可适当增加 10% ～ 20%。肥胖者应减少能量的摄入，使体重逐渐下降至理想体重值的 ±5% 范围内。

糖尿病患者一日总能量根据其年龄、身高、体重、劳动强度（表5-6、表5-7）而定。理想体重的估算公式为：理想体重（kg）＝身高（cm）-105。

表 5-6　糖尿病患者能量供应量 kJ（kcal）/（kg·d）

不同劳动强度	体重		
	消瘦	正常或轻度不良	肥胖
重体力劳动	188 ～ 209（45 ～ 50）	167（40）	146（35）
中体力劳动	167（40）	146（35）	125（30）
轻体力劳动	146（35）	125（30）	84 ～ 105（20 ～ 25）
卧床	84 ～ 105（20 ～ 25）	63 ～ 84（15 ～ 20）	63（15）

注：患者实际体重（kg）/ 理想体重（kg）×100% ＝ 80% ～ 120% 为正常或轻度不良（体型），小于 80% 为消瘦体型，大于 120% 为肥胖体型。

表 5-7　不同劳动强度举例

劳动强度	举例
轻	办公室职员、教师、售货员、钟表修理工
中	学生、司机、电工、外科医生
重	农民、建筑工、搬运工、伐木工、舞蹈演员

（2）保证碳水化合物的摄入　碳水化合物供给量应占热量的50%～60%，成年患者每日主食摄入量为250～400g，肥胖者酌情可控制在200～250g。使用胰岛素治疗者可适当放宽，对单纯膳食控制而又不满意者可适当减少。

除了碳水化合物的总摄入量，对碳水化合物的种类选择要考虑其血糖生成指数（GI）。碳水化合物的食物来源、淀粉类型（直接淀粉和支链淀粉）、烹调方式对餐后血糖的影响不同，这种影响用GI来描述。

食物GI指摄入含50g碳水化合物食物的餐后2小时血糖应答面积与参考食物（葡萄糖或白面包）餐后2小时血糖应答面积比值。它是反映食物引起血糖应答特性的生理学指标。

GI＝食物餐后2小时血浆葡萄糖曲线总面积／等量葡萄糖餐后2小时血浆葡萄糖曲线总面积。食物GI的划分：GI＜55的为低GI食物，主要指水果、蔬菜、奶制品等；GI介于55～75的为中等GI食物，主要指豆类、粗粮等；GI＞75的为高GI食物，主要指精白米面等（表5-8）。GI值越低的食物对血糖的升高反应越小。

糖尿病患者主食应选择低GI的食物，少选高GI的食物。应限制单双糖的摄入，如白糖、红糖、葡萄糖、甜饮料等甜食。主食宜多食用粗粮和复合碳水化合物，尽量选择玉米、燕麦、高粱、小米等，这些食物大多含有一定的膳食纤维，对于减缓血糖升高有一定的作用。少用富有精制糖的甜点。为了改善食品的口味，必要时可选用甜叶菊、木糖醇等甜味剂代替蔗糖。若食用水果，应适当减少主食摄入量。

表 5-8 我国常见食物的血糖指数

食物名称	GI	食物名称	GI
粮谷类		**蔬菜类**	
大米饭（普通）	69.4	胡萝卜	69.4
黑米饭	55.0	南瓜	75.0
糯米饭	87.0	山药	51.0
大米糯米饭	65.3	芋头（蒸）	47.7
黑米粥白面包	42.3	芦笋	＜ 15.0
全麦面包	87.9	菜花	＜ 15.0
高纤面包	69.0	芹菜	＜ 15.0
燕麦麸	68.0	黄瓜	＜ 15.0
玉米（甜，煮）	55.0	茄子	＜ 15.0
玉米片（市售）	55.0	莴笋	＜ 15.0
玉米面粥（粗粉）	78.5	生菜	＜ 15.0
小米粥	50.9	青椒	＜ 15.0
面条（小麦，湿）	61.5	番茄	＜ 15.0
面条（小麦，煮，细）	81.6	菠菜	＜ 15.0
面条（荞麦）	55.0		
馒头（富强粉）	59.3	**水果类**	
烙饼	88.1	苹果	36.0
油条	79.6	香蕉	52.0
马铃薯	62.0	樱桃	22.0
烤马铃薯	60.0	柚子	25.0
马铃薯泥	73.0	葡萄	43.0
炸薯条	60.0	奇异果	52±6
炸薯片	60.3	芒果	55±5
苕粉	34.5	柳橙	43±4
藕粉	32.6	猕猴桃	52.0
粉丝汤（豌豆）	31.6	桃梨	28.0
		菠萝	36.0
糕饼类		葡萄干	66.0
小麦饼干	70.0	西瓜	64.0
苏打饼干	72.0	杏（罐头）	72.0
华夫饼干	76.0	李子	64.0
膨化薄脆饼干	81.0		
爆玉米花	55.0	**豆类**	24.0
		黄豆（泡，煮）	18.0
奶制品类		豆腐（炖）	31.9
牛奶	27.6	豆腐（冻）	22.3
全脂牛奶	27.0	豆腐干	23.7

续表

食物名称	GI	食物名称	GI
脱脂牛奶	32.0	绿豆	27.2
巧克力奶	34.0	鹰嘴豆	33.0
酸奶（加糖）	48.0	青刀豆（罐头）	45.0
低脂酸酪乳	33.0	四季豆（罐头）	52.0
普通酸乳酪	36.0	蚕豆（五香）	16.9
		扁豆	38.0
饮料类			
冰激凌	61.0	**糖类**	
低脂冰激凌	50.0	蜂蜜	73.0
苹果汁	41.0	葡萄糖	100.0
橘汁	52.0	绵白糖	83.8
葡萄汁	48.0	方糖	65.0
菠萝汁	46.0	巧克力	49.0
柚子汁	48.0		
可乐饮料	40.3	**混合膳食**	
芬达	34.0	饺子（三鲜）	28.0
苏打饮料	63.0	包子（芹菜猪肉）	39.1
		肉馅馄饨	39.0
		牛肉面	88.6

引自：杨月欣.食物血糖生成指数——一个关于调节血糖的新概念［M］.北京：北京大学医学出版社，2004.

（3）增加膳食纤维的摄入　膳食纤维有很多健康效应，应当提倡食用。2013 年中国 DRIs 建议我国成人膳食纤维的摄入量为 25 ～ 30g/d，鼓励每日谷物至少 1/3 为全谷物食物，蔬菜水果摄入量至少达到 500g 左右。

流行病学调查和临床研究都已证实，膳食纤维能延缓食物在胃肠道的消化吸收，可以控制餐后血糖上升幅度，有效地改善糖代谢，降低餐后血糖，增加饱腹感。但摄入过多不仅会引起胃肠道反应，也会影响其他营养素的吸收。膳食纤维的来源以天然食物为佳，如杂粮类（荞麦、玉米、燕麦等）、新鲜的蔬菜和水果类。

（4）限制脂肪和胆固醇的摄入　长期摄入高脂肪膳食可损害糖耐量，促进肥胖、高血压和心血管病的发生。为防止或延缓糖尿病患者心脑血管并发症，必须限制膳食脂肪和胆固醇的摄入量。

建议每日脂肪摄入量占总热量的 25% ～ 30%，其中饱和脂肪酸摄入量小于总能量的 10%，多不饱和脂肪酸摄入量不宜超过总能量的 10%，单不饱和脂肪酸摄入量占总能量的 10% 为好，胆固醇摄入量低于 300mg/d，合并高脂血症者应低于 200mg/d。

少吃富含胆固醇的食物，如脑、心、肺、肝等动物内脏及蛋黄等。如患者为生长发育期的儿童或血脂不高又不肥胖者，应不必过度限制胆固醇，特别是蛋类食品，可以一天吃一个鸡蛋。每周 2 份以上海鱼，提供 n-3 多不饱和脂肪酸。烹调油限量 25g/d。

（5）适量蛋白质 蛋白质食物有较好的饱腹感，利于血糖的稳定。优质蛋白质食物主要包括肉类、乳类、蛋类、鱼类和大豆类。

糖尿病患者机体糖异生作用增强，考虑到蛋白质消耗的需要，应保证蛋白质的摄入量占总热量的 15% ～ 20%，其中 1/2 来自优质蛋白质食物。

对于妊娠、乳母或合并感染、营养不良及消耗性疾病者，应适当放宽对蛋白质的限制，每日 1.2 ～ 1.5g/（kg·d）。对于肾小球滤过率降低或已确诊糖尿病肾病者，蛋白质摄入量需降至 0.6 ～ 0.7g/（kg·d）。

（6）宏量营养素的最佳比例 糖尿病患者能量来源的最合适比例建议是：碳水化合物 50% ～ 60%，脂肪 20% ～ 30%，蛋白质 15% ～ 20%。针对不同的病情，可参考表 5-9。

表 5-9 糖尿病膳食分型

分型	体征	碳水化合物 %	蛋白质 %	脂肪 %
A	轻型糖尿病	60	16	24
B	血糖、尿糖均高	55	18	27
C	合并高胆固醇血症	60	18	22
D	合并高三酰甘油血症	50	20	30
E	合并肾功能不全	66	8	26
F	合并高血压	56	26	18
G	合并多种并发症	58	24	18

（7）满足维生素和矿物质的需要 糖尿病患者经常有微量营养素缺乏，调节维生素和矿物质的平衡，有利于纠正糖尿病患者代谢紊乱，防治

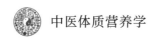

并发症。因此，供给足够的维生素和矿物质也是糖尿病营养治疗的原则之一。

维生素 C 可改善微血管循环，缓解糖尿病患者早期视网膜病变。新鲜的蔬菜和水果是维生素 C 的良好来源。

B 族维生素可改善神经症状。病情控制不好的患者，糖原异生作用旺盛，B 族维生素消耗会增多，可适当多食用含 B 族维生素较多的食物，如干豆类、蛋类和蔬菜等。

维生素 E 可预防心、脑血管并发症。植物油、小麦胚芽等是维生素 E 的较好来源。

在保证矿物质基本供给量的基础上，还可适当增加钾、镁、钙、铬、锌等元素的供给。

锌与胰岛素的合成、分泌、贮存、降解、生物活性及抗原性有关，能协助葡萄糖在细胞膜上的转运。缺锌时胰腺和 β 细胞内锌浓度下降，胰岛素合成减少。锌的主要来源是动物性食物。

三价铬的复合物在人体内被称作 "葡萄糖耐量因子"，有利于改善糖耐量。其主要来源是酵母、牛肉、肝、蘑菇等。

病程长的老年患者应补充钙剂，保证每日 1000 ～ 1200mg，防治骨质疏松。牛奶及奶制品含较多的钙和维生素 B_2，有条件者每天最好摄入 250 ～ 500mL 脱脂牛奶。

硒参与谷胱甘肽过氧化物酶（GSH-Px）的构成，后者可降低机体脂质过氧化反应，有保护心肌细胞、肾小球及视网膜免受自由基损伤的作用。

锰可改善机体对葡萄糖的耐受性。锂能促进胰岛素的合成和分泌。

当病情控制不好时，易并发感染或酮症酸中毒，补充钠、钾、镁等是为了纠正酸中毒时出现的电解质紊乱。但平时应限制钠盐的摄入，以防治高血压、高血脂、动脉硬化和肾功能不全，降低并发症发生率。每日钠盐限制在 6 ～ 8g。

特殊人群如老年人、孕妇、乳母和严格的素食者，更需要补充多种维生素和矿物质，可适当选择片剂来补充。

3. 糖尿病的膳食原则 糖尿病膳食不是简单的少吃，而是科学合理的饮食。糖尿病的膳食原则是在规定的热量范围内，达到营养平衡。不挑食、不偏食，品种多样，控制总量。

（1）食物种类多样化 每日应均衡摄入谷薯类、蔬菜水果类、肉鱼蛋乳豆类、油脂类。主食粗细搭配，副食荤素搭配。其中高碳水化合物低蛋白质食物应少食，如马铃薯、芋头、藕、山药、胡萝卜等，或代替部分主食来食用。

烹调用油每日不超过 25～30g，以植物油为主。烹调方式以蒸、煮、烩、炖为主。加餐可选用花生、核桃等坚果类食物，但应严格控制食用量，大约 15 粒花生米或 30 粒瓜子或 2 个核桃就相当于 10g 油脂。

（2）餐次安排合理 每日至少三餐，且应定时、定量，生活要有规律。注射胰岛素或易出现低血糖者，要求在三次正餐之间增加 2～3 餐，临睡前半小时加餐更重要。加餐食物可以由正餐匀出 25g 主食即可。

三餐内容最好是主、副食搭配，既符合营养平衡要求，又有益于胰岛素的分泌。糖尿病患者每日餐次热能分配见表 5-10。

表 5-10　糖尿病热能餐次分配（%）

临床体征	早餐	加餐	午餐	加餐	晚餐	睡前加餐
不用药病情稳定者	20	—	40	—	40	
	33	—	30	—	37	—
用胰岛素病情稳定者	20	—	40	—	30	10
用胰岛素病情多变者	20	10	20	10	30	10
	28	—	28	—	28	16

4. 不同体质类型的糖尿病食谱 糖尿病患者日常饮食应食用低血糖指数的食物，如粗加工谷类中的大麦、硬质小麦、通心面、黑米、荞麦、强化蛋白质面条、玉米面等；干豆类及其制品如绿豆、蚕豆、扁豆、四季豆等；乳类及其制品如牛奶、酸奶、奶粉等；薯类如甘薯、马铃薯、山药、芋类等；选择含糖量较低的蔬菜、水果如西红柿、黄瓜、李子、樱桃、猕猴桃、柚子等，具体应根据血糖水平酌情摄取适当的量。不宜吃含单糖或

双糖很高的食品如白糖、红糖、麦芽糖、巧克力、水果糖、蜜饯、罐头、果汁、果酱、冰淇淋、甜饮料、甜饼干、甜面包及糖制糕点等。不宜经常食用含热量较高的花生、瓜子、腰果、松子、核桃等；不宜食用富含胆固醇的食物及动物脂肪如动物的脑、肝、心、肺、腰、蛋黄、肥肉、黄油、猪牛羊油等；少吃油炸、油煎、油炒和油酥的食物。

不同体质类型的糖尿病患者可参照以下的食谱方案。

（1）阴虚质糖尿病患者的饮食原则　补充热量，在增加热量摄入的同时，还要增加一定量的优质蛋白质，适当增加瘦肉类、鸡、禽蛋、奶制品、豆制品等食物，但同时要避免摄入过多的脂肪；补充充足的维生素和铁质，动物类食品与植物类食品同时选用，可促进铁质的吸收利用；少量多餐，保证设计的膳食量能够充分摄入；监测体重，一旦体重恢复至正常应调整饮食至正常水平，不要导致体重超重而矫枉过正。

食物举例：

苦瓜，味苦，性寒，归胃、心、肝经；含有蛋白质、碳水化合物、膳食纤维、维生素 C、维生素 B_1、维生素 B_2、烟酸、胡萝卜素及钙、铁等；具有清热解暑、养血益气、补肾健脾、滋肝明目的功效，可清热祛火、解毒明目，其中含有的苦瓜苷和类似胰岛素的物质，具有良好的降血糖作用；适宜阴虚质糖尿病患者食用。

黄瓜，味甘，性凉，归肺、胃、脾、膀胱经；含有蛋白质、碳水化合物、钙、铁、胡萝卜素、多种维生素、葫芦素、黄瓜酶等；所含的葡萄糖苷、果糖等不参与通常的糖代谢，故糖尿病患者可食用黄瓜来代替淀粉类食物，对降低血糖有明显好处；适宜阴虚质糖尿病患者食用。

莲藕，味甘，性寒，归心、脾、胃经；含有丰富的铁、维生素和膳食纤维等多种营养物质；对阴虚内热的人非常适宜；适宜阴虚质糖尿病患者食用。

鸭肉，味甘、咸，性寒，归脾、胃、肺、肾经；蛋白质含量比畜肉含量高得多，脂肪含量适中，易于消化，是含 B 族维生素和维生素 E 比较多的肉类；具有滋阴补虚的功效；适宜阴虚质糖尿病患者食用。

柚子，味甘、酸，性寒；含有多种维生素和矿物质。现代药理研究表明，新鲜柚子汁中含有类胰岛素样成分，有降低血糖的功效；适宜阴虚质糖尿病患者食用。

食谱举例见表5-11。

表5-11　阴虚质糖尿病患者食谱举例

方案	早餐	午餐	晚餐
方案A	豆浆1杯，鸡蛋1个，莜麦面馒头1个，鲜脆黄瓜条	紫米米饭1碗，牛肉炒双鲜，酱香苦瓜	杂粮花卷1个，鸡肉炒油菜，蒜蓉菠菜
方案B	牛奶1杯，鸡蛋1个，蔬菜包子1个，凉拌白菜心	米饭1碗，鸭肉冬瓜汤，洋葱炒黄瓜	米饭2/3碗，肉末烧豆腐，凉拌藕片
方案C	牛奶燕麦粥1碗，鸡蛋1个，全麦小馒头1个，凉拌苦瓜	荞麦面条1碗，香干肉丝，素炒娃娃菜	玉米面馒头1个，青椒肉丝，凉拌三丝

（2）痰湿质糖尿病患者的饮食原则　控制总热量，采用低热量饮食减轻体重，是治疗痰湿质肥胖型糖尿病的首要措施，对糖尿病患者减体重不宜过快，应逐渐降低。饮食中蛋白质的含量不要过分限制，按占总热量的20%左右供给，因为蛋白质食物既有充饥的作用，又可减少身体组织的消耗，如过分限制可使患者产生极度疲劳和饥饿感；但也不可过高，以免增加肾脏负担。限制脂肪摄入，饮食中脂肪量要适当降低，以促进体脂消耗；忌用脂肪含量高的食物，包括花生、核桃、瓜子等坚果类。供给充足的维生素和无机盐，选用含糖量在1%～3%的新鲜蔬菜，补充维生素和无机盐，还可以饱腹充饥。

食物举例：

西红柿，味甘、酸，性凉，归胃、肝经；含有蛋白质、碳水化合物、有机酸、番茄素、多种维生素、胡萝卜素及钙、铁、磷、钾、镁、锌、铜、碘等营养成分；所含的维生素C、果酸、番茄红素及芦丁可降低胆固醇，预防动脉粥样硬化及冠心病；适宜痰湿质糖尿病患者食用。

白萝卜，味辛、甘，性凉，归脾、肺经；含有蛋白质、脂肪、碳水化合物、膳食纤维、多种维生素、胡萝卜素及钙、铁、磷、镁等营养成分；具有清热化痰、生津止渴的作用；适宜痰湿质糖尿病患者食用。

莴笋，味苦、甘，性凉，归胃、小肠经；含有蛋白质、脂肪、糖类、钙、磷、铁，还含有多种维生素；具有利尿、清热解毒的功效；适宜痰湿质糖尿病患者食用。

海带，味咸，性寒，归肝、胃、肾经；含有丰富的营养成分，包括粗蛋白、脂肪、碳水化合物、膳食纤维、钙、铁及胡萝卜素、多种维生素、烟酸等；具有清热利水、消痰散结的功效；适宜痰湿质糖尿病患者食用。

山楂，味甘、酸，性微温，归脾、胃、肝经；具有消食化积、活血化瘀的功效，有助于消化、降压、抗硬化、改善心脏供血，可防治糖尿病心血管并发症；适宜痰湿质糖尿病患者食用。

食谱举例见表5-12。

表5-12　痰湿质糖尿病患者食谱举例

方案	早餐	午餐	晚餐
方案A	牛奶1杯，鸡蛋1个，全麦面包片2片，凉拌莴笋丝	米饭1碗，西红柿炖牛腩，素炒冬瓜	杂粮花卷1个，香干肉丝炒芹菜，大拌菜
方案B	豆浆1杯，鸡蛋1个，玉米面馒头1个，凉拌菠菜	荞麦大米饭1碗，萝卜炖瘦肉，浇汁海带	紫米馒头1个，肉末茄子，素炒西蓝花
方案C	薏仁杂粮粥，鸡蛋1个，红豆包1个，凉拌海带丝	米饭1碗，赤豆蒸鲤鱼，香菇豆腐	紫薯花卷1个，青椒炒鸡蛋，凉拌荠菜

（3）阳虚质糖尿病患者的饮食原则　阳虚质者多脾胃功能较差，补充热量时应选用具有温补性质、补脾健胃的食物，少食生冷寒凉的瓜果蔬菜；主食中注意粗细粮搭配，补充充足的膳食纤维，可防止阳虚质糖尿病患者便秘；同时补充充足的维生素和铁质，应少食多餐。

食物举例：

黑豆，味甘，性平，归脾、肾经；含有蛋白质、脂肪、膳食纤维、多种维生素及人体必需的氨基酸和钙、铁、镁等营养成分；其中丰富的氨基酸及不饱和脂肪酸，能降低胆固醇在人体血液中的含量，具有软化血管，预防高血压、心脏病等功效，也可滋肾补肾；适宜阳虚质糖尿病患者食用。

虾，味甘、咸，性温，归脾、肾经；含有蛋白质、胡萝卜素及维生素A、钙、镁、铁、磷、钾等营养物质；其中蛋白质含量最丰富，具有保护心血管、补虚的作用；适宜阳虚质糖尿病患者食用。

燕麦麸，味甘，性平，归脾、胃、肝经；可补中益肝、调气和胃；含有高质量的膳食纤维，能改善糖代谢和胰岛素分泌，还能降低血清胆固醇和三酰甘油、β-脂蛋白，防止肠道吸附胆固醇，减轻动脉粥样硬化的脉管收缩现象；适宜阳虚质糖尿病患者食用。

白扁豆，味甘，性平，归脾、胃经；可健脾暖胃；含有钾、镁、钙等常量元素，长期食用有助于保护胰岛素分泌功能免受损害，可防治糖尿病慢性血管神经并发症；适宜阳虚质糖尿病患者食用。

樱桃，味甘、酸，性温，归脾、肾经；含铁量居水果之首，还含有蛋白质、糖类、磷、胡萝卜素及维生素C等；可益肾、健脾；适宜阳虚质糖尿病患者食用。

食谱举例见表5-13。

表5-13 阳虚质糖尿病患者食谱举例

方案	早餐	午餐	晚餐
方案A	五谷豆浆1杯，鸡蛋1个，咸面包1个，葱油淡菜	燕麦麸馒头1个，双椒炒虾仁，蒜香刀豆	荞麦大米饭1碗，姜汁扁豆，素炒菠菜
方案B	杂粮粥1碗，鸡蛋1个，紫薯馒头1个，芫荽拌花生米	荞麦大米饭1碗，清蒸黄芪鸡，炒三菇	杂粮花卷1个，肉末豇豆，豆腐小白菜
方案C	牛奶燕麦粥1碗，鸡蛋1个，玉米面馒头1个，凉拌甘蓝	米饭1碗，洋葱小炒肉，鲍汁杏鲍菇	燕麦麸馒头1个，青椒炒鸡蛋，木耳干豆角炒肉

三、痛风

（一）痛风概述

痛风（gout）是由于嘌呤代谢障碍和（或）尿酸排泄减少，使其代谢产物尿酸在血液中积聚，因血浆尿酸浓度超过饱和限度而引起组织损伤的一组疾病，可分为原发性痛风和继发性痛风。

受地域、民族、饮食习惯的影响，痛风的发病率差异较大。随着人民生活水平的提高，近年来我国痛风的发病率呈上升趋势。据中国疾病控制中心报告，我国高尿酸血症患者超过8000万，比15年前增加了15～30倍，预计在2020年中国痛风患者将超过1亿。流行病学研究显示，已经有高达约3.9%的人群患有痛风。

原发性痛风是由先天性或特发性嘌呤代谢紊乱引起。原发性痛风患者中，10%～25%有痛风家族史，而痛风患者近亲中发现有15%～25%患高尿酸血症。原发性痛风大部分发病年龄在40岁以上，多见于中老年人；男性占95%，女性只占5%，在更年期后发病，常有家族遗传史。在原发性高尿酸血症和痛风患者中90%是由于尿酸排出减少，尿酸生成一般正常。

继发性痛风在临床上可见于多种疾病，如肾脏疾病引起的肾功能减退导致尿酸排泄减少，血尿酸升高；血液病如红细胞增多症、慢性白血病、慢性溶血性贫血等，淋巴瘤和各种骨髓增生性病变；多种恶性肿瘤患者因细胞坏死、化疗、放疗等使尿酸生成增多，血尿酸升高。此外，随着人们生活水平的提高，膳食结构的改变，蛋白质的过度摄入，高尿酸血症及痛风患者在中高收入阶层中越来越多见，因此继发性痛风病的患病率也越来越高。

1. 痛风的临床表现　根据痛风病情发展的特点，可将痛风病程分为以下4个阶段：

（1）无症状期　此期仅有尿酸的持续性或波动性增高，但无关节炎、痛风石、肾结石等临床表现，大多数患者可终生不出现症状，也有在高尿酸血症后20～40年才有第一次痛风。

（2）急性期　以急性关节炎为主要临床表现，第一次发作部位大多为足大趾的跖趾关节，发作的诱发因素很多，如饮食过度、外伤、体力和脑力劳动过度、受冷潮湿、过度刺激、感染、外科手术及药物等。典型发作起病急骤，多数始于凌晨 1～2 点钟，大多为远端单个关节，发作部位极端敏感，盖上一层被褥即有疼痛感，夜间可突然发作而痛醒。局部有红、肿、热、痛、静脉曲张，触之剧痛，白天可好转，但第二天凌晨疼痛重新加剧，一般为数天或数周进入缓解并逐渐恢复。

（3）间歇期　两次发作之间的一段静止期。大多数患者一生会发作多次。未进行治疗，发作次数会越来越频繁。

（4）慢性期　慢性期主要临床表现为痛风石、慢性关节炎、尿路结石和肾炎等。痛风石由于尿酸沉淀于结缔组织而逐渐形成，是痛风的特征性改变，平均在发作 10 年后约 50% 的患者有痛风石，以后逐渐增多。痛风石与血尿酸浓度密切相关，多发生在耳轮、手、足、肘、膝、眼睑、鼻唇沟等部位，少数也可发生在脊柱关节、心肌、二尖瓣、咽部等。发生于关节附近的痛风结节，表面磨损易破溃和形成瘘管，排出尿酸盐结晶的糊状物。

慢性关节炎：痛风经过 10～20 年的病变，会累及全身很多关节，跖关节、软骨、滑膜、肌腱和关节周围软组织。痛风石不断沉积和增大增多，纤维增殖，骨质破坏，导致关节强直、畸形、活动受限、功能丧失。

肾脏病：尿酸盐性肾脏病是痛风的常见伴发疾病，主要是尿酸盐在肾间质组织沉淀而引起肾脏病变。临床表现为肾小球病变及间质性肾脏病变。病情发展呈阶段性的过程。早期轻度水肿和高血压，然后发展为肾功能受损、持续性蛋白尿。

尿酸结石多见于高尿酸血症。尿酸呈酸性时，尿酸浓度增加则易形成结晶和结石，沉积于集合管和输尿管，小结石可随尿排出，大结石则可引起输尿管梗阻、肾绞痛和血尿及尿闭等，甚至可导致肾盂肾炎。

2. 痛风的诊断　突然反复发作的单个跖趾、跗跖、踝等关节红肿剧痛，可自行缓解及间歇期无症状者，应首先考虑到痛风性关节炎；同时合并高尿酸血症及对秋水仙碱治疗有效者可诊断为痛风；滑液或滑膜活检发现尿酸盐结晶者即可确诊。

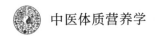

（二）痛风与体质的关系

痰湿质、湿热质、血瘀质为痛风的高发体质，以痰湿体质最为多见。若素体脾虚，或平素饮食不节，嗜食肥甘厚腻、嗜酒、过饱，易伤及脾胃，脾失健运，则水湿内生，聚湿成痰。痰湿之邪重浊黏腻，难于剔除，阻滞于血脉经络之中，不通则痛，易发为痛风性关节炎。痰湿体质的人嗜食肥甘厚腻、嗜酒等饮食特点均是痛风的主要诱因。

湿热质是在痰湿质的基础上发展而来的。痰湿内蕴，郁而化热；或热邪外袭肌表，发为湿热。人们的物质生活日益丰富，平素饮食不节，大量进食高脂肪、高热量的食物，日久易伤及脾胃，脾失健运，则水湿内生，聚湿成痰，日久不化，酿湿生热，化为湿热。湿热蕴结，久而久之形成湿热体质。湿热生成，煎熬津液，炼液成石，吸附于脚趾；湿热之邪痹阻经脉，气血运行不畅引发痛风。

血瘀质是由于瘀血内阻、气血运行不畅，以血瘀为主要表现的体质状态，与痛风痰瘀互结的病理基础一致。湿热之邪可困遏脾气，导致脾虚；痰饮之邪困阻中阳，且痰饮患者多素体肥胖，脾虚为多。脾气虚则运血无力，脾阳虚则筋脉失于温通而涩滞，均可引起血液运行不畅而形成血瘀体质，主要表现为痛风慢性期的痛风石、慢性关节炎等。

（三）痛风的体质营养学防治

1. 痛风的营养治疗原则　痛风尚无很好的治疗手段及完全根治的药物，从营养学的角度进行防治尤为重要。营养治疗主要是控制高嘌呤食物摄入、减少尿酸形成，从而减少或减轻急性症状的发作，并减少并发症的产生。在饮食方面要牢记"六要""六不要"。①"六要"：嘌呤摄入要限制；总热量摄入要适当；蛋白质、脂肪摄入要合理；菜肴要清淡；维生素、无机盐摄入要丰富；水的补充要充足。②"六不要"：啤酒、烈性酒不要饮；火锅不要吃；浓茶、咖啡不要饮；酸奶不要喝；豆浆不要喝；粗粮不要多吃。

（1）限制嘌呤的摄入量　完全禁止嘌呤食物的摄入既不妥当也不可能，因为同时也限制了蛋白质的摄入，长期如此对患者的营养状态不利。

因此，仅限制含嘌呤高的食物，并因人而异。痛风患者的膳食应将嘌呤严格限制在150mg/d以下，蛋白质按0.8～1.0g/kg供给，以牛奶、鸡蛋、谷类为蛋白质的主要来源；脂肪应少于50g/d，主要应以碳水化合物补充能量。要禁食嘌呤含量高的豆类、内脏类（肝、肾、心、脑）、肉馅、肉汁、沙丁鱼、虾等。可服用碳酸氢钠、枸橼酸钠等药物使尿液碱性化。一般情况下，患者可食用不含或含嘌呤较少的食物（见表5-14），其他如盐、糖、醋、橄榄、泡菜等也应酌量摄入。

表5-14　常用食物嘌呤含量（mg/100g）表

食物名称	嘌呤	食物名称	嘌呤	食物名称	嘌呤
面粉	2.3	小米	6.1	大米	18.1
大豆	27.0	核桃	8.4	栗子	16.4
花生	33.4	洋葱	1.4	南瓜	2.8
黄瓜	3.3	番茄	4.2	青葱	4.7
白菜	5.0	菠菜	23.0	土豆	5.6
胡萝卜	8.0	芹菜	10.3	青菜叶	14.5
菜花	20.0	杏子	0.1	葡萄	0.5
梨	0.9	苹果	0.9	橙	1.9
果酱	1.9	牛奶	1.4	鸡蛋	0.4
牛肉	40.0	羊肉	27.0	母鸡	25～31
鹅	33.0	猪肉	48.0	小牛肉	48.0
猪肺	70.0	猪腰	132.6	猪肝	169.5
桂鱼肉	24.0	枪鱼	45.0	沙丁鱼	295.0
蜂蜜	3.2	猪脾	270.6	凤尾鱼	363.0
牛肝	233	牛肾	200.0	猪脑	66.3
肉汁	160～400				

各类食物嘌呤含量排行：

第一类含嘌呤高（每100g含150～1000mg）：猪肝、牛肝、牛肾、猪小肠、脑、胰腺、白带鱼、白鲈鱼、沙丁鱼、凤尾鱼、鲢鱼、鲱鱼、鲭鱼、小鱼干、牡蛎、蛤蜊、浓鸡汁、肉汤、火锅汤。

第二类含嘌呤较高（每100g含50～100mg）：米糠、麦麸、麦胚、粗粮、绿豆、红豆、花豆、豌豆、菜豆、豆腐干、豆腐、青豆、黑豆、猪肉、牛肉、小牛肉、羊肉、鸡肉、兔肉、鸭、鹅、鸽、火鸡、火腿、牛舌、鳝鱼、鳗鱼、鲤鱼、草鱼、鳕鱼、鲑鱼、黑鲳鱼、大比目鱼、梭鱼、鱼丸、虾、龙虾、乌贼、螃蟹、芦笋、四季豆、鲜豌豆、昆布、菠菜。

第三类含嘌呤较少（每100g含量≤50mg）：①谷薯类：大米、米粉、小米、糯米、大麦、小麦、荞麦、富强粉、面粉、通心粉、挂面、面包、馒头、麦片、白薯、马铃薯、芋头；②蔬菜类：白菜、卷心菜、荠菜、芹菜、青菜叶、空心菜、芥蓝、茼蒿、韭菜、黄瓜、苦瓜、冬瓜、南瓜、丝瓜、西葫芦、茄子、豆芽、青椒、萝卜、胡萝卜、洋葱、番茄、莴苣、泡菜、咸菜、葱、姜、蒜头、荸荠；③水果类：橙、橘、苹果、梨、桃、西瓜、哈密瓜、香蕉、苹果汁、果冻、果干、糖、糖浆、果酱；④蛋乳类：鸡蛋、鸭蛋、蛋皮、牛奶、奶粉、酸奶、炼乳；⑤硬果及其他：瓜子、杏仁、栗子、莲子、红枣、花生、核桃仁、葡萄干、花生酱、枸杞、茶、咖啡、巧克力、可可、蜂蜜、油脂、猪血、猪皮、海参、海蜇皮、海藻、木耳。

（2）控制总热量　痛风与肥胖、糖尿病、原发性高血压及血脂异常关系密切。适当节制饮食，有利于减轻痛风。故总热量宜较正常人略低15%～20%。对肥胖患者的减重治疗应循序渐进，因为突然减少热量的摄入，会导致酮血症，酮体与尿酸竞争排出，使得尿酸的排出减少，会诱使痛风的急性发作。

总热量的供给因人而异，如休息状态与体力劳动者有所不同。一般可较正常量降低10%～15%。休息者热量每日按每千克体重25～30kcal给予，体力劳动者则为30～40kcal。对肥胖或超重者，应限制总热量，采用低热量饮食，即每日按每千克体重10～20kcal给予。一般而言肥胖者每日减少50g主食为宜。

（3）蛋白质、脂肪、碳水化合物　痛风的发病与高蛋白、高脂肪等不良膳食习惯密切相关。如蛋白质摄入过多使核酸分解过多，脂肪摄入增加可使血酮浓度升高而抑制肾脏排泄尿酸。每日蛋白质摄入可在0.8～1.0g/（kg·d），牛奶、鸡蛋不含核蛋白，摄食较安全。痛风大多伴有高血脂，因高脂饮食同样可使尿酸排泄减少而使血尿酸升高，因此应限制脂肪摄入，脂肪应控制在 50g/d，以减少对尿酸正常排泄的抑制。碳水化合物作为热量的主要来源，有益于尿酸的排出。

（4）酒、咖啡、茶、水 酒能造成体内乳酸堆积，乳酸也可对尿酸排泄有竞争性抑制，同时乙醇促进嘌呤的分解使尿酸增高，故痛风患者不能饮酒。茶叶碱、咖啡因并不产生尿酸盐并沉积在痛风石里，因此有人主张可适量选用。保持尿酸稀释、促进尿酸排泄是痛风患者饮食治疗中较为重要的环节，故提倡大量饮水，每日应大于 2000mL。为防止夜间尿液浓缩，可在睡前或夜间饮水。但痛风合并肾损害出现少尿、水肿时，应根据排出量计算每日液体的摄入量，并准确记录患者饮水量及尿量。

（5）维生素 应充分补充维生素，特别是水溶性维生素。供给充足的维生素 B、维生素 C，能促进组织内淤积的尿酸盐溶解。同时，尿酸在碱性环境中易溶解，蔬菜和水果既是碱性食品，又可供给丰富的维生素与无机盐。

（6）不同病程的痛风营养治疗

无症状的高尿酸血症：一般不需要药物治疗，膳食控制的效果较好，只要遵循总的预防原则，如改变饮食习惯、控制肥胖、忌酒、注意保持正常体重、减少热量摄入，特别是注意低嘌呤饮食、增加每日的饮水量、促进尿酸排泄等，会有很好的临床效果。但如果血尿酸长期过高，则应予以药物治疗。

急性痛风关节炎：应卧床休息，减少活动，避免受累关节负重，饮食忌酒，增加饮水，辅以低热量低脂饮食。如临床上已确诊急性痛风关节炎，则应尽早药物治疗，以控制症状的发作，减轻患者痛苦。

慢性期痛风：慢性期痛风的患者要防止或减少急性关节炎的发作，对此类患者的营养治疗尤为重要。慢性患者须禁酒，控制嘌呤、蛋白、脂肪摄入，控制体重。能量的摄入应逐步减少，如果一次过度减少会导致饥饿性酮症的发生，并抑制尿酸从肾小管排泄。

肾结石痛风：此类患者应大量饮水，2～3L/d，同时服用碱性药物，使尿酸转变成易溶性的尿酸盐。

2. 不同体质类型的痛风食谱　不同体质类型的痛风患者可参照以下的食谱方案。

（1）痰湿质痛风患者的饮食原则　痰湿质痛风患者体型肥胖，首要措施是控制总热量，循序渐进，逐渐使体重达到理想体重，不应过快、过猛，避免因体内脂肪分解后酮体生成过多与尿酸排泄相竞争，导致血尿酸增高而促发急性痛风；并要严格限制高嘌呤食物，补充充足的维生素。

食物举例：

冬瓜，味甘、淡，性微寒，归肺、胃、膀胱经；含有蛋白质、碳水化合物、膳食纤维、胡萝卜素、多种维生素及钙、磷、铁等营养素；具有化痰止渴、利尿消肿、解毒排脓的功效，是肥胖者的理想蔬菜，嘌呤含量低；适宜痰湿质痛风患者食用。

芹菜，味甘、辛，性凉，归膀胱、胃、肝经；含有蛋白质、脂肪、碳水化合物、膳食纤维、多种维生素、胡萝卜素及钙、铁、磷、钾等营养成分；具有利尿消肿、降血压的功效，作为高纤维食物还可以促进肠蠕动；适宜痰湿质痛风患者食用。

空心菜，味甘，性寒，归肝、心、大肠、小肠经；含有蛋白质、脂肪、叶绿素、膳食纤维、胡萝卜素、叶酸、烟酸、维生素A、维生素C、维生素E、烟酸、钾、钠、钙、氯等；具有降脂减肥、利尿除湿的功效；适宜痰湿质痛风患者食用。

海带，味咸，性寒，归肝、胃、肾经；含有丰富的营养成分，包括粗蛋白、脂肪、碳水化合物、膳食纤维、钙、铁及胡萝卜素、多种维生素、烟酸等；具有清热利水、消痰散结的功效；非常适宜痰湿质痛风患者食用。

无花果，味甘，性平，归肺、脾、胃经；含有膳食纤维、胡萝卜素、多种维生素和矿物质及苹果酸、柠檬酸、脂肪酶、蛋白酶、水解酶等营养物质；具有降血脂、助消化、润肠通便、抗癌、通乳、解毒利咽等功效；适宜痰湿质痛风患者食用。

食谱举例见表5-15。

表 5-15 痰湿质痛风患者食谱举例

方案	早餐	午餐	晚餐
方案 A	牛奶 1 碗，鸡蛋 1 个，花卷 1 个，凉拌莴笋丝	米饭 1 碗，醋熘白菜，芹菜炒肉丝	薏苡仁粥 1 碗，馒头半个，清炒芥蓝，猪肉烧白菜
方案 B	百合薏米粥 1 碗，鸡蛋 1 个，馒头 1 个，凉拌萝卜丝	米饭 1 碗，西红柿豆腐汤，肉末冬瓜	米饭 1 碗，凉拌芹菜三丝，空心菜炒鸡蛋
方案 C	牛奶 1 杯，鸡蛋 1 个，杂粮馒头 1 个，凉拌海带丝	米饭 1 碗，清炒西葫芦，清蒸鲑鱼	怀山药枸杞粥 1 碗，馒头半个，芹菜拌黑木耳，青椒肉丝

（2）湿热质痛风患者的饮食原则　由于痰湿日久可转化为湿热，因此湿热质痛风患者应注重减重，控制总热量，多食清热利湿之品，清除体内的痰湿和湿热，少食肥甘厚腻之品；养成多饮水的习惯，尽可能戒酒；平衡营养素的摄入，多食用含维生素 B_1 和维生素 C 较多的食物及含钾多含钠少的碱性食物。

食物举例：

丝瓜，味甘，性凉，归肺、肝经；含有各类大量的维生素、矿物质及皂苷、脂肪、蛋白质、谷氨酸、木糖胶等物质；具有清热化痰、凉血解毒、解暑除烦、通经活络的功效；适宜湿热质痛风患者食用。

藕，味甘，性寒，归心、脾、肺经；含有蛋白质、脂肪、膳食纤维、胡萝卜素、维生素 B_1、尼克酸、维生素 C、钙、磷、铁等；具有益胃生津、除烦解渴、清热止血的功效；适宜湿热质痛风患者食用。

马齿苋，味酸，性寒，归肝、胃、大肠经；含有蛋白质、脂肪、膳食纤维、维生素 B_2、维生素 C、维生素 E、β-胡萝卜素、烟酸及钙、磷、铁等多种矿物质；具有清热解毒、凉血止血、止痢的功效；适宜湿热质痛风患者食用。

茄子，味甘，性凉，归胃、肠经；含有蛋白质、脂肪、维生素 B_1、维生素 C、维生素 P、胡萝卜素、烟酸、钙、磷等；具有消热解毒、活血止痛、消肿利尿、健脾和胃等功效；适宜湿热质痛风患者食用。

荸荠，味甘，性寒，归肺、胃经；含有蛋白质、脂肪、维生素C、低聚糖和单糖、荸荠英、钙、磷、铁等营养成分；具有促进生长发育、抗菌消炎、预防急性传染、降压、利尿排淋、清热解毒、凉血止血等功效；适宜湿热质痛风患者食用。

食谱举例见表5-16。

表5-16　湿热质痛风患者食谱举例

方案	早餐	午餐	晚餐
方案A	牛奶1碗，鸡蛋1个，素包子1个，凉拌黄瓜	米饭1碗，手撕茄子，丝瓜炒鸡蛋	薏苡仁粥1碗，馒头半个，凉拌马齿苋，鲜菇炒肉丝
方案B	酸奶1杯，蛋糕1块，大拌菜	米饭1碗，素炒油菜，莲藕排骨	米饭1碗，番茄烧菜花，空心菜炒鸡蛋
方案C	白米粥1碗，鸡蛋1个，花卷1个，凉拌海带丝	米饭1碗，醋熘土豆丝，清蒸鲑鱼	薏仁莲子粥1碗，馒头半个，素炒冬瓜，莴苣炒肉丝

（3）血瘀质痛风患者的饮食原则　血瘀质者应选用含嘌呤低的具有活血化瘀功用的食物，同时选用补气健脾之物，促进气血的运行。多食低盐、优质蛋白饮食，保护肾功能，以及具有保护血管作用的食物，如洋葱、木耳、海带等，注重维生素的均衡摄入。

食物举例：

黑木耳，味甘，性平，归胃、大肠经；含有膳食纤维、蛋白质、B族维生素、烟酸、胡萝卜素、钾、钙、钠、镁等营养元素；具有很强的抗血液凝聚的作用，还能清除血管壁上的淤积；适宜血瘀质痛风患者食用。

洋葱，味辛，性温，归心、脾经；含有蛋白质、糖、B族维生素、维生素C、粗纤维及硒、硫胺素、核黄素等多种营养成分；具有防治骨质疏松、降脂降压、解痉、抗癌防癌的功效；适宜血瘀质痛风患者食用。

芹菜，味甘、辛，性凉，归膀胱、胃、肝经；含有蛋白质、脂肪、碳水化合物、膳食纤维、多种维生素、胡萝卜素及钙、铁、磷、钾等营养成分；具有补血润肤、降血脂的功效；适宜血瘀质痛风患者食用。

茄子，味甘，性凉，归胃、肠经；含有蛋白质、脂肪、维生素B_1、维生素 C、维生素 P、胡萝卜素、烟酸、钙、磷等营养成分；具有保护血管、防癌抗癌等功效；适宜血瘀质痛风患者食用。

苹果，味酸、甘，性平，归脾、胃经；含有碳水化合物 (蔗糖、还原糖)、有机酸、果胶、蛋白质、钙、铬、磷、铁、钾、锌和维生素 A、维生素 B、维生素 C 及纤维，另含苹果酸、酒石酸、胡萝卜素等营养成分；具有通便排毒、美容养颜、减肥降脂的功效；适宜血瘀质痛风患者食用。

食谱举例见表 5-17。

表 5-17　血瘀质痛风患者食谱举例

方案	早餐	午餐	晚餐
方案 A	牛奶 1 杯，鸡蛋 1 个，花卷 1 个，凉拌双耳	米饭 1 碗，糖醋萝卜丝，香菇木耳蒸鸡	红花桃仁粥 1 碗，馒头 1 个，凉拌西芹，肉末茄子
方案 B	丹参红花粥 1 碗，鸡蛋 1 个，素包子 1 个，黄瓜拌粉皮	米饭 1 碗，酸辣洋葱，白菜黑木耳炒肉	馒头 1 个，土豆炖茄子，百合炒肉丝
方案 C	牛奶 1 杯，鸡蛋 1 个，花卷 1 个，凉拌生菜	米饭 1 碗，油焖西葫芦，洋葱炒肉片	米饭 1 碗，桃仁丝瓜，五彩牛肉丝

四、骨质疏松症

（一）骨质疏松症概述

骨质疏松症（osteoporosis）是以骨量减少和骨组织微细结构破坏为特征，表现为骨的脆性增加及易于发生骨折的一种全身性骨骼疾病。该病的发病率随年龄增长而增加，女性高于男性，常见于绝经后妇女和老年人。

随着经济的发展和人民生活水平的提高，人们的寿命普遍延长，人口老龄化已成为世界各国发展过程中不可避免的问题，骨质疏松症的患病率也随着老龄化的趋势在逐年递增。据统计，全世界患骨质疏松的总人数超过 2 亿，其中美国、西欧、日本有 7500 万人；而我国患者已超过 9700 万，高居世界常见病、多发病的第 7 位，是绝经后妇女、中老年人发病率、残疾率、死亡率及保健费用消耗较大的疾病之一。

1. 骨质疏松症的临床表现

（1）疼痛　原发性骨质疏松症最常见的症状以腰背痛多见，占疼痛患者中的 70%～80%。疼痛沿脊柱向两侧扩散，仰卧或坐位时疼痛减轻，直立时后伸或久立、久坐时疼痛加剧，日间疼痛轻，夜间和清晨醒来时加重，弯腰、肌肉运动、咳嗽、大便用力时加重。一般骨量丢失 12% 以上时即出现骨痛。

（2）骨折　这是退行性骨质疏松症最常见和最严重的并发症，它不仅增加患者的痛苦，加重经济负担，还严重限制患者活动，甚至缩短寿命。

（3）身长缩短、驼背　多在疼痛后出现。脊椎椎体前部几乎多为松质骨组成，而且此部位是身体的支柱，负重量大，尤其第 11、第 12 胸椎及第 3 腰椎，负荷量更大，容易压缩变形，使脊椎前倾，背曲加剧，形成驼背。正常人每一椎体高度约 2cm，老年人骨质疏松时椎体压缩，每椎体缩短 2mm 左右，身长平均缩短 3～6cm。

（4）呼吸功能下降　胸椎、腰椎压缩性骨折，脊椎后弯，胸廓畸形，可使肺活量和最大换气量显著减少，肺上叶前区小叶型肺气肿发生率可高达 40%。老年人多数有不同程度肺气肿，肺功能随着增龄而下降。如果再加上骨质疏松症所致的胸廓畸形，患者往往可出现胸闷、气短、呼吸困难等症状。

（5）对心理状态及生活质量的影响　骨质疏松症及其相关骨折常导致恐惧、焦虑、抑郁、自信心丧失等心理异常。老年患者自主生活能力下降，以及骨折后缺少与外界接触和交流，均会给患者造成巨大的心理负担。

2. 骨质疏松症的分型　根据病因可分为以下三大类型：

（1）原发性骨质疏松症　随着年龄增长而出现的骨骼生理性退行性病变。

Ⅰ型：常见于绝经不久的 51～65 岁女性，又称绝经后骨质疏松，为高转换型，由破骨细胞介导，以骨吸收增加为主，小梁骨丢失大于皮质骨丢失，多发生在脊柱和桡骨远端。

Ⅱ型：多在 65 岁以后发生，又称老年性骨质疏松，为低转换型，以骨形成不足为主，小梁骨和皮质骨呈同等比例减少，主要侵犯椎骨和髋骨。

（2）继发性骨质疏松症　由其他疾病如内分泌疾病、血液病、长期卧床等继发。

（3）特发性骨质疏松症　多见于 8 ～ 14 岁青少年，常伴有家族史。

3. 骨质疏松症的诊断　骨质疏松症的诊断主要基于 DXA（双能 X 线检测法）骨密度测量结果和（或）脆性骨折。

（1）基于骨密度测定的诊断　DXA 测量的骨密度是目前通用的骨质疏松症诊断指标。对于绝经后女性、50 岁及以上男性，建议参照 WHO 推荐的诊断标准：骨密度值低于同性别、同种族健康成人的骨峰值 1 个标准差及以内属正常；降低 1 ～ 2.5 个标准差为骨量低下（或低骨量）；降低等于和超过 2.5 个标准差为骨质疏松；骨密度降低程度符合骨质疏松诊断标准，同时伴有一处或多处脆性骨折为严重骨质疏松。骨密度通常用 T-值（T-Score）表示，T- 值＝（实测值—同种族同性别正常青年人峰值骨密度）/ 同种族同性别正常青年人峰值骨密度的标准差。基于 DXA 测量的中轴骨（腰椎 1 ～ 4、股骨颈或全髋）骨密度或桡骨远端 1/3 骨密度对骨质疏松症的诊断标准是 T- 值 ≤ –2.5。

对于儿童、绝经前女性和 50 岁以下男性，其骨密度水平的判断建议用同种族的 Z- 值表示，Z- 值＝（骨密度测定值—同种族同性别同龄人骨密度均值）/ 同种族同性别同龄人骨密度标准差。将 Z- 值 ≤ –2.0 视为"低于同年龄段预期范围"或低骨量。

（2）基于脆性骨折的诊断　脆性骨折是指受到轻微创伤或日常活动中即发生的骨折。如髋部或椎体发生脆性骨折，不依赖于骨密度测定，临床上即可诊断骨质疏松症。而在肱骨近端、骨盆或前臂远端发生的脆性骨折，即使骨密度测定显示低骨量（–2.5 ＜ T- 值 ＜ –1.0），也可诊断骨质疏松症。

（二）骨质疏松症与体质的关系

关于骨质疏松症和中医体质的相关性研究表明，气虚质、阳虚质、阴虚质等虚性体质的人群患骨质疏松症的风险更高。

气虚质骨质疏松患者多年高体弱，脾胃虚弱，水谷精微化生不足，先后天之气皆失养，宗气化生不足。此类患者应多食具有补虚、补气、行气功用的食物，濡养四肢肌肉，补充足量的钙和维生素，但不可过于滋腻而妨碍脾胃的吸收运化功能。

阳虚质骨质疏松症患者多与肾中阳气不足有关。肾精充沛，骨髓生化有源；肾精不足，不能生髓充骨，则骨失所养。同时由于年老脾胃虚弱，后天充养不足，使先天更加亏虚。应多食补肾填精之品，摄入适量的蛋白质，进行适当的日光浴，补充阳气的同时促进体内钙的吸收。

阴虚质骨质疏松症患者多为女性，由于女性经、孕、产、乳，数次伤血，使得肝血不足，肝肾同源，肝血亏虚不能化生肾精及濡养筋骨，则骨髓亏虚，肢体筋骨活动不利。

（三）骨质疏松症的体质营养学防治

1. 骨质疏松症的营养治疗原则　骨质疏松症主要是骨基质和矿物质均不足，骨质含量减少。骨量是随着年龄的增长而不断变化的，大约在 30 岁达到顶峰（骨峰值），以后逐年下降。骨峰值越高，人们今后发生骨质疏松的可能性越小或时间越晚。因此，骨质疏松的预防比治疗更为重要。骨质疏松症营养防治的目标是在合理能量和蛋白质供给的基础上，通过膳食补充钙、维生素 D 等营养素，预防和治疗骨质疏松症。

（1）能量供应量与个人生理需要量适应　能量的摄入量应与个人年龄、生理状况、劳动强度等相适应，既要防止能量长期超重摄入，导致肥胖，又要避免盲目节食、减肥，导致营养不良。

（2）适量的蛋白质　蛋白质是组成骨基质的原料，适量的蛋白质可增加钙的吸收与贮存，对防止和延缓骨质疏松有利，特别是富含胶原蛋白和弹性蛋白的食物（如牛奶、蛋类、核桃、动物软骨、碎骨糊、肉皮、猪蹄胶冻、鸡爪等）。但蛋白质的摄入应适量，因为过量的蛋白质有可能促进钙排泄。健康成人每天蛋白质摄入量为 1.0 ～ 1.2g/kg 体重，处于生长期、妊娠期、哺乳期则应酌量增加。

（3）充足的钙　成人每天通过膳食钙的供给量为 800mg，更年期后的妇女和老年人应达到 1000 ～ 1200mg/d，妇女妊娠期和哺乳期钙的摄入量应增加到 1200mg/d。食物补钙安全且容易被人体吸收。奶和奶制品含钙丰富，吸收率高，是钙的理想来源。对乳酸不耐受者，可以选用硬奶酪、酸奶和一些特殊加工的低乳糖食品。豆和豆制品如豆腐和黄豆制品除了含丰富的钙质外，还含大豆异黄酮，可以降低骨破坏，增加骨形成和骨密度。另外，带壳食物、坚果等也富含钙质。必要时可采用钙剂或钙强化食品来补钙。

（4）适量而平衡的无机盐　合适的钙磷比例有利于钙的利用和减慢骨钙丢失，磷摄入过多会加重骨质疏松的危险性，膳食磷的适宜摄入量为 700mg/d。妇女绝经后骨质疏松被认为与镁的缺乏有关，应注意选用一些富含镁的食物，镁的推荐摄入量为 350mg/d，不应超过 700mg/d。缺锌时，含锌酶的活性迅速下降，骨骼生长受抑制，骨折愈合延迟。因此，要摄入一些含锌高的食品。铜缺乏会导致骨骼变形，结构疏松，易产生骨折。应摄入一些含铜高的食品，有虾、蟹、贝类，包括牡蛎、螺等，动物肝、肾、脑，蘑菇、坚果、干黄豆，以及巧克力和可可粉等。

（5）丰富的维生素　维生素 D 调节钙、磷代谢，促进钙、磷吸收和骨胶原合成，推荐供给量为 10μg/d。中老年人应多进行户外活动，多晒太阳，以增强体内维生素 D 的合成。老年人可在医师的指导下适量补充维生素 D，对于不能得到充分日照的老年人，每日应补充维生素 400 ～ 600U，相当于 10 ～ 15μg。食用富含维生素 D 的食物，如鱼肉、奶油、蛋、肝、牛奶等，必要时可服用维生素 D 强化食品，或在医师的指导下服用维生素 D 制剂。维生素 C 有利于钙的吸收和钙在骨骼中的沉积，故应多吃新鲜的水果和蔬菜。骨质疏松症尤其是骨折者，血清维生素 K 水平低，可适当补充维生素 K。有证据表明，成骨细胞和破骨细胞中都含有视黄醛，因此维生素 A 在骨重建中发挥重要作用。维生素 A 水平过高或过低都对骨骼健康不利，应适量摄入。动物类食品、红色、黄色、橙色蔬菜是维生素 A 的良好来源。

（6）科学的膳食搭配和加工烹调　烹调加工应尽量消除和避免干扰钙吸收的膳食因素。谷类中的植酸及某些蔬菜如菠菜、空心菜、苋菜等中的草酸影响钙的吸收和利用。含草酸盐过多的菠菜、空心菜、苋菜等可以先在沸水中烫一下，除去部分草酸。烹调加醋，有利于钙在酸性环境中溶解和被吸收。谷类如面粉、玉米粉、豆粉用发酵的方法，可减少植酸含量。对含钠多的食物如酱油、盐渍或腌制肉、酱菜、咸菜、咸鱼、火腿、香肠等宜少吃或不吃。此外，应改变不良嗜好和饮食习惯，不饮酒或适量饮酒，避免高脂饮食、抽烟，以及喝咖啡、可乐等碳酸饮料、浓茶等刺激性饮料。

不同体质类型的骨质疏松症食谱　不同体质类型的骨质疏松症患者可参照以下的食谱方案。

（1）气虚质骨质疏松症患者的饮食原则　气虚质骨质疏松症患者由于脾胃虚弱，饮食应以清淡且富有营养、易于消化的食物为主，逐渐培补元气，并摄入充足的维生素。

食物举例：

山药，味甘，性温，归肺、脾、肾经；含有蛋白质、胡萝卜素、维生素C、黏液质、淀粉酶、钙、铁、磷等，对人体有特殊的保健作用；适宜气虚质骨质疏松症患者食用。

红枣，味甘，性温，归脾、胃、心经；含有蛋白质、脂肪、碳水化合物、有机酸、维生素A、维生素C、钙及多种氨基酸等营养成分；具有益气补血、养血安神的功效，历代医家常建议气虚之人多食；适宜气虚质骨质疏松症患者食用。

南瓜，味甘，性温，归胃、大肠经；含有维生素A、维生素C、蛋白质、胡萝卜素、精氨酸、葫芦巴碱和果胶等营养物质；具有补中益气、消炎止痛、解毒杀虫的功效；适宜气虚质骨质疏松症患者食用。

泥鳅，味甘，性平，归脾、胃经；含有高于一般鱼类的钙和铁质。常食泥鳅，对预防小儿软骨病、老年性骨折、骨质疏松、跌打损伤等有很大的益处；适宜气虚质骨质疏松症患者食用。

香蕉，味甘，性寒，归脾、胃、大肠经；含有蛋白质、脂肪、碳水化合物、膳食纤维、胡萝卜素、B族素维生素、维生素C、烟酸、钙、磷、铁等营养成分；具有益气生津、清胃滑肠的功效；适宜气虚质骨质疏松症患者食用。

食谱举例见表5-18。

表5-18　气虚质骨质疏松症患者食谱举例

方案	早餐	午餐	晚餐
方案A	怀药芝麻糊1碗，鸡蛋1个，馒头1个，凉拌彩椒	米饭1碗，素炒青菜，板栗排骨汤	花卷1个，虾米拌油菜，豆腐干炒瘦肉
方案B	牛奶1杯，鸡蛋1个，馒头1个，芝麻海带	米饭1碗，虾皮茼蒿，葱爆牛肉	米饭1碗，雪菜焖豆腐，扁豆木须肉
方案C	人参芡实粥1碗，鸡蛋1个，花卷1个，爽口萝卜丝	米饭1碗，番茄烧扁豆，南瓜炒鸡蛋	馒头1个，醋熘卷心菜，泥鳅烧豆腐

（2）阳虚质骨质疏松症患者的饮食原则　阳虚质骨质疏松症患者肾中阳气不足，饮食应以温补肾阳的食物为主，适当地配合体育锻炼和日光浴，促进体内钙的吸收。

食物举例：

芥菜，味苦、辛，性温，归肺、大肠经；含有蛋白质、脂肪、维生素C、维生素E、胡萝卜素、铁、钙等；具有提神醒脑、健胃消食、通便等功效；适宜阳虚质骨质疏松症患者食用。

板栗，味甘，性温，归肾、脾、胃经；含有蛋白质、脂肪、胡萝卜素、维生素C、维生素B$_1$、维生素B$_2$、烟酸等多种营养素，以及钙、磷、钾等矿物质；有良好的营养滋补作用，对维持人体的正常功能和生长发育均有益，尤其对中老年人防病抗衰、延年益寿有好处；适宜阳虚质骨质疏松症患者食用。

羊肉，味甘，性温，归脾、肾经；含有很高的蛋白质和丰富的维生素，容易被消化；具有益气补虚、温中暖下、补肾壮阳的功效；适宜阳虚质骨质疏松症患者食用。

虾，味甘，性温，归肝、肺经；含有丰富蛋白质，还含有丰富的钾、碘、镁、磷等矿物质及维生素 A、氨茶碱等成分，且其肉质和鱼一样松软，易消化；具有补肾壮阳、通乳、解毒等功效；适宜阳虚质骨质疏松症患者食用。

樱桃，味甘、微酸，性温，归脾、肝经；含有丰富的糖、蛋白质、维生素 C、胡萝卜素、钙、磷、铁、钾等营养成分；具有补血生血、补中益气的功效；适宜阳虚质骨质疏松症患者食用。

食谱举例见表 5-19。

表 5-19 阳虚质骨质疏松症患者食谱举例

方案	早餐	午餐	晚餐
方案 A	脱脂牛奶 1 杯，鸡蛋 1 个，馒头 1 个，芫荽拌花生米	米饭 1 碗，蚝油浸荠菜，杜仲烧蹄筋	米饭 1 碗，番茄炒鸡蛋，香菇虾球
方案 B	黑豆粥 1 碗，鸡蛋 1 个，花卷 1 个，凉拌鸡蛋干	米饭 1 碗，山药炒木耳，孜然羊肉	馒头 1 个，蒜香刀豆，骨碎补蒸鲈鱼
方案 C	五谷豆浆 1 杯，鸡蛋 1 个，素包 1 个，椒拌海带丝	米饭 1 碗，葱油淡菜，栗子焖牛肉	茴香饺子 1 盘，凉拌海蜇

（3）阴虚质骨质疏松症患者的饮食原则 阴虚质骨质疏松症患者应多食滋肝肾之阴、补肝肾之血的食物，并提高日常饮食中钙的摄入量。

食物举例：

豆腐皮，味甘、淡，性平；含有铁、钙、钼等人体所必需的 18 种微量元素，营养丰富，蛋白质、氨基酸含量高；儿童食用能提高免疫能力，促进身体和智力的发展，老年人长期食用可延年益寿；适宜阴虚质骨质疏松症患者食用。

银耳，味甘、淡，性平，归肺、胃、肾经；含有丰富的胶原蛋白和维生素 B_1、维生素 B_2、维生素 C、脂肪，含矿物质钙、磷、铁等，其中 18 种氨基酸中有 7 种为人体所必需氨基酸；具有益气安神、强心健脑、提高免疫力的功效；适宜阴虚质骨质疏松症患者食用。

枸杞，味甘，性平，归肝、肾经；含有蛋白质、脂肪、枸杞多糖、游离氨基酸、B 族维生素、维生素 C、维生素 E、类胡萝卜素、大量矿物元素；具有滋补肝肾、益精明目的功效；适宜阴虚质骨质疏松症患者食用。

丝瓜，味甘，性凉，归肺、肝经；含有皂苷、丝瓜苦味质、瓜氨酸、木聚糖、干扰素、碳水化合物、蛋白质、钙、磷、铁、维生素 A、维生素 B_1、维生素 B_2、维生素 C 和烟酸等营养成分，具有清热化痰、解暑除烦、通经活络的功效；适宜阴虚质骨质疏松症患者食用。

蟹，味咸，性寒，归肝、胃经；含有丰富的蛋白质、微量元素等营养，对身体有很好的滋补作用；适宜阴虚质骨质疏松症患者食用。

食谱举例见表 5-20。

表 5-20　阴虚质骨质疏松症患者食谱举例

方案	早餐	午餐	晚餐
方案 A	芝麻核桃粥 1 碗，鸡蛋 1 个，鲜肉包 1 个，酸甜藕丁	米饭 1 碗，凉拌豆腐皮，黑豆炖水鸭	米饭 1 碗，小葱拌豆腐，丝瓜炒鸡蛋
方案 B	白米粥 1 杯，鸡蛋 1 个，花卷 1 个，凉拌卷心菜	米饭 1 碗，蘑菇菜心，银耳炖鹌鹑蛋	桑椹芝麻糕 1 块，豆腐烧豌豆，花菜炒肉片
方案 C	豆浆 1 杯，鸡蛋 1 个，馒头 1 个，凉拌双耳	米饭 1 碗，西芹炒百合，荷香糯米蟹	花卷 1 个，素炒丝瓜，豆皮卷肉末

五、甲状腺功能减退症

（一）甲状腺功能减退症概述

甲状腺功能减退症（hypothyroidism）简称甲减，是由多种原因引起的甲状腺激素合成、分泌减少或生物效应不足所致的全身性内分泌疾病。甲状腺功能减退症的发生率因地域与种族的不同报道差异较大、女性发病率高于男性患者 4 倍。随着第三代 TSH（促甲状腺激素）检测手段的应用，亚临床甲状腺功能减退症检出率明显增加，占 2% ~ 8%。女性为7.5% 左右，60 岁以上妇女发病率可达 16%。

1. 甲状腺功能减退症的临床表现

（1）一般表现　起病隐匿，病程发展缓慢，可长达十多年之久。患者早期有乏力、畏寒、少汗、食欲不佳、记忆力下降、月经紊乱等症状。随着病情发展可出现嗜睡、腹胀、便秘、反应迟钝和体重增加。并可出现皮肤干燥，毛发干枯、稀少、易脱落。半数患者有胃酸缺乏，导致恶性贫血与缺铁性贫血。女性月经紊乱、闭经、不孕症；男性阳痿、性欲减退。严重时患者可出现痴呆、木僵和黏液性水肿昏迷。幼年型甲状腺功能减退症的儿童可出现身材矮小、智力低下、性发育延迟的现象。

（2）特殊表现 ①甲状腺功能减退性心脏病：甲状腺功能减退症患者可伴有心脏病变或心包积液。患者心脏增大，射血分数下降，临床表现为心率缓慢、心音低钝、心界扩大。合并大量心包积液者心脏听诊有明显的心音遥远，心电图可见肢导低电压，窦性心动过缓，ST–T 改变，期前收缩，房室传导阻滞及左束支传导阻滞等。②阻塞性睡眠呼吸暂停综合征：多发生于较严重的甲状腺功能减退症患者，是由于黏液性水肿使得上呼吸道阻塞、气道狭窄而发生，经替代治疗纠正甲状腺功能减退症后，多数睡眠呼吸暂停患者症状可显著改善或消失。③浆膜腔积液：甲状腺功能减退症患者可出现浆膜腔积液，以腹腔积液（腹水）最多见。还可见于心包腔、胸腔及关节腔。可单发，也可表现为多浆膜腔积液。在有效的甲状腺激素治疗使患者甲状腺功能恢复正常后，浆膜腔积液可逐渐吸收。④垂体增大：甲状腺功能低下时，外周血中 T_3、T_4 水平降低，可反馈性地兴奋腺垂体合成和分泌 TSH 的细胞，使其代偿性增生肥大；另外，由于甲状腺功能减退时，刺激下丘脑分泌 TRH 增多，TRH 使垂体细胞增生，从而出现垂体增大。增生明显时可压迫视神经造成视野缺损。经有效甲状腺激素替代治疗后，增大的垂体可以明显缩小或恢复正常。⑤黏液性水肿昏迷：又称甲状腺功能减退危象（hypothyroid crisis），是甲状腺功能减退患者严重的并发症，病死率可达 20% 以上，在原有甲状腺功能减退症状的基础上，出现低体温、低血压、低血糖，直至昏迷，可伴有低血钠及水中毒，呼吸抑制。一旦明确诊断，应立即给予紧急抢救措施。

2. 甲状腺功能减退症的分型 按起病年龄、病理生理改变的不同，又将本病分为呆小病、幼年型和成年型三类。功能减退始于胎儿期或新生儿期，称为呆小症；始于发育期或儿童期，称为幼年型甲状腺功能减退症；

始于成年期，称为甲状腺功能减退症。幼年型、成年型病情严重时可表现为黏液性水肿。甲状腺功能减退症按其病因分为原发性甲状腺功能减退症、继发性甲状腺功能减退症及周围性甲状腺功能减退症三类。

3. 甲状腺功能减退症的诊断 具有甲减的症状和体征、血清 TSH 增高、FT_4 减低，原发性甲减成立；血清 TSH 减低或正常，T_4、FT_4 减低，考虑中枢性甲减，可通过 TRH 兴奋试验证实。进一步寻找垂体和下丘脑病变。亚临床甲减是仅 TSH 升高，TT_4、FT_4 正常。

询问病史可帮助明确病因诊断，如果 TPOAb 阳性，考虑自身免疫性甲状腺炎。

（二）甲状腺功能减退症与体质的关系

对甲状腺功能减退症的中医体质分类调查显示，气虚质、阳虚质、气郁质出现频次较高，其他偏颇体质类型相对较少。

气虚质由于其推动、温煦、防御、固摄、气化作用均低下，则可出现畏寒肢冷、脏腑功能衰退、血液和津液的运行迟缓等寒性病理变化，而且在不同脏腑则表现为甲减的不同临床主症。

阳虚质甲减患者临床主症多表现为畏寒、神疲、怕冷、倦怠等，还可见反应迟钝，记忆力下降，头发、眉毛脱落等症。有研究显示，阳虚患者的甲状腺功能减退，T_3、T_4 的检测较正常人明显降低，可能与阳虚质的生理功能衰退有关。

气郁质多与先天遗传、精神刺激、忧愁思虑等因素有关，与甲减的精神心理发病因素相一致，多见于女性。患者在病程的不同阶段多表现为情绪低落、心情抑郁等负性情绪。

（三）甲状腺功能减退症的体质营养学防治

1. 甲状腺功能减退症的营养治疗原则 甲状腺功能减退症营养治疗的目的是补充碘，保证蛋白质供给，改善和纠正甲状腺功能。

（1）适量补碘 食用碘盐是当今世界公认的消除碘缺乏病最有效、最经济、最简便、最安全的措施。我国目前主要用碘酸钾作为添加剂，也可用碘化钾。碘的每日供给量：成年人 150µg，儿童 70 ～ 120µg，孕妇

175μg，乳母 200μg。平均每 6g 碘盐可提供 120μg 的碘。碘在使用中易损耗，应注意碘盐要妥善存放，不宜存放在阳光照射处；不要存放时间太长，随吃随买；装入有盖的棕色玻璃瓶或瓷罐内，存放在阴凉、干燥、远离炉火的地方；烹饪时碘盐不宜过早放入，宜在食物快熟时放入以防碘挥发。在补充碘盐的情况下，还可适当摄入含碘丰富的海带、紫菜、海鱼及贝类等食物。对特殊地区的特定人群可在医生指导下，酌情选择碘蛋、碘酱油、饮水加碘或口服碘化油。

（2）供给足量蛋白质　及时足量补充蛋白质，特别是优质蛋白，可改善甲状腺功能减退症病情。可选用奶类、蛋类、鱼类、鸡肉、牛肉等食物。植物性蛋白质与动物性蛋白有互补作用，可选用大豆及其制品。

（3）限制富含脂肪和胆固醇的食物　甲状腺功能减退症患者由于脂代谢紊乱，常合并有高脂血症、高胆固醇血症，故应限制富含脂肪和胆固醇的食物供给量。每天脂肪供能应占总能量的 20% 以下，高脂肪类食物包括食用油、花生、核桃、芝麻酱、火腿、五花肉、干乳酪等。每天胆固醇供给量不应超过 200mg。要注意控制饱和脂肪酸和胆固醇含量高的食物，如奶油、肥肉、动物脑组织、动物内脏、蛋黄、鱼子等食物。

（4）补充铁剂、维生素 B_{12} 及叶酸　有贫血的甲状腺功能减退症患者应补充动物全血、动物肝、瘦肉类等富含铁质的食物，同时补充维生素 B_{12}，必要时还应供给叶酸。富含叶酸的食物有动物肝、肾、绿叶蔬菜等，但需注意，食物储存或烹饪时间不宜过长，否则叶酸损失较多。

（5）饮食宜清淡　由于黏液水肿，甲状腺功能减退症患者常常手足肿胀、身体发胖，咸的食物会引起水钠潴留而加重水肿。虽说甲状腺功能减退症患者不像肾病患者那样严格要求限制食盐的摄入，但也要少吃偏咸的食品，如腌制的咸菜等。

2. 不同体质类型的甲状腺功能减退症食谱　不同体质类型的甲状腺功能减退症患者可参照以下的食谱方案。

（1）气虚质甲状腺功能减退症患者的饮食原则　除补充适量的食物碘之外，适当进食具有补气作用的食物和药膳，调整机体的免疫功能。

食物举例：

大枣，味甘，性温，归脾、胃经；含有糖类、有机酸、蛋白质、维生素 A、维生素 B_2、维生素 C 及微量铁、磷、钙；具有健脾和胃、益气养血的功效；适宜气虚质甲状腺功能减退症患者食用。

南瓜，味甘，性温，归胃、大肠经；含有维生素 A、维生素 C、蛋白质、胡萝卜素、精氨酸、葫芦巴碱和果胶等营养物质；具有补中益气、消炎止痛的功效；富含胡萝卜素和微量元素锌等抗氧化剂，对提高免疫力、抵抗疾病有重要意义；适宜气虚质甲状腺功能减退症患者食用。

鸡肉，味甘，性温，归脾、胃、肝经；含有蛋白质、脂肪、硫胺素、核黄素、烟酸、维生素 A、维生素 C、胆甾醇、钙、磷、铁等多种成分；具有增强体力、强壮身体的功效；适宜气虚质甲状腺功能减退症患者食用。

鹌鹑蛋，味甘，性平；含有丰富的蛋白质、脑磷脂、卵磷脂、赖氨酸、胱氨酸、维生素 A、维生素 B_1、维生素 B_2、铁、磷、钙等营养物质；具有补益气血、强身健脑、丰肌泽肤等功效；适宜气虚质甲状腺功能减退症患者食用。

胡萝卜，味甘，性微温，归肺、脾经；含有蛋白质、脂肪、碳水化合物、钙、铁、挥发油及各类维生素，还含有果胶、淀粉、无机盐和多种氨基酸；具有下气补中、利胸膈肠胃、安五脏、令人健食的功效；适宜气虚质甲状腺功能减退症患者食用。

食谱举例见表 5-21。

表 5-21　气虚质甲状腺功能减退症患者食谱举例

方案	早餐	午餐	晚餐
方案 A	牛奶 1 杯，鸡蛋 1 个，素三明治，1 块	米饭 1 碗，清炒茼蒿，黄芪乌骨鸡	馒头 1 个，胡萝卜鸡蛋羹，杏鲍菇鸡片
方案 B	玉米粥 1 碗，鸡蛋 1 个，鲜肉包 1 个，腐竹拌木耳	米饭 1 碗，荷兰豆炒胡萝卜，干煸牛肉丝	米饭 1 碗，蒸南瓜，鹌鹑蛋烧排骨
方案 C	豆浆 1 杯，鸡蛋 1 个，枣糕 1 块	米饭 1 碗，黄瓜皮蛋，鲜果炒鸡丁	蔬菜牛肉粥 1 碗，花卷 1 个，南瓜炒百合

（2）阳虚质甲状腺功能减退症患者的饮食原则　食用具有温补性质的优质蛋白食物，每天摄入蛋白质不低于60g，优质蛋白质的量至少应超过20g，尽量做到均衡饮食。

食物举例：

刀豆，味甘，性平，归胃、肾经；含有蛋白质、脂肪、铁、钙、磷、维生素 B_1、维生素 B_2、烟酸、血球凝集素、尿素酶、刀豆氨酸；具有温胃下气止呃、益肾培补元气的功效；适宜阳虚质甲状腺功能减退症患者食用。

韭菜，味甘、辛，性温，归肝、胃、肾经；含有蛋白质、碳水化合物、膳食纤维、胡萝卜素、B族维生素、维生素C、硫化丙烯、挥发油、钙、磷等；具有温肾壮阳、理气降逆等功效；适宜阳虚质甲状腺功能减退症患者食用。

山药，味甘，性温，归肺、脾、肾经；含有丰富的淀粉、蛋白质及胆碱成分，对人体有特殊的保健作用；具有补脾养胃、生津益肺、补肾涩精等功效；适宜阳虚质甲状腺功能减退症患者食用。

草鱼，味甘，性温，归肝、脾、胃经；含有丰富的蛋白质、脂肪、钙、磷、铁、硫胺素、核黄素、烟酸等营养成分；是温中补虚的养生佳品；适宜阳虚质甲状腺功能减退症患者食用。

荔枝，味甘、酸，性温，归肝、肾经；含有膳食纤维、果糖、葡萄糖、果胶、苹果酸、柠檬酸、胡萝卜素、维生素 B_1、维生素C、铁、钙、磷等营养成分；有益气补血、大补元气、改善性功能、润肤美容等功效；适宜阳虚质甲状腺功能减退症患者食用。

食谱举例见表5-22。

表5-22　阳虚质甲状腺功能减退症患者食谱举例

方案	早餐	午餐	晚餐
方案A	五谷豆浆1杯，鸡蛋1个，素包子1个，绿豆芽拌粉丝	米饭1碗，烧腐竹，肉末刀豆丝	菟丝茯苓糕1块，西红柿炒鸡蛋，韭菜炒虾仁

方案	早餐	午餐	晚餐
方案 B	小米粥 1 碗，鸡蛋 1 个，花卷 1 个，椒麻海带丝	米饭 1 碗，黑木耳炒山药，紫菜酥虾	茴香牛肉馄饨 1 碗
方案 C	脱脂牛奶 1 杯，鸡蛋 1 个，面包 1 块	米饭 1 碗，韭菜拌虾米，红烧草鱼	米饭 1 碗，蒜香香干，香菇焖鸡翅

（3）气郁质甲状腺功能减退症患者的饮食原则　气郁质者除补充适量的碘、蛋白质、维生素外，还可多进食具有疏肝理气作用的食物，配合适当的情志疗法，从而更好地预防和治疗甲减。

食物举例：

大麦，味甘，性微寒，归脾、胃、膀胱经；是一种高蛋白、高膳食纤维、高维生素、低脂肪、低糖的食物；具有益气调中、止渴除热的功效；适宜气郁质甲状腺功能减退症患者食用。

黄花菜，味甘，性凉，归肝、肾经；含有蛋白质、卵磷脂、膳食纤维、胡萝卜素、维生素 C、维生素 E、钙、磷、钾、铁等营养成分；常服食能舒肝解郁、改善精神状态，具有和胃安神明目、美容养颜的功效；适宜气郁质甲状腺功能减退症患者食用。

芹菜，味甘、辛，性凉，归肺、胃、肝经；含有蛋白质、脂肪、碳水化合物、纤维素、维生素、矿物质等营养成分；具有镇静安神、降压利尿、降血脂等功效；适宜气郁质甲状腺功能减退症患者食用。

鲤鱼，味甘，性平，归脾、肾经；含有氨基酸、矿物质、维生素 A 和维生素 D，每 100g 肉中含蛋白质 17.6g、脂肪 4.1g、钙 50mg、磷 204mg 及多种维生素；具有滋补健胃、利水消肿、行气的功效；适宜气郁质甲状腺功能减退症患者食用。

橘子，味甘、酸，性凉，归肺、肝、胃经；含有蛋白质、胡萝卜素、果胶、叶酸、B 族维生素、维生素 C、维生素 K、柠檬酸、钾、钠、镁等营养物质；有祛痰止咳、通乳补血、降低血脂、美肤等功效；适宜气郁质甲状腺功能减退症患者食用。

食谱举例见表 5–23。

表 5–23　气郁质甲状腺功能减退症患者食谱举例

方案	早餐	午餐	晚餐
方案 A	橘皮粥 1 碗，鸡蛋 1 个，花卷 1 个，凉拌莴笋丝	米饭 1 碗，紫苏拌茄子，芹菜炒虾仁	米饭 1 碗，素炒蒿子秆，黄花菜煲瘦肉
方案 B	大麦粥 1 碗，鸡蛋 1 个，馒头 1 个，盐水毛豆	米饭 1 碗，蒜香扁豆，清蒸鲤鱼	花卷 1 个，鲍汁鸡腿菇，肉片炒豆腐
方案 C	牛奶 1 杯，鸡蛋 1 个，杂粮面包 1 块	米饭 1 碗，西红柿炒鸡蛋，肉末黄花菜	米饭 1 碗，素炒三色甜椒，土豆焖鸡肉

六、甲状腺功能亢进症

（一）甲状腺功能亢进症概述

甲状腺功能亢进症（hyperthyroidism）简称"甲亢"，是内分泌系统常见病、多发病，是指由各种原因导致甲状腺功能增强，使甲状腺激素（TH）分泌过多所致的一组临床综合征。

临床上多呈高代谢综合征，甲状腺肿大，不伴或伴有不同程度的突眼症。病理上呈弥漫性、结节性或混合性甲状腺肿，常有多脏器与组织病变，其中以毒性弥漫性甲状腺肿（又称 Graves 病）较为多见，约占全部甲状腺功能亢进症患者的 90%，其病因主要与免疫功能紊乱和先天性遗传有关，其他还有毒性结节性甲状腺肿、甲状腺腺瘤等。本病起病缓慢，在任何年龄均可发生，20 ~ 40 岁是发病高峰期，女性发病率是男性的 4 ~ 6 倍，尤其多见于青春期、妊娠期及更年前期的女性。近年来由于生活节奏加快、工作压力增大等因素，我国甲亢患者人群逐渐增加。

1. 甲状腺功能亢进症的临床表现

（1）一般表现　本病起病缓慢，少数患者在精神刺激后可急剧发病。患者神经过敏、易激动，舌和双手伸试验有细震颤，失眠、焦虑、多疑、思想不集中。患者可出现怕热、多汗、皮肤温暖湿润症状，也常出现低热、心悸、食欲亢进、体重下降的现象，易发生乏力，工作效率低。患者的甲状腺可呈弥漫性对称性肿大，质软，吞咽时上下移动，并呈现双眼突出。患者心率加快，皮肤可出现紫癜，有贫血症状。女性可出现月经减少、经闭的现象；男性患者则出现阳痿，少数可出现乳房发育。

（2）特殊临床表现和类型

①甲状腺危象（thyroid storm or thyroid crisis）：也称为"甲亢危象"，表现为所有甲亢症状的急剧加重，多发生于较重甲亢未予治疗或治疗不充分的患者。常见诱因有感染、手术、创伤、精神刺激等。临床表现有高热或过高热、大汗、心动过速（140 次 / 分以上）、烦躁、焦虑不安、谵妄、恶心、呕吐、腹泻，严重患者可有心力衰竭、休克及昏迷。

②甲状腺毒症性心脏病（thyrotoxic heart disease）：甲状腺毒症可导致心动过速、心脏排出量增加、心房颤动和心力衰竭。心力衰竭分为两种类型：一类是心动过速和心脏排出量增加导致的心力衰竭。主要发生在年轻甲亢患者。此类心力衰竭非心脏泵衰竭所致，而是由于心脏高排出量后失代偿引起，称为"高心脏排出量型心力衰竭"。常随甲亢控制，心力衰竭恢复。另一类是诱发和加重已有的或潜在的缺血性心脏病发生的心力衰竭，多发生在老年患者。此类心力衰竭是心脏泵衰竭。心房颤动也是影响心脏功能的因素之一。甲亢患者中 10% ～ 15% 发生心房颤动。甲亢患者发生心力衰竭时，30% ～ 50% 与心房颤动并存。

③淡漠型甲亢（apathetic hyperthyroidism）：少数老年患者高代谢的症状不典型，反而表现为乏力、心悸、厌食、抑郁、嗜睡、体重明显减少。

④T_3 型甲亢、T_4 型甲亢：原因是甲状腺功能亢进时，产生 T_3 和 T_4 的比例失调，T_3 产生量显著多于 T_4，形成 T_3 型甲亢。Graves 病、毒性多结节性甲状腺肿和自主高功能性腺瘤都可以发生 T_3 型甲亢。碘缺乏地区甲亢的 12% 为 T_3 型甲亢，老年人多见。T_4 型甲亢：此型甲亢见于两种情况。一种情况是发生在碘甲亢，约有 1/3 碘甲亢患者的 T_3 是正常的；另一种情况发生在甲亢伴其他严重性疾病。此时由于外周组织 5'- 脱碘酶活性减低或者缺乏，T_4 转换为 T_3 减少，所以仅表现为 T4 升高。

⑤亚临床甲状腺功能亢进症（subclinical hyperthyroidism）：简称亚临

床甲亢，是指血清 TSH 水平低于正常值下限，而 TT_3、TT_4 在正常范围，不伴或伴有轻微的甲亢症状。

2. 甲状腺功能亢进症的诊断

（1）甲状腺毒症的诊断　①临床高代谢的症状和体征；②甲状腺体征：甲状腺肿和（或）甲状腺结节，少数病例无甲状腺体征；③血清激素：TT_4、FT_4、TT_3、FT_3 增高，TSH 降低，一般小于 0.1mIU/L。T_3 型甲亢时仅有 TT_3、FT_3 升高。

（2）Graves 病的诊断标准　①甲状腺毒症的临床表现；②甲状腺弥漫性肿大（触诊和 B 超），少数病例可以无甲状腺肿大；③血清 TSH 浓度降低，甲状腺激素浓度升高；④眼球突出和其他浸润性眼征；⑤颈前黏液性水肿；⑥甲状腺 TSH 受体抗体（TRAb 或 TSAb）阳性。以上标准中，①②③项为诊断必备条件，④⑤⑥项为诊断辅助条件。临床上也存在 Graves 病引起的亚临床甲亢。

（二）甲状腺功能亢进症与体质的关系

在单纯性甲亢的中医体质辨识中发现，名列前三位的体质类型是气郁质、阴虚质、气虚质。此外，许多研究者均发现甲亢的多发体质为气郁质和阴虚质。

甲亢属于中医学的"瘿病"，其病因病机与地域水土、先天禀赋、情志失畅、劳倦内伤等密切相关。宋代陈言在《三因极一病证方论·瘿瘤证治》中指出："此乃因喜怒忧思有所郁而成也。""随忧愁消长。"明代李梴在《医学入门》中认为："因七情劳欲，生痰聚瘀，随气留注，故生瘤赘。"薛己认为："此七情所伤，气血所损之证也。"以上医家均指出，"瘿"病与情志不畅关系密切，与气郁的体质状态相一致。情志不畅首伤气机，气机郁滞，从而导致津血运行障碍，生出一系列的病理产物。

阴虚质的甲亢患者，大多形体偏瘦，阴液不足，偏于燥热。由于痰气郁结日久化火，反灼阴津，致阴液不足，水不涵木，更加加重甲亢的病情。多出现神疲乏力、双眼干涩、目突、面部烘热、口干咽燥、五心烦热、失眠多梦、心悸汗出等阴虚为主的症状。因此调理阴虚体质，有助于甲亢的治疗。

（三）甲状腺功能亢进症的体质营养学防治

1. 甲状腺功能亢进症的营养治疗原则　甲状腺功能亢进症患者由于代谢亢进，营养物质需求明显增加，如果营养补充不足，消瘦可更为明显，甚至出现类似晚期癌症的恶病质。因此，饮食是否得当十分重要。营养治疗在控制症状、改善病情、减少疾病复发方面起着十分重要的作用。营养治疗应遵循"三高一忌一适量"原则，即给予高能量、高蛋白、高维生素、忌碘饮食，适量补充钙、磷、钾，以纠正因高代谢状态所致的能量和营养素缺乏，改善全身营养状况。

（1）提高能量供应　能量需要量应结合临床治疗需要的患者食量而定。一般要比正常人增加50%～70%，以满足过量的甲状腺激素分泌所引起的代谢率增加，纠正过度消耗。每人每天宜供给12.55～14.64MJ（3000～3500kcal）。可适当增加餐次，避免一次摄入过多，除正常三餐外，可另加2～3次点心。点心可选用以糖类为主的淀粉类食品，如馒头、面包、蛋糕、马铃薯、南瓜及各种甜食或水果。临床治疗时，要及时根据病情，不断调整能量及营养素的供给量。

（2）保证蛋白质供应　蛋白质摄入量应高于正常人，可按每天1.5～2.0g/kg供给。特别要保证优质蛋白的摄入，可选用禽肉类、蛋类、鱼类及豆制品，动物蛋白最多占蛋白总量的1/3，不宜过多。糖类和脂肪有节约蛋白质的作用，若供应充足，可使蛋白质发挥其特有的生理功能。糖类可占总热能的60%～70%，脂肪的供给与正常人相同。

（3）注意维生素的供应　因高代谢消耗能量而消耗大量的酶，多种水溶性维生素缺乏，尤其是B族维生素。应供给全面多样的维生素，多选用富含维生素B_1、维生素B_2和维生素C的食物，维生素D是保证肠钙、磷吸收的主要维生素，维生素A具有促进组织生长和分化、增强免疫等作用，应保证供给，可适当多食用动物肝、谷类、新鲜绿叶蔬菜和水果等，必要时补充维生素类制剂。

（4）适当增加矿物质供应　对症状长期不能控制者或老年患者，为预防骨质疏松、病理性骨折，应适当增加钙磷的供给，尤其是要多选用牛奶、果仁、鳝鱼等食物。甲状腺功能亢进症伴低钾血症或周期性麻痹时，应及时补钾，严重者可静脉补钾。低镁会加重甲状腺功能亢进症症状，血镁浓度还与 T_3、γT_3（反三碘甲状腺原氨酸）浓度呈显著负相关。低锌可致脱发并引起月经周期延长甚至闭经，低锰可致卵巢功能紊乱、性欲减退及糖耐量异常。应注意补充，腹泻时更应注意。

（5）忌含碘丰富的食物和药物　甲状腺功能亢进症患者的甲状腺对碘的生物利用能力较正常人明显增高，即使给予很少剂量的含碘食物，病态的甲状腺也可能生产出较正常情况下更多的甲状腺激素，加重病情。此外，碘过量可使抗甲状腺药物治疗甲状腺功能亢进症时间延长，治愈率下降，所以在治疗中和疗程结束后都应忌用富碘的食物和药物，同时应慎用碘酒、含碘喉片、含碘造影剂等药物。对症状严重的患者，应食用无碘盐和含碘少的食物，要避免用含碘的中草药，如海藻、牡蛎、昆布、丹参等。

（6）适当限制膳食纤维　甲状腺功能亢进症患者常伴有排便次数增多或腹泻症状。应适当限制含膳食纤维多的食物。

（7）养成良好的饮食习惯　饮食要有规律，避免暴饮暴食。食物宜清淡易消化，少吃辛辣食物。患者应多饮水，每日 3000mL 以上，以补偿因大量出汗、腹泻及呼吸加快造成的水分丢失；有心脏疾病者除外，以防水肿和心力衰竭。尽量不吸烟，不饮酒，少喝浓茶、咖啡等。

2.不同体质类型的甲状腺功能亢进症食谱　不同体质类型的甲状腺功能亢进症患者可参照以下的食谱方案。

（1）气郁质甲状腺功能亢进症患者的饮食原则　气郁质甲亢患者除避免食用高碘食物（如海带、海蜇皮、海鱼等）外，还应经常食用有疏肝理气作用的食物。注意避免精神刺激，消除紧张的心理，提高自我的防护能力。

食物举例：

芹菜，味甘、辛，性凉，归肺、胃、肝经；含有蛋白质、脂肪、碳水化合物、纤维素、维生素、矿物质等营养成分；具有镇静安神、降压利尿、降血脂等的功效；适宜气郁质甲状腺功能亢进症患者食用。

土豆，味甘，性平、微凉，归脾、胃、大肠经；含有丰富的碳水化合物、蛋白质、维生素 B_1、维生素 B_2、维生素 C 和矿物质钙、磷、铁，能补充甲亢患者日常所需的能量；具有和中养胃、健脾利湿、宽肠通便的功效；适宜气郁质甲状腺功能亢进症患者食用。

黄花菜，味甘，性凉，归肝、肾经；含有蛋白质、卵磷脂、膳食纤维、胡萝卜素、维生素 C、维生素 E、钙、磷、钾、铁等。常服黄花菜能舒肝解郁、改善精神状态，具有和胃安神明目、美容养颜的功效；适宜气郁质甲状腺功能亢进症患者食用。

牛肉，味甘，性温，归脾、胃经；含有蛋白质、肌氨酸、维生素等营养物质；属于优质蛋白质，具有补中益气、滋养脾胃的功效；适宜气郁质甲状腺功能亢进症患者食用。

金橘，味辛、甘、酸，性温，归肝、肺、脾、胃经；含有蛋白质、脂肪、胡萝卜素、维生素 C、维生素 E、多种氨基酸、金橘苷、多种矿物质；具有行气解郁、化痰消食、醒酒等功效；适宜气郁质甲状腺功能亢进症患者食用。

食谱举例见表 5-24。

表 5-24　气郁质甲状腺功能亢进症患者食谱举例

方案	早餐	午餐	晚餐
方案 A	牛奶 1 杯，鸡蛋 1 个，三明治 1 块，鸡丝蔬菜沙拉	米饭一碗，红烧小土豆，肉末胡萝卜炒青豆	萝卜饼 1 块，百合炒芹菜，鸡丝豆芽汤
方案 B	糙米粥 1 碗，鸡蛋 1 个，花卷 1 个，凉拌土豆丝	米饭一碗，佛手番茄炖豆腐，宫保鸡丁	馒头 1 个，金针菇拌黄花菜，芹菜香干肉丝
方案 C	山药糯米粥 1 碗，鸡蛋 1 个，肉包子 1 个，凉拌胡萝卜丝	米饭 1 碗，百合炒芹菜，土豆番茄烩牛肉	米饭 1 碗，扁豆炒素鸡，京葱炒鸭丝

（2）阴虚质甲状腺功能亢进症患者的饮食原则　阴虚质甲亢者一般

忌用具有温补作用的食物，适当选用具有滋补阴津的食物；同时阴虚质者高代谢症候群会更加明显，可根据病情不断调整热能及其他营养素的供给量，适当地增加糖类供给量，不宜多给动物蛋白，保证足够的供水量，不宜喝浓茶、咖啡等刺激性饮料，以免加重病情。

食物举例：

粟米，味甘、咸，性凉，归脾、胃、肾经；谷氨酸、丙氨酸、蛋氨酸的成分较多，色氨酸含量为谷类之首；具有较好的补益作用，有补养肾气、去胃脾中热、益气的功效，既可补后天之本，又可补益先天之本；适宜阴虚质甲状腺功能亢进症患者食用。

银耳，味甘、淡，性平，归肺、胃、肾经；含有丰富的胶原蛋白和维生素 B_1、维生素 B_2、维生素 C、脂肪，含矿物质钙、磷、铁等，其中 18 种氨基酸中有 7 种为人体所必需氨基酸；具有益气安神、强心健脑、提高免疫力的功效；适宜阴虚质甲状腺功能亢进症患者食用。

豆腐，味甘、咸，性寒，归脾、胃、大肠经。豆腐及豆腐制品的蛋白质含量比大豆高，而且豆腐蛋白属完全蛋白，不仅含有人体必需的 8 种氨基酸，而且其比例也接近人体需要，营养效价较高，还含有脂肪、碳水化合物、维生素和矿物质等；具有补中益气、清热润燥、生津止渴、清洁肠胃等功效；适宜阴虚质甲状腺功能亢进症患者食用。

藕，味甘，性寒，归心、脾、胃经；含有丰富的铁、维生素和膳食纤维等多种营养物质；对阴虚内热的人非常适宜，适宜阴虚质甲状腺功能亢进症患者食用。

桑椹，味甘，性寒，归肝、肾经；含有多种氨基酸、白黎芦醇、维生素 C、胡萝卜素、膳食纤维、果胶、果糖、铁、锌、硒、磷等营养成分；具有清热生津、滋阴润燥、补肝肾、养阴血、明目等功效；适宜阴虚质甲状腺功能亢进症患者食用。

食谱举例见表 5-25。

表 5-25　阴虚质甲状腺功能亢进症患者食谱举例

方案	早餐	午餐	晚餐
方案 A	芝麻小米粥 1 碗，鸡蛋 1 个，花卷 1 个，爽口瓜丝	米饭 1 碗，芝麻藕条，茭白炒鸡蛋	馒头 1 个，香椿拌豆腐，红薯炒肉片
方案 B	豆浆 1 杯，鸡蛋 1 个，素包 1 个，凉拌苦瓜	米饭 1 碗，银耳豆腐，莲藕排骨煲	女贞桑椹粥 1 碗，花卷 1 个，凉拌腐竹，菠萝咕咾肉
方案 C	牛奶 1 杯，鸡蛋 1 个，杂粮面包一块	小米豌豆杂粮饭 1 碗，西红柿炒扁豆，外婆烧茄子	米饭 1 碗，照烧豆腐，糖醋里脊

第二节　消化系统疾病

一、慢性胃炎

（一）慢性胃炎概述

慢性胃炎（chronic gastritis）是指不同病因引起的慢性胃黏膜炎症。其发病率在各种胃病中居首位，男性稍高于女性，任何年龄均可发病，随着年龄增长发病率逐渐增高。

慢性胃炎的发生是由于多种机械性、化学性、生物性因素破坏了胃黏膜屏障，最终胃酸/胃蛋白酶对黏膜自身消化所致。致病因素包括：急性胃炎反复发作、迁延不愈，幽门螺杆菌（Hp），胆汁反流，非甾体药物，嗜酒、吸烟等不良生活习惯，遗传因素，自身免疫因素等。

慢性胃炎病程较长，大多数患者无明显症状，胃镜及活组织检查是确诊的主要方法。根据内镜和组织学特征，慢性胃炎分为全胃炎、胃窦炎、胃体炎，其中胃窦炎最为常见。慢性胃窦炎多以消化不良症状为主，如餐后饱胀、嗳气、泛酸、食欲减退、恶心、呕吐、无规律性上腹隐痛等。慢性胃体炎多以全身症状为主，可有明显厌食症状、消瘦、贫血征，出现恶性贫血时可有舌萎缩和周围神经病变。慢性胃炎为胃黏膜非特异性炎症，分为浅表性、萎缩性和肥厚性三种。浅表性胃炎表现为炎症细胞浸润局限于胃黏膜和黏膜固有层的表层，腺体完整；萎缩性胃炎则炎症细胞向深层发展，累及腺体层，进一步发生腺体破坏、萎缩、消失，黏膜变薄，腺体萎缩失去分泌黏液的能力。慢性萎缩性胃炎由于分泌胃酸少或缺乏，有利于细菌和霉菌的生长，故多表现为上腹部不适、腹胀、食欲减退、消化不良等，并出现贫血、消瘦等临床症状及体征。萎缩性胃炎进一步发展，很可能演变成胃癌。

（二）慢性胃炎与体质的关系

关于慢性胃炎的研究发现，人群中慢性胃炎患者最多见的体质类型是湿热质、气虚质，而慢性萎缩性胃炎最多见为阴虚质、湿热质。

湿热质是各类型胃炎均常见的体质类型，其形成多与劳逸失度、喜食肥甘，或长期饮酒等有关。一方面，长期过食肥甘厚腻，容易酿湿生痰蕴热，从而易形成湿热质。另一方面，脾胃为久郁湿热所困，影响了津液的生成与输布，造成津液相对亏虚；又影响气机调达，气机失畅则加重津液输布不行，气血流通不畅，故见胃失濡养，造成上腹部饱闷感或疼痛，或食欲减退、恶心、呕吐等症状。

阴虚质多因素日嗜食辛辣燥热之品，久而热盛伤津，所致阴津亏虚，不足以充养后天脾胃而致胃阴不足，则出现反酸、胃灼热等阴液不足的症状。气虚质因素体脾胃气虚，运化水谷精微无力，气血生化之源不足，常因过度劳累引起慢性胃炎的发作。

（三）慢性胃炎的体质营养学防治

1. 慢性胃炎的营养治疗原则　饮食治疗的目的是通过调整膳食的成分、质地及餐次，减少或限制对胃黏膜有强烈刺激的饮食，并利用饮食以减少或增强胃酸分泌，促进胃黏膜的修复，调整胃的功能，以利于慢性胃炎的逐渐痊愈。

（1）去除病因　彻底治疗急性胃炎，戒烟酒，避免对胃黏膜有损害作用的食物及药物。对 Hp 感染的慢性胃炎应给予抗菌治疗。

（2）能量供给可同正常人或略高　适当控制动物性油脂、碳水化合物供给量，但宜选用少产气、少纤维的精制米面。

（3）增加水果、蔬菜供给 增加少纤维的水果、蔬菜供给，以满足机体对维生素和矿物质的需要。若出现明显贫血征，可直接补充维生素C、维生素 B_{12} 及铁剂。

（4）增加蛋白质和多种维生素供给 宜供给含蛋白质及多种维生素的食物，如动物肝、鸡蛋、瘦肉及新鲜嫩叶蔬菜，以防止贫血和营养不良的发生。适量增加优质蛋白的比例，利于损伤组织的修复。对伴有缺铁性或恶性贫血的患者，饮食中应增加猪肝、蛋黄、动物全血等富含血红素铁的饮食，并补充足量的蔬菜、水果，以供给维生素C，促进铁吸收。

（5）减少膳食纤维的供给 以减轻对胃黏膜的机械刺激。

（6）注意酸碱平衡 胃酸过多者，应禁食浓肉汤、浓鸡汤、酸性食物及大量蛋白质等，避免胃酸的分泌增加；宜进食牛奶、豆浆、肉泥、菜泥、面条、馄饨、面包等食物。胃酸分泌不足如萎缩性胃炎者，可给浓肉汤、浓鱼汤及适量的糖醋食物，以刺激胃酸的分泌，帮助消化，增进食欲。当慢性胃炎伴有呕吐和腹泻等急性症状时，应大量补给液体，使胃部充分休息；当并发肠炎时，食谱中不用能引起胀气和含粗纤维较多的食物，如蔗糖、豆类和生硬的蔬菜和水果。

（7）注意肠道菌群失调 当口服抗生素治疗疾病时，应同时饮用酸奶，既补充营养，又避免抗生素对人体的不良反应。酸奶中含有大量的活性杆菌，可以使抗生素药物引起的肠道菌群失调现象重新获得平衡，同时起到保护胃黏膜的作用。

（8）养成良好的饮食习惯 避免刺激性食物，少用辣椒等刺激性调味品；进食易消化半流质或少渣软饭，选择易消化的食物，食物要加工得细、碎、软、烂，烹调方法多采用蒸、煮、炖、烩等，避免生冷酸辣和硬质食品，忌吃油炸食品及未发酵的面食，如烙饼等；定时定量、少量多餐、细嚼慢咽、避免暴饮暴食，且应避免进食易引起腹胀的食物，如芋头、土豆、藕、地瓜等高淀粉类的食物。病情一般，可采用少渣半流食，与急性胃炎少渣半流饮食一样，一日五餐。进入恢复期时，可食用少渣软饭，饮食内容与进餐次数都与急性胃炎少渣软饭相同，以一日四餐为宜。

2. 不同体质类型的慢性胃炎食谱 不同体质类型的慢性胃炎患者可参照以下的食谱方案。

（1）湿热质慢性胃炎患者的饮食原则 养成良好的饮食和生活习惯是首要任务，避免使用易造成胃黏膜损伤的食物和药物，戒烟限酒，食物要以清淡、少油腻、细软碎烂，易消化为主。

食物举例：

豆腐，味甘，性咸、寒，归脾、胃、大肠经；含有大量蛋白质、脂肪、碳水化合物、维生素和矿物质等；为补益清热养生食品，常食之可补中益气、清热润燥、生津止渴、清洁肠胃；适宜湿热质慢性胃炎患者食用。

茄子，味甘，性凉，归胃、大肠经；含有蛋白质、脂肪、维生素 B_1、维生素 C、维生素 P、胡萝卜素、烟酸、钙、磷等；具有消热解毒、活血止痛、消肿利尿、健脾和胃等功效；适宜湿热质慢性胃炎患者食用。

菠菜，味甘、辛，性凉，归肝、胃、大肠、小肠经；主要营养成分为胡萝卜素、B 族维生素、维生素 C、维生素 E、维生素 K、叶酸、膳食纤维、钙、铁、钾等；具有通便清热、理气补血、防病抗衰等功效；适宜湿热质慢性胃炎患者食用。

油菜，味甘，性凉，归肝、脾、肺经；含有多种维生素，其中维生素 C 比大白菜高 30 多倍，还含有蛋白质、粗纤维、钙、磷、铁、胡萝卜素、硫胺素、核黄素、烟碱酸等成分；适宜湿热质慢性胃炎患者食用。

食谱举例见表 5-26。

表 5-26 湿热质慢性胃炎患者食谱举例

方案	早餐	午餐	晚餐
方案 A	青菜肉末粥 1 碗，鸡蛋 1 个，馒头半个	花卷 1 个，菠菜豆腐汤，香菇鸡块	米饭 1 碗，口蘑冬瓜，肉末茄子
方案 B	青菜馄饨 1 碗	米饭 1 碗，素炒油菜，西葫芦炒肉片	米饭 1 碗，菠菜炒鸡蛋，小白菜炖豆腐

（2）阴虚质慢性胃炎患者的饮食原则 禁食辛辣燥烈之品，多食滋阴润燥之品，但不可过于寒凉，以免伤胃。并根据不同病程和症状，提供适宜的能量和营养素，维持合理的营养状况，调整胃的功能。

食物举例：

银耳，味甘、淡，性平，归肺、胃、肾经；含丰富的胶原蛋白和维生素 B_1、维生素 B_2、维生素 C，含脂肪、矿物质钙、磷、铁等，其中 18 种氨基酸中有 7 种为人体所必需氨基酸；具有滋阴润肺、生津养胃、清热止咳、益心健脑、补肾强精、止血、活血、润肠通便等功效；适宜阴虚质慢性胃炎患者食用。

大白菜，味甘，性微寒，归肠、胃、肝肾、膀胱经；含有蛋白质、脂肪、膳食纤维、胡萝卜素、B 族维生素、维生素 A、维生素 C、维生素 E 及钙、铁、锰、钼、锌等；具有清热除烦、通利肠胃、利尿等功效；适宜阴虚质慢性胃炎患者食用。

枇杷，味甘、微酸，性凉，归肺、胃经；含有蛋白质、脂肪、膳食纤维、类胡萝卜素、维生素 B_1、8 种必需氨基酸、钙、磷、铁等营养成分；有帮助消化、生津止渴的功效；适宜阴虚质慢性胃炎患者食用。

食谱举例见表 5-27。

表5-27 阴虚质慢性胃炎患者食谱举例

方案	早餐	午餐	晚餐
方案A	牛奶1杯，鸡蛋1个，果酱面包1块	米饭1碗，茄汁家常豆腐，西蓝花炒虾球	米饭1碗，蜜汁山药，清蒸鲈鱼
方案B	豆腐脑1碗，鸡蛋1个，馒头片	米饭1碗，地三鲜，白菜木耳炒肉	花卷1个，西红柿鸡蛋汤，土豆烧排骨

（3）气虚质慢性胃炎患者的饮食原则 适当提高优质蛋白质所占的比例，以满足机体的营养需要，防止蛋白质 - 热能营养不良。

食物举例：

山药，味甘，性温，归肺、脾、肾经；含有蛋白质、胡萝卜素、维生素 C、黏液质、淀粉酶、钙、铁、磷等；具有补脾养胃、生津益肺、补肾涩精等功效；适宜气虚质慢性胃炎患者食用。

鸡肉，味甘，性温，归脾、胃、肝经；含有维生素 C、维生素 E 等，蛋白质的含量比例较高，种类多，而且消化率高，很容易被人体吸收利用；具有温中补脾、益气养血、补肾益精的功效；适宜气虚质慢性胃炎患者食用。

桂鱼，味甘，性平，归脾、胃经；含有蛋白质、脂肪、少量维生素、钙、钾、镁、硒等营养元素；肉质细嫩，极易消化，对儿童、老人及体弱、脾胃消化功能不佳的人来说，既能补虚，又易消化；适宜气虚质慢性胃炎患者食用。

食谱举例见表 5-28。

表 5-28　气虚质慢性胃炎患者食谱举例

方案	早餐	午餐	晚餐
方案 A	白米粥 1 碗，鸡蛋 1 个，花卷 1 个，凉拌豇豆	米饭 1 碗，素炒三鲜，蘑菇山药炖乌鸡	米饭 1 碗，手撕包菜，土豆烧牛腩
方案 B	牛奶 1 杯，鸡蛋 1 个，素包子 1 个	米饭 1 碗，清炒双丝，茄汁桂鱼	米饭 1 碗，蓝莓山药，香菇炖鸡翅

二、消化性溃疡

（一）消化性溃疡概述

消化性溃疡（peptic ulcer）主要是指发生在胃和十二指肠黏膜处的慢性溃疡，故又称为胃溃疡或十二指肠溃疡，是一种常见病、多发病。

消化道溃疡具有以下 3 个特点：①胃酸分泌增加，胃酸和胃液一般高于正常人；②防御功能受损，胃黏膜对抗胃酸和胃液的作用减弱。③神经系统功能紊乱，消化道溃疡患者常有精神紧张和焦虑。胃溃疡病与十二指肠溃疡病的发病机制有所不同。十二指肠主要由于胃液自身消化而形成溃疡，而胃溃疡大多在胃的慢性炎症基础上发生。通过对十二指肠和胃溃疡患者的胃窦活检，发现幽门螺杆菌感染率分别为 90% 和 70%，提示幽门螺杆菌感染是溃疡病发生与迁延不愈的又一因素。

1. 消化性溃疡的临床表现　消化性溃疡病可见于任何年龄，以 20 ～ 50 岁居多，男性多于女性（2 ～ 5：1）。典型症状为慢性中上腹痛、反酸，疼痛的特征为慢性、周期性、节律性。胃溃疡的腹痛多发生在餐后半小时左右，而十二指肠溃疡腹痛则发生在空腹时。抑酸剂常能缓解疼痛。常见并发症有大出血、穿孔、幽门梗阻和癌变。

2. 消化性溃疡的诊断　消化性溃疡的诊断常以典型的临床症状为线索，胃镜检查可做出最直观的诊断，并可取活体组织做病理检查。气钡双重对比造影可表现出直接征象（龛影）和间接征象（局部痉挛、激惹及十二指肠球部变形）。

（二）消化性溃疡与体质的关系

通过对消化性溃疡患者的体质调查发现，湿热质、气虚质、阳虚质三种体质类型的患者更加容易患消化性溃疡，同时感染 HP 的机会也比其他体质类型较高。

湿热质以湿热内蕴为主，其形成多与喜食肥甘、长期饮酒等生活习惯有关，脾虚湿热为感染 HP 的病理基础，患消化性溃疡的风险也较高。

阳虚质多表现为脾胃虚寒，脾失升清，运化不健。《太平圣惠方》曾云："夫脏腑气虚，脾胃虚弱，阳气不足，阴气有余……正气与邪气交争，上下相击，故令心腹疼痛也。"因此阳虚质消化性溃疡患者多有嗳气吞酸、食后作胀、大便溏薄等症状。

气虚质与阳虚质较为接近，均属于虚性体质，其中气虚质者，脾胃虚弱，脾失健运，水谷不化，气血生化失常并瘀滞中焦脾胃，"不通则痛，不荣则痛"，则造成胃脘疼痛。

（三）消化性溃疡的体质营养学防治

1. 消化性溃疡的营养治疗原则　消化性溃疡营养治疗的目的是减少胃酸的分泌，减轻食物对胃黏膜的刺激，保护黏膜屏障，减轻症状，促进溃疡愈合，同时保证机体摄入充足的营养。

（1）合理摄入营养素　合理摄入营养素不但可以满足人体正常的营养需求，同时能帮助修复组织损伤和促进溃疡面的愈合。

足量蛋白：蛋白质对胃酸起缓冲作用，可中和胃酸，但蛋白质在胃内消化又可促进胃酸分泌。应供给足够蛋白质以维持机体需要，每天按1g/kg 蛋白质供给，促进溃疡修复；若有贫血，至少应按 1.5g/(kg·bw)供给。

适量脂肪：适量脂肪对胃肠黏膜没有刺激，但过高可促进胆囊收缩素分泌增加，抑制胃肠蠕动；胃内食物不易进入十二指肠，引起胃胀痛。可供给 70～90g/d，应选择易消化吸收的乳酪状脂肪，如牛奶、奶油、蛋黄、奶酪等，以及适量植物油。

多用碳水化合物：碳水化合物既无刺激胃酸分泌作用，也不抑制胃酸分泌，但它是能量供给的保证，每天可供给 300～350g。选择易消化食物，如稠粥、面条、馄饨等。蔗糖不宜过多，因其可使胃酸分泌增加，且易胀气。

足量维生素：选富含 B 族维生素、维生素 A 和维生素 C 的食品。

低盐：溃疡病患者钠代谢降低，致使体内钠潴留，多余的钠可增加胃液的分泌，而胃液中盐酸含量与饮食中食盐摄入量有直接相关。一般认为应该是低盐，每人每日食盐摄入量以 3～5g 为宜。另外，食物不宜过酸、过甜或过咸，要清淡爽口。

（2）养成良好的饮食习惯　定时定量、少量多餐可减轻胃的负担，又可使胃中常有适量的食物以中和胃酸，减少对溃疡面的不良刺激。每天5～7 餐，每餐量不宜多。十二指肠溃疡可睡前加餐，减少饥饿性疼痛，有利于睡眠。进食时要心情愉快，细嚼慢咽。

（3）食物的选择　溃疡急性发作期应采用流质饮食，但由于流质饮食热量低，营养素不全，故病情一旦好转，应尽早改成半流质，等病情缓解，再经一段锻炼性饮食，然后逐步过渡到恢复期饮食。宜选择细软、易消化、刺激性弱的食物，如牛奶、豆浆、鸡蛋、精白面粉、大米、藕粉、瘦肉、鱼等。

禁用或忌用食物如下：①刺激性食物：机械性刺激增加黏膜损伤，破坏黏膜屏障，因此忌食坚硬的食物，如腊肉、火腿、香肠等，以及粗纤维的蔬菜、水果和粗糙的米、面、高粱、小米、干黄豆及干果等；化学性刺激会增加胃酸分泌，对溃疡愈合不利，如咖啡、浓茶、烈酒、浓肉汤等，也应忌食。②易产酸食物：如地瓜、土豆、过甜点心、糖醋食品、大量的蔗糖等。③易产气食物：如生葱、生蒜、生萝卜、蒜苗、洋葱等，以免导致胃机械性扩张，促使胃酸分泌。④过冷、过热的食物，一般认为食物的温度以45℃为宜。⑤油煎、油炸的食物等。

（4）烹调方法 溃疡病患者所吃各种食品均应切细、煮软；可选用蒸、煮、软烧、烩、焖等烹调方法，不宜食用油煎、炸、爆炒、醋熘、冷拌等方法加工食物。

2. 不同体质类型的消化性溃疡食谱 不同体质类型的消化性溃疡患者可参照以下的食谱方案。

（1）湿热质消化性溃疡患者的饮食原则 湿热质要少食肥甘厚腻、辛辣刺激的食物，养成良好的生活和作息习惯；在发病期饮食应做到质好、量少、平衡。

食物举例：

豆腐，味甘，性咸、寒，归脾、胃、大肠经；含有大量蛋白质、脂肪、碳水化合物、维生素和矿物质等；常食之可补中益气、清热润燥、生津止渴、清洁肠胃；适宜湿热质消化性溃疡患者食用。

番茄，味甘、酸，性凉，归肝、胃、肺经；含蛋白质、脂肪、碳水化合物、胡萝卜素、维生素 B_1、维生素 B_2、维生素 C、维生素 E、烟酸、苹果酸、钙、钾、钠等；具有助消化、清热杀菌、凉血止血、利尿、清肝明目、美肤、抗衰老，以及促进小儿生长发育、防治心血管疾病、抗癌防癌的功效；适宜湿热质消化性溃疡患者食用。

丝瓜，味甘，性凉，归肺、肝经；营养丰富，含有各类大量的维生素、矿物质及皂苷、脂肪、蛋白质、谷氨酸、木糖胶等物质；具有清热化痰、凉血解毒、解暑除烦、通经活络的功效；适宜湿热质消化性溃疡患者食用。

食谱举例见表5-29。

表 5-29　湿热质消化性溃疡患者食谱举例

方案	早餐	午餐	晚餐
方案 A	小米粥 1 碗，鸡蛋 1 个，馒头片，酱豆腐	菠菜肉丝挂面 1 碗	花卷半个，丝瓜炒鸡蛋，鸡蛋羹
方案 B	豆腐脑 1 碗，鸡蛋 1 个，枣糕 1 块	米饭 1 碗，番茄炒鸡蛋，胡萝卜烧肉	米饭 1 碗，五香豆腐干，菠菜鲤鱼汤

（2）阳虚质消化性溃疡患者的饮食原则　阳虚质虽应进补温热性质的食物，但不可过于刺激，以免损伤胃黏膜；可适量增加运动，以促进阳气的舒达。

食物举例：

南瓜，味甘，性温、平，归胃、大肠经；富含维生素 A、维生素 C、蛋白质、胡萝卜素、精氨酸、葫芦巴碱和果胶等营养物质；具有补中益气、消炎止痛的功效；适宜阳虚质消化性溃疡患者食用。

虾，味甘，性温，归肝、肺经；含有丰富的蛋白质、钾、碘、镁、磷等矿物质及维生素 A、氨茶碱等成分；其肉质和鱼一样松软，易于消化，对身体虚弱及病后需要调养的人也是很好的食物；适宜阳虚质消化性溃疡患者食用。

食谱举例见表 5-30。

表 5-30　阳虚质消化性溃疡患者食谱举例

方案	早餐	午餐	晚餐
方案 A	白米粥 1 碗，鸡蛋 1 个，馒头 1 个	鲜虾馄饨面 1 碗	米饭 1 碗，蛋黄焗南瓜，西红柿牛腩汤
方案 B	鸡蛋汤 1 碗，素包子 1 个	米饭 1 碗，上汤娃娃菜，微波番茄虾	青菜肉丝面 1 碗

（3）气虚质消化性溃疡患者的饮食原则　气虚质者因脾胃运化功能不足，应避免过饱，防止腹胀；适当增加营养，以免发生营养不良。禁食碎菜及含渣较多的食物。

食物举例：

鹌鹑蛋，味甘，性平；营养丰富；具有补益气血、强身健脑、丰肌泽肤等功效；适宜气虚质消化性溃疡患者食用。

青鱼，味甘，性平，归脾、胃经；富含蛋白质、脂肪、各种微量元素；具有益气补虚、健脾养胃的功效；对脾胃虚弱、气血不足、营养不良之人有益，因此适宜气虚质消化性溃疡患者食用。

食谱举例见表 5-31。

表 5-31 气虚质消化性溃疡患者食谱举例

方案	早餐	午餐	晚餐
方案 A	小米粥 1 碗，鸡蛋 1 个，馒头 1 个	米饭 1 碗，香菇油菜，青鱼白菜炖豆腐	米饭 1 碗，素炒茼蒿，虾皮鸡蛋羹
方案 B	豆浆 1 杯，鸡蛋 1 个，枣糕 1 块	阳春面 1 碗	米饭 1 碗，番茄炒西蓝花，肉末蒸鹌鹑蛋

三、腹泻

（一）腹泻概述

腹泻（diarrhea）是一种常见症状，是指排便次数明显超过平日习惯的频率，粪质稀薄，水分增加，常伴有排便急迫感及腹部不适或失禁等症状。

1. 腹泻的分型 腹泻可分为以下 4 四类：

（1）高渗性腹泻 特点是禁食或停药后腹泻停止，粪中可含有未经消化或吸收的食物或药物。

（2）吸收障碍性腹泻 特点是禁食可减轻腹泻，粪的渗透压由未吸收的电解质或其他物质组成。

（3）分泌性腹泻 特点是肠黏膜组织基本正常，肠液与血浆渗透压相同，粪呈水样，无脓血或脂肪，禁食不减轻腹泻，也不加重腹泻。

（4）运动性腹泻 特点是粪便呈水样，无渗出物，腹泻伴肠鸣音亢进和腹痛。

此外，根据发病的缓急，腹泻还可以分为急性腹泻和慢性腹泻。急性腹泻病因多为细菌或病毒感染、饮食不当、食物中毒、食物过敏等；慢性腹泻病因复杂，如慢性炎症性肠病、肠结核、乳糖酶缺乏及慢性胰腺炎等。

2. 腹泻的诊断　根据腹泻的诱因和伴随症状，以及相应的实验室检查做出诊断。与细菌性痢疾、克罗恩病、肠易激综合征等做出鉴别。

（二）腹泻与体质的关系

根据体病相关理论，阳虚质由于阳气不足、失于温煦而易感湿邪，湿邪滞于胃肠，则见脘腹疼痛、肠鸣腹泻、呕吐；气郁质者多忧郁思虑，因肝气郁结，横逆犯脾，土虚木乘，可使脾失运化，大肠传导失职，通降功能失调而导致腹痛、腹泻的产生。

（三）腹泻的体质营养学防治

1. 腹泻的营养治疗原则　预防并纠正水及电解质平衡失调；供给充足的营养，改善营养状况。避免机械性及化学性刺激，使肠管得到适当休息，有利于病情早日恢复。

（1）急性腹泻的饮食治疗

急性期：排便次数多，常伴呕吐，严重者伴脱水和电解质紊乱。此时可暂时禁食，使胃肠道完全休息，静脉输液以补充水分和电解质。待呕吐停止后开始进清流食，以少量浓米汤、淡茶、藕粉、杏仁茶为宜（暂不用牛奶、豆浆），少量多餐，每日 6 ～ 7 餐，每次 200mL。

缓解期：大便次数减少，给予全流食，如去脂牛奶、酸奶、浓米汤、甩蛋花汤等。继而过渡到少渣半流食，可用芙蓉粥、蒸蛋羹、鱼羹、胡萝卜泥、豆腐脑、土豆（马铃薯）泥、细挂面、大米粥等。少食糖类和高脂肪及刺激性强的调味品。暂不用牛奶，以免引起胀气。

恢复期：给予低纤维、少油的软饭，尽量减少对肠道的刺激，禁食高纤维素、产气多的蔬菜、水果和粗粮，如芹菜、韭菜、豆芽等。可食少量含纤维素少的冬瓜、胡萝卜、去皮西红柿、碎嫩菜叶、南豆腐等。可加些菜汁、果汁，以补充维生素及无机盐。少用糖类、脂肪及刺激性强的调味品，如生葱、生蒜等。禁食油炸食品和过多烹调油。不要吃得过饱，食物温度不宜过冷，因为大量进食和冷食都易引起肠蠕动增强。

腹泻症状轻、无呕吐者不需输液，开始即可进清流食，继而进清淡少渣半流食，而后再进展到半流食。腹泻停止即可进普通饭。

（2）慢性腹泻的饮食治疗　尽管慢性腹泻病程较长，营养损失较多，身体消耗较大，机体需要营养丰富的食物，但还要考虑到胃肠道因疾病而致消化吸收能力下降的实际情况。所以补充营养不能操之过急，以免使病情恶化。对慢性腹泻患者根据其病情及个体情况而采取相应的饮食治疗方案是非常重要的。总原则是高蛋白、高能量、少渣、低脂饮食。

高蛋白和高热能：每天热能为 2000～3000kcal，蛋白质每天供给100g。其目的是补充人体因长期腹泻所消耗的能量，改善贫血和营养不良状态并恢复体重。根据病情，供给高能量、高蛋白质、少渣、低脂半流食或软饭。选用易于消化的谷类食物，如粥类、挂面、面片、面包类及发酵的面食类。多选用低脂易消化的高蛋白质食品，如鸡蛋、鱼、鸡肉、瘦肉、低脂牛奶及豆腐等。但如发现蛋白质消化不良现象，则需要注意限制蛋白质的摄取量。可利用加餐增加全日能量。

低脂肪：慢性腹泻均影响脂肪吸收，应给予低脂饮食。过多脂肪不易消化，且脂肪酸可刺激肠蠕动。每日脂肪供给量为 40g 左右，选择脂肪含量低的动物性蛋白食品，烹调时少用油，多用蒸、煮、炖、烩等方法。

食物应少渣无刺激性：膳食纤维应根据病情给予不同程度的限制。过多纤维素刺激肠蠕动，一般禁用含纤维高的蔬菜、水果和粗粮。可选用蔬菜的嫩叶或含纤维较少的瓜类，如冬瓜、茄子、西红柿、胡萝卜等。长期限制蔬菜、水果者，应补充维生素制剂。

供给富含维生素和矿物质的食物：慢性腹泻患者常伴随营养不良，尤其是维生素营养不良，其中以维生素 B_{12}、叶酸及烟酸的缺乏最为常见。必要时应适当地补充水溶性和脂溶性维生素制剂。患者体内的矿物质，如钾、铁、钙等，也可能因长期腹泻而造成缺乏，也应适当地补充。

及时补水：每天供给水分 2000～3000mL，防止脱水，必要时可考虑静脉补充。

少量多餐：一日6～7餐，必要时静脉补充一部分营养。不能口服时，采用胃管进食，管饲不足可同时辅助静脉营养。

禁用坚硬食物和刺激性食物：如火腿、香肠、腌肉、辣椒、酒、芥末、咖喱等。

2. 不同体质类型的腹泻患者食谱　不同体质类型的腹泻患者可参照以下食谱方案。

（1）阳虚质腹泻患者的饮食原则　阳虚腹泻者可多食具有温阳健脾功效、易消化吸收的高蛋白食物，避免贪凉，即使是夏季也尽量不吃冰淇淋或从冰箱里拿出来的食物。

食物举例：

糯米，味甘，性温，归脾、胃、肺经；富含蛋白质、脂肪、糖类、钙、磷、铁、维生素B、粗纤维及淀粉等成分；《名医别录》言其"温中，令人多热，大便坚"，具有补中益气、健脾暖胃的功效；适宜阳虚质腹泻患者食用。

黄花鱼，味甘，性平，归胃、肾经；含有蛋白质、黏多糖、脂肪、钙、磷、铁等；具有健脾开胃、益胃暖中、安神止痢、益气填精的功效；适宜阳虚质腹泻患者食用。

食谱举例：以慢性腹泻为例，见表5-32。

表5-32　阳虚质腹泻患者食谱举例

方案	早餐	午餐	晚餐
方案A	糯米粥1碗，鸡蛋1个，小面包1个	米饭半碗，鸡蛋羹1碗，豆腐肉末	馒头1个，茶树菇烧木耳，粉蒸黄花鱼
方案B	豆浆1杯，鸡蛋1个，白面包1块	米饭1碗，溜茄丝，西红柿炒鸡蛋	鲜美三文鱼粥1碗，馒头半个，蘑菇素杂炒

（2）气郁质腹泻患者的饮食原则　气郁质腹泻者应多食具有疏肝理气、健脾作用的食物。除注意饮食外，要重视心理调节，释放压力，排解不良情绪。

食物举例：

小麦，味甘，性凉，归心、脾、肾经；蛋白质含量极其丰富，且淀粉、脂肪、维生素、烟酸及钙、铁等含量也十分丰富。常吃小麦可养心安神、健脾养胃、厚肠止泻，在缓解失眠、腹泻等方面也有一定的效果；适宜气郁质腹泻患者食用。

荔枝，性温，味甘、酸，归肝、肾经，富含膳食纤维、果糖、葡萄糖、果胶、苹果酸、柠檬酸、胡萝卜素、维生素 B_1、维生素 C、铁、钙、磷等营养成分，具有益气补血的功效，适应于病后体弱、贫血、脾虚泄泻、健忘失眠等；适宜气郁质腹泻患者食用。

食谱举例：以慢性腹泻为例，见表 5-33。

表 5-33　气郁质腹泻患者食谱举例

方案	早餐	午餐	晚餐
方案 A	蜜枣小麦粥 1 碗，鸡蛋 1 个，花卷 1 个	米饭半碗，黑木耳炒山药，清蒸桂鱼	米饭 1 碗，什锦藕丁，豆腐酿蛋
方案 B	白米粥 1 碗，鸡蛋 1 个，小笼包 2 个	米饭 1 碗，酱爆茄子，羊肚菌煨豆苗	荷包蛋盖龙须面，西红柿烧豆角

四、便秘

（一）便秘概述

便秘（constipation）是消化系统的常见病症之一，多因粪便在肠内停留时间过长，所含水分被吸收，粪便干硬，不能顺利排出，正常排便频率消失。通常食物通过胃肠消化、吸收，所剩余残渣在 24～48 小时后排出。除本身排便频率为每 48 小时一次者，如排便间隔超过 48 小时，可疑为便秘。便秘可分为无张力性便秘、痉挛性便秘和梗阻性便秘，以无张力性便秘最为常见。

1. 便秘的临床表现　便秘的典型表现为排便困难、排便次数减少和排便不尽感，大便干结质硬，或伴有腹部痛、腹部不适感。

2. 便秘的分型

（1）无张力性便秘　又称无紧张性便秘，因大肠肌肉失去原有敏感性或紧张力，致使推动粪便的肠蠕动减慢，使粪便蓄积。此型多见于老年体弱、多次妊娠、营养不良、肥胖及运动过少者，还见于无定时排便习惯、食物质地过细、纤维素过少及饮食中缺乏碳水化合物、脂肪、水分、B 族维生素和经常使用泻药或灌肠药等情况。

（2）痉挛性便秘　因肠道神经末梢刺激过度，使肠壁肌肉过度紧张或痉挛收缩。常见原因有：患胃肠道疾病或某种神经失调，使用泻药过量、过久，食用过于粗糙的食品，食用化学刺激物过多等。

（3）梗阻性便秘　因机械性或麻痹性肠梗阻或因肿瘤压迫肠道而引起肠道不全或完全梗阻。如粪便过度壅塞于直肠、乙状结肠，可出现左下腹胀或压痛，并有欲便不畅感。由于粪便坚硬，可引起痔。便秘时间过长，可出现纳差、口苦、恶心、乏力、精神不振、贫血和营养不良等。

（二）便秘与体质的关系

体质在便秘的发病中起着重要作用，个体体质的差异性决定了便秘临床证候类型的倾向性，不同体质类型之人便秘的表现也不尽相同。便秘患者的体质类型主要集中于阳虚质、气虚质、阴虚质。

阳虚者多因脾阳虚弱、肾阳不足，温煦无权而不能化生津液、滋润肠道，则阴寒内结、传导失利、糟粕难出而成便秘。阳虚便秘者除了大便干结、状如羊粪、排出困难等，还表现为平素畏冷、手足不温、腹中冷痛、喜热饮食、精神不振等症状。

气虚质者多因脏腑功能减退而元气自衰，气的推动、固摄、防御、气化功能减退，脾气虚弱、中气不足、胃肠推动无力，则大便无力排出而成便秘。患者见临厕无力努挣，挣则汗出气短，便后疲乏；兼有少气懒言、神疲乏力、自汗等。

阴虚质者多由于体内津液精血等阴液亏少，肠道失于濡润，无水行舟，则大便燥结难下，而成便秘。常见大便干结、小便黄、手足心热、口燥咽干、鼻微干、喜冷饮、舌红少津、脉细数等。

（三）便秘的体质营养学防治

1. 便秘的营养治疗原则 饮食营养治疗应根据不同的类型给予适当的饮食，养成定时排便的习惯，避免经常服用泻药和灌肠药，适当增加体力活动。

（1）改变不良膳食结构和饮食习惯 食物不可做得过于精细，采用高纤维素膳食（每日可供给纤维素40g），多选用富含纤维素的蔬菜、水果、粗粮。膳食纤维在肠道中吸收水分，增加粪便的体积，刺激肠蠕动，协助粪便的推进与排出。增加维生素 B_1 的摄入，如麦麸、粗粮、蔬菜、豆类及其制品。因维生素 B_1 缺乏可影响神经传导，减缓胃肠蠕动，不利于食物的消化、吸收和排泄。可多食易产气食物，促进肠蠕动加快，有利于排便，如洋葱、萝卜、蒜苗等。同时供给润肠通肠食物，如洋粉及其制品、银耳羹等。

（2）增加饮水量 肠道中只有存在充足的水分时，膳食纤维才能吸收水分而膨胀，才能软化大便，增加粪便体积和重量，刺激肠蠕动。每日清晨空腹时可喝一杯温凉的淡盐开水。

（3）增加脂肪摄入 植物油能直接润肠，且分解产物脂肪酸有刺激肠蠕动作用，每天脂肪总量可达100g。

（4）每日要坚持进行一定量的体力活动和锻炼 如每日步行半小时，步行上下楼梯等，以增强全身肌肉功能，同时增加肠肌的弹性，可促进肠蠕动。

（5）不可忽视便意，养成每日定时排便的习惯 不要长期使用泻药，以免对泻药产生依赖性。因泻药影响肠道对食物的消化吸收，使肠肌松弛变形，可促使便秘的形成。

此外，年老体虚便秘者可使用蜂蜜、香蕉、芝麻、核桃，或每日饮1～2杯酸奶，均可增加消化功能，起到通便作用。便秘者禁忌烟酒、浓茶、咖啡、辣椒、咖喱等刺激性食品。

2. 不同体质类型的便秘食谱 不同体质类型的便秘患者可参照以下的食谱方案。

（1）阳虚质便秘患者的饮食原则　阳虚便秘者可多食具有温阳健脾功效的食物，如韭菜、核桃等。避免经常使用泻药和灌肠药，以免更伤阳气。

食物举例：

韭菜，味甘、辛，性温，归肝、胃、肾经；含蛋白质、碳水化合物、膳食纤维、胡萝卜素、B族维生素、硫化丙烯、挥发油、钙、磷、维生素C等，还含有大量维生素和膳食纤维；能增进胃肠蠕动，治疗便秘，预防肠癌；适宜阳虚质便秘患者食用。

山药，味甘，性温，归肺、脾、肾经；含有蛋白质、胡萝卜素、维生素C、黏液质、淀粉酶、钙、铁、磷；具有补脾养胃、生津益肺、补肾涩精等功效；适宜阳虚质便秘患者食用。

淡菜，味咸，性温，归肝、肾经；含有丰富的蛋白质，8种人体必需的氨基酸，还含有丰富的钙、磷、铁、锌和维生素B、烟酸等；具有补肝肾、益精血、消瘿瘤的功效；适宜阳虚质便秘患者食用。

开心果，味甘，性温，归肝、胃经；含维生素A、叶酸、铁、磷、钾、钠、钙，同时还含有烟酸、泛酸、矿物质等；具有温下元、补虚损的功效；适宜阳虚质便秘患者食用。

樱桃，味甘、微酸，性温，归脾、肝经；含有丰富的糖、蛋白质、维生素C、胡萝卜素、钙、磷、铁、钾等营养成分；具有补血生血、养颜驻容等功效；适宜阳虚质便秘患者食用。

食谱举例见表5-34。

表5-34　阳虚质便秘患者食谱举例

方案	早餐	午餐	晚餐
方案A	五仁粥1碗，鸡蛋1个，素包子1个，芫荽花生米	米饭1碗，开心果烧茼蒿，豆腐酿肉	花卷1个，蒜蓉木耳菜，山药排骨汤
方案B	五谷豆浆1杯，鸡蛋1个，枣糕1块，凉拌彩椒	米饭1碗，香菇油菜，韭菜虾仁	米饭1碗，腰果拌西芹，小炒牛肉
方案C	白米粥1碗，鸡蛋1个，馒头1个，海米拌菠菜	米饭1碗，清炒土豆丝，葱油淡菜	花卷1个，韭菜炒鸡蛋，鲜虾鸡肉丸子汤

（2）气虚质便秘患者的饮食原则　气虚质者除多食健脾益气的食物外，还应摄入适量的油脂以起到润肠的作用；进食富含膳食纤维的全谷类食物，如五谷糙米饭、全麦面包等。

食物举例：

黑枣，味甘，性温，归脾、胃、肾经；含有较多的营养价值，如碳水化合物、膳食纤维、脂肪、果胶和蛋白质等，以及丰富的维生素和矿物质；具有补中益气、滋补肝肾、润燥生津的作用；适宜气虚质便秘患者食用。

南瓜，味甘，性温、平，归胃、大肠经；富含维生素 A、维生素 C、蛋白质、胡萝卜素、精氨酸、葫芦巴碱和果胶等营养物质；具有补中益气、消炎止痛、解毒杀虫的功效；适宜气虚质便秘患者食用。

红薯，味甘，性平，归脾、胃、大肠经；含有碳水化合物、膳食纤维、胡萝卜素、叶酸、维生素 C、维生素 B_6、钙、磷、铁、钾等；具有健脾胃、补中气、宽肠通便的功效；适宜气虚质便秘患者食用。

牛肉，味甘，性温，归脾、胃经；所含蛋白质为优质蛋白，营养价值很高，能提高机体抗病能力；具有补中益气、滋养脾胃、强健筋骨的功效；适宜气虚质便秘患者食用。

鲫鱼，味甘，性平，归脾、胃、大肠经；含蛋白质、脂肪、维生素 A、B 族维生素等，所含的蛋白质质优、齐全、易于消化吸收，常食可增强抗病能力；适宜气虚质便秘患者食用。

食谱举例见表 5-35。

表 5-35　气虚质便秘患者食谱举例

方案	早餐	午餐	晚餐
方案 A	南瓜小米粥 1 碗，鸡蛋 1 个，鲜肉包 1 个，蒜末拌包菜	米饭 1 碗，素炒瓜片，尖椒牛肉丝	馒头 1 个，青椒松仁玉米粒，莴笋炒肉丝
方案 B	豆浆 1 杯，鸡蛋 1 个，油条 1 根，凉拌三丝	米饭 1 碗，红枣南瓜，酸菜小酥肉	米饭 1 碗，豆腐焖茄子，葱烧鲫鱼
方案 C	白米粥 1 碗，鸡蛋 1 个，杂粮馒头 1 个，凉拌黄瓜	米饭 1 碗，双椒烧茄子，水煮牛肉	米饭 1 碗，红烧冬瓜球，滑蛋虾仁

（3）阴虚质便秘患者的饮食原则　阴虚质者需喝足量的白开水，因为水分能让大肠内的膳食纤维膨胀，使粪便体积增加，也能软化粪便，改善阴虚质便秘的症状；同时摄入膳食纤维含量丰富的蔬菜，以促进肠蠕动。

食物举例：

松子，味甘，性平，归肝、肺、大肠经；含有蛋白质、亚油酸、亚麻酸、膳食纤维、胡萝卜素、B族维生素、烟酸、维生素C、维生素E，以及矿物质钾、铁、钙、磷等营养物质；具有益气通便、润肺止咳、强身健体、健脑、降压、降胆固醇等功效；适宜阴虚质便秘患者食用。

莲藕，味甘，性寒，归心、脾、胃经；含有丰富的铁、维生素和膳食纤维等多种营养物质；具有益胃生津、除烦解渴、清热止血的功效，对阴虚内热者尤为适宜；适宜阴虚质便秘患者食用。

鸭肉，味甘、咸，性寒，归脾、胃、肺、肾经；其中蛋白质含量比畜肉含量高得多，易于消化，是含B族维生素、维生素E比较多的肉类；具有滋阴补虚、利尿消肿的功效；适宜阴虚质便秘患者食用。

兔肉，味甘，性寒，归脾、肝、大肠经；属于高蛋白质、低脂肪、低胆固醇的肉类；具有补中益气、滋阴养颜、生津止渴的功效；适宜阴虚质便秘患者食用。

桑椹，味甘，性寒，归肝、肾经；含多种氨基酸、白藜芦醇、维生素C、胡萝卜素、膳食纤维、果胶、果糖、铁、锌、硒、磷等营养成分；具有清热生津、滋阴润燥、补肝肾、养阴血等功效；适宜阴虚质便秘患者食用。

食谱举例见表5-36。

表5-36　阴虚质便秘患者食谱举例

方案	早餐	午餐	晚餐
方案A	五谷豆浆1杯，鸡蛋1个，素包子1个，拌魔芋丝	米饭1碗，芹菜胡萝卜丝，泡菜鸭片	花卷1个，番茄菜花，洋葱炒牛肉丝
方案B	黑米粥1碗，鸡蛋1个，馒头1个，芹菜拌腐竹	米饭1碗，莴笋炒鸡蛋，木耳兔肉煲	米饭1碗，荷塘小炒，魔芋鸭丝
方案C	牛奶1杯，鸡蛋1个，全麦面包两片，凉拌菠菜	米饭1碗，蒜香荷兰豆，肉片炖海带	米饭1碗，地三鲜，可乐鸡翅

五、胆囊炎和胆石症

（一）胆囊炎和胆石症概述

胆囊炎（cholecystitis）和胆石症（cholelithes）是胆道系统的常见病和多发病，二者常同时存在，且互为因果。胆囊炎常发生于有结石的胆囊，也可继发于胆管结石和胆道蛔虫等疾病，胆管阻塞、化学性刺激和细菌感染是常见原因。胆石症是指胆道系统包括胆管和胆囊在内的任何部位发生结石的疾病，过去以胆管的胆色素结石为主，目前以胆囊的胆固醇结石为主。胆石类型和部位的改变与饮食结构的变化、胆道蛔虫和胆道感染发生率显著降低有关。胆石症发病的危险因素除了年龄、性别、肥胖、糖尿病、高血压和家族遗传倾向以外，还包括环境因素，主要为饮食结构及饮食习惯不良，特别是与喜食油腻食物有关。

1. 胆囊炎的临床表现　急性胆囊炎患者表现为右上腹持续性疼痛，阵发性加剧，可向右肩背放射，常伴发热、恶心、呕吐，但寒战少见，黄疸轻。患者往往在晚餐后半夜发病，因进食油腻高脂食物后能使胆囊收缩加强，而平卧又易使小胆石滑入并嵌顿于胆囊管。慢性胆囊炎多数表现为消化不良、厌油腻食物、上腹部闷胀、嗳气、胃部灼热等症状。

2. 胆石症的临床表现　很大程度上取决于胆石的大小、部位、动态、是否并发感染及造成阻塞的程度。胆囊内结石一般不产生绞痛，常有右上腹饱闷感，伴嗳气、恶心、大便不调等消化不良症状，进食油腻食物后更加明显。胆管中有结石可引起平滑肌痉挛或梗阻时，常有胆绞痛发生，多在饱餐或进高脂餐后数小时内发作。开始右上腹持续钝痛，以后阵发性加剧，难以忍受，疼痛常放射至右肩胛或右背部，伴恶心呕吐、面色苍白、大汗淋漓、弯腰打滚，发作后还可有发热、黄疸等症状出现。

（二）胆囊炎和胆石症与体质的关系

关于胆囊炎和胆石症的研究发现，湿热质和痰湿质是其多发的体质类型，且以湿热质为主要体质类型。湿热体质之人，平素饮食多食辛辣厚味，加之饮食不节或饥饱失常，脾胃运化失职，湿浊内生，郁而化热，熏蒸肝胆，胆汁被耗或胆汁外溢，胆管失泄或胆管受阻，日久形成结石。在此基础上，由于结石的形成和细菌感染，进一步引发胆囊炎。

（三）胆囊炎和胆石症的体质营养学防治

1. 胆囊炎和胆石症的营养治疗原则 胆囊炎和胆石症是可防可治的慢性疾病，患者调整膳食结构，适当限制脂肪和胆固醇的摄入，保证每天摄入足量的水和膳食纤维，有助于减轻症状，缓解病情发展。

（1）急性期 急性发作期应暂禁食，使胆囊得到充分休息，尽量减少胃肠道对胆囊收缩的刺激。此时的营养支持方式可选用肠外营养，经静脉输注脂肪乳、葡萄糖、复方氨基酸、微量营养素，以满足急性期的营养需要。疼痛缓解后，根据病情循序渐进地调配饮食，可先给予清淡的低脂、低胆固醇、高碳水化合物流质，如米汤、藕粉、豆浆等食物，病情好转后再给予低脂半流食或低脂、少渣软食。

（2）慢性期

限制能量摄入：一般来说，体重增加，肝脏胆固醇的合成也增加。人体不能将过剩的胆固醇转化为胆汁酸，而是仍以胆固醇的形式存在胆汁中，这可能是胆石症形成的主要原因。因此，平时限制能量摄入非常重要。根据情况给予正常或稍低于正常所需的能量，肥胖者更应严格限制能量摄入，减轻体重。

适量蛋白质：蛋白质摄入过多会增加胆汁分泌，影响病变组织恢复，同时很可能脂肪和胆固醇摄入量也增加，容易发生胆固醇结石。蛋白质摄入过少不利于受阻胆管组织的修复，而且容易发生胆红素结石。建议蛋白质按标准体重 $1.0 \sim 1.2g/（kg \cdot d）$ 摄入，既可以保证人体内的正氮平衡，又能间接预防胆囊炎与胆石症。蛋白质供给应以优质蛋白质为宜，如鱼虾类、瘦猪肉、兔肉、鸡肉及富含磷脂的大豆及其制品。

限制脂肪和胆固醇摄入：脂肪的摄入量和胆囊炎、胆石症的病情直接相关。高脂饮食能促进胆汁分泌，具有很强的刺激胆囊收缩的作用，诱发胆囊炎与胆石症的急性发作。因此，应该改变喜食油腻食物的习惯，选择清淡饮食；多选用植物性食物，减少烹调油用量，烹调油宜选用植物油，不用动物油。烹调方式以蒸、煮、炖、小炒为主，避免用油炸、油煎方法。应少食高脂肪、高胆固醇的动物性食物，如猪油、肥猪肉、肥鹅、动物内脏等。增加摄入富含磷脂的食物或口服卵磷脂，提高胆汁中磷脂/胆固醇的比值。

保证碳水化合物供给：碳水化合物摄入过多会导致超重、肥胖，特别是已经超重或肥胖的患者，应该减少主食和游离糖的摄入。但碳水化合物能增加糖原储备、保护肝脏、节约蛋白质，而且易于消化、吸收，对胆囊的刺激作用较脂肪和蛋白质弱，胆囊炎、胆石症患者由于限制了脂肪摄入，在维持理想体重的前提下应增加碳水化合物供能的比例，特别应多摄入富含膳食纤维的多糖类食物，如大米、面粉、玉米、马铃薯、蔬菜、水果等，单糖和双糖如砂糖、葡萄糖等应限制，合并高脂血症、冠心病、肥胖的患者更应严格限制。

合理补充维生素：维生素 A 有助于预防胆结石，也有助于病变胆道的修复，平时可多摄入富含 β-胡萝卜素的食物。维生素 K 不仅能缓解胆囊、胆管痉挛和胆石症引起的疼痛，还能促进胆汁排泄。B 族维生素、维生素 C 也有利于胆道的功能康复。患者因限制脂肪的摄入，可能会影响脂溶性维生素的吸收与储存，因此，可酌情补充多种维生素。

增加水和膳食纤维摄入：胆囊炎与胆石症患者每日应多饮水，以稀释胆汁，促使胆汁排泄，这是预防胆囊炎与胆石症发生和复发的关键。日饮水量以 1500～2000mL 为宜，推荐以白开水或茶水为主，不喝或少喝含糖饮料。膳食纤维能促进胆盐排泄，抑制胆固醇吸收，同时还能刺激肠蠕动，促使肠内产生的吲哚、粪臭素等有害物质排出，减少胆石症的患病率和复发率。平时应多食用新鲜的蔬菜和水果及香菇、黑木耳等，以增加膳食纤维的摄入。

节制饮食、定时定量：暴饮暴食、进食高脂肪餐是胆石症或胆囊炎发作的主要诱因；不按时进餐，或全天只吃 1～2 餐者，空腹时间过长，胆汁在胆囊内过度浓缩，也是胆石形成的一个重要原因；不清洁的饮食易引起肠道蛔虫病，引发肠道梗阻，也可促进胆石的形成；食用辛辣刺激性食物、调味品和饮酒可促使缩胆囊素产生，促进胆囊收缩，使胆总管括约肌不能及时松弛而排出胆汁，引发胆石症或胆囊炎。因此，饮食要有规律，定时定量，避免过饱或过饥。除一日三餐规律进食外，还可适当加餐，以刺激胆道分泌胆汁，防止胆汁淤积，但加餐量应从三餐总能量中分出。食物应清洁卫生，同时还需戒酒，少食用辛辣刺激性食物、调味品。

2. 不同体质类型的胆囊炎和胆石症食谱　不同体质类型的胆囊炎和胆石症患者可参照以下的食谱方案。

（1）湿热质胆囊炎和胆石症患者的饮食原则　多选用米、面、粗粮及薯类、豆制品、新鲜蔬菜和水果等具有清热利湿功效的食物，并注重营养素的均衡。

食物举例：

绿豆，味甘，性寒，归心、胃经；含有蛋白质、粗脂肪和人体所需的多种氨基酸、维生素，以及铁、钙、磷等矿物质；具有清热解毒、利尿消肿、消暑止渴的功效；适宜湿热质胆囊炎和胆石症患者食用。

冬瓜，味甘、淡，性微寒，归肺、胃、膀胱经；含有蛋白质、碳水化合物、膳食纤维、胡萝卜素、多种维生素、钙、磷、铁等营养素；具有化痰止渴、利尿消肿、解毒排湿的功效；适宜湿热质胆囊炎和胆石症患者食用。

藕，味甘，性寒，归心、脾、肺经；含有蛋白质、脂肪、膳食纤维、胡萝卜素、维生素 B_1、尼克酸、维生素 C、钙、磷、铁等；具有益胃生津、除烦解渴、清热除湿的功效；适宜湿热质胆囊炎和胆石症患者食用。

马齿苋，味酸，性寒，归肝、胃、大肠经；含有蛋白质、脂肪、钙、磷、铁，以及膳食纤维、维生素 B_2、维生素 C、维生素 E、β－胡萝卜素、烟酸等；具有清热解毒、凉血止血、止痢的功效；适宜湿热质胆囊炎和胆石症患者食用。

苦瓜，味苦，性寒，归胃、心、肝经；含有蛋白质、碳水化合物、膳食纤维、维生素 C、维生素 B_1、维生素 B_2、烟酸、胡萝卜素及钙、铁等；具有清热解暑、补肾健脾、滋肝明目的功效；适宜湿热质胆囊炎和胆石症患者食用。

食谱举例见表 5–37。

表 5–37 湿热质胆囊炎和胆石症患者食谱举例

方案	早餐	午餐	晚餐
方案 A	低脂牛奶 1 杯，果蔬，三明治 1 块	米饭 1 碗，素炒冬瓜，鸡腿菇炒鸡片	绿豆粥 1 碗，花卷 1 个，凉拌双耳
方案 B	豆浆 1 杯，鸡蛋 1 个，素包子 1 个，蒜蓉秋葵	米饭 1 碗，苦瓜炒鸡蛋，清汤鱼丸	米饭 1 碗，香干拌莴笋丝，鱼香茄子
方案 C	小米粥 1 碗，鸡蛋 1 个，馒头 1 个，爽口藕丁	米饭 1 碗，清炒马齿苋，黑木耳炒瘦肉	米饭 1 碗，西芹炒百合，清蒸鲈鱼

（2）痰湿质胆囊炎和胆石症患者的饮食原则 在供给足够的营养，维持机体能量需要的基础上，合理减重，使体重达到理想水平；慎用高脂肪食物如肥肉、动物油、油炸食品，禁用油煎、油炸、爆炒等烹调方式。

食物举例：

豇豆，味甘，性平，归脾、肾经；富含蛋白质、脂肪、糖类、膳食纤维、胡萝卜素、B 族维生素、烟酸、维生素 C、钙、铁、磷等，所含维生素 B_1 能维持正常的消化腺分泌和胃肠道蠕动的功能，抑制胆碱酯酶活性，可帮助消化、增进食欲；具有理中益气、补肾健胃的功效；适宜痰湿质胆囊炎和胆石症患者食用。

荠菜，味甘、淡，性凉，归肝、胃经；含蛋白质、碳水化合物、少量脂肪、粗纤维、胡萝卜素、维生素 C，以及磷、钙、铁、钾、锰、镁等微量元素；具有清热解毒、利水消肿、降压明目、凉血止血等功效；适宜痰湿质胆囊炎和胆石症患者食用。

白萝卜，味甘、辛，性平，归入肺、脾经，含葡萄糖、蔗糖、果糖、莱菔苷、甲硫醇、维生素 C、钙、磷、锰、硼、香豆酸、咖啡酸、芥子油、淀粉酶及多种氨基酸；具有消食积、化积滞、清热化痰、下气宽中、解毒的功效；适宜痰湿质胆囊炎和胆石症患者食用。

薄荷，味甘，性凉，归肺、肝经；含有挥发油、黄酮类化合物、苯甲酸、反式桂皮酸、咖啡酸、氨基酸、大黄素、大黄酚等；具有镇痛、杀菌、消炎、燃烧脂肪、养颜美容，以及缓解压力、抚平情绪的功效；适宜痰湿质胆囊炎和胆石症患者食用。

鲤鱼，味甘，性平，归脾、肾经；蛋白质含量高，人体消化吸收率可达 96%，并含有能供给人体必需的氨基酸、矿物质、维生素 A 和维生素 D，所含脂肪多为不饱和脂肪酸；能最大限度地降低胆固醇，可以防治动脉硬化、冠心病，并具有利小便、消水肿等功效；适宜痰湿质胆囊炎和胆石症患者食用。

食谱举例见表 5-38。

表 5-38　痰湿质胆囊炎和胆石症患者食谱举例

方案	早餐	午餐	晚餐
方案 A	五谷豆浆 1 杯，鸡蛋 1 个，素包子 1 个，凉拌海藻笋	米饭 1 碗，薄荷炒鸡蛋，青豆牛肉末	馒头 1 个，茶树菇烧木耳，鲤鱼炖豆腐
方案 B	低脂牛奶 1 杯，鸡蛋 1 个，全麦面包 1 块，紫薯半块	米饭 1 碗，炒黄瓜木耳，白萝卜排骨汤	米饭 1 碗，香菇荠菜，肉末蒸茄子
方案 C	小米粥 1 碗，鸡蛋 1 个，花卷 1 个，洋葱拌黄瓜	米饭 1 碗，浇汁秋葵，豇豆肉丁	米饭 1 碗，青瓜炒杂菌，清蒸藕丸

六、慢性肝炎

（一）慢性肝炎概述

肝炎（hepatitis）是各种原因引起的，以肝实质细胞变性坏死为主要病变的肝功能损害。主要症状是乏力、食欲减退、厌油腻、肝区不适、腹胀等。根据病程长短分急性肝炎（病程不超过半年）和慢性肝炎（病程在半年以上）。肝炎以病毒性肝炎（viral hepatitis）最常见，也包括由于乙醇滥用、药物使用不当、环境毒物及遗传引起的肝炎。

典型慢性肝炎的早期症状轻微且缺乏特异性，呈波动性、间歇性，甚至多年没有任何症状。最常见的就是容易疲劳和胃部不适，易被忽略，也容易被误认为是胃病；偶有患者出现恶心、腹胀、黄疸、尿色深，但依据症状不能判断出慢性肝炎的严重程度。当患者尿色进行性加深、皮肤巩膜黄染进行性加深、乏力及食欲下降越来越明显时，提示病情恶化，尤其需要警惕慢性重型肝炎的发生。慢性重型肝炎肝衰竭可表现为重度乏力、腹胀、重度黄疸及食欲缺乏，可出现腹水、胸腔积液、腹腔感染、凝血功能下降、上消化道大出血、肝性脑病等，临床上死亡率较高，需要积极救治。

（二）慢性肝炎与体质的关系

多项研究表明，慢性乙型肝炎病毒感染人群的体质类型分布，虽然不同地域、性别、年龄组存在差异，但出现频率均较高的两种体质类型为湿热质和气虚质。

湿热体质的人素体湿热内蕴，阳气暗耗，遭遇乙型肝炎病毒感染时，病毒易于深入营血和脏腑经络，蕴结肝胆；气虚体质的人正气亏虚，容易机体免疫功能低下，病毒感染后缠绵难去，容易患慢性乙型肝炎。

（三）慢性肝炎的体质营养学防治

1.慢性肝炎的营养治疗原则 肝炎营养治疗的目的是通过提供足够的能量和营养元素维持或改善患者的营养状况；防止肝功能进一步恶化，促进新组织生成。应以高蛋白、高维生素、适当能量饮食为原则。

（1）合适的能量 给予肝炎患者合适的能量，可以保证肝脏对能量的需要，有利于组织蛋白的合成，增强体力，恢复健康。但过多的能量对肝炎患者也是不利的。因为高能量容易引起肥胖，肥胖常常是肝炎患者发展成脂肪肝的主要原因。因此，肝炎患者的能量供给应尽量保持平衡，维持理想体重。一般成人每天以 8.4MJ（2006.31kcal）左右为宜，并结合患者的具体情况作相应的能量摄入调整。

（2）足量的优质蛋白 肝脏是蛋白质代谢的主要场所，供给足量优质蛋白有利于肝细胞的修复和再生，弥补因肝功能差造成的蛋白质利用不足，也有利于纠正负氮平衡，防止脂肪肝的产生。所以蛋白质的供给量相对较高，占总能量的15%，并以质优、量足、产氨少的蛋白质为主。但蛋白质过量会加重肝肾负担，如超出肝脏的解毒能力，可使血氨升高，成为肝性脑病的潜在诱因。食物选择应富含必需氨基酸，且种类齐全，特别要多供给鱼、虾、鸭、去皮鸡肉、牛奶、黄豆、玉米、小米、糯米、菜花、小红枣等含支链氨基酸的食物，要少吃带皮鸡肉、猪肉、牛肉、羊肉、兔肉等含芳香族氨基酸的食物。

（3）适量的碳水化合物 供给碳水化合物可节约蛋白质，并能增加肝糖原储备，对维持肝微粒体酶的活性、增强肝细胞对毒素的抵抗力有十分重要的意义。每日供应量应占总能量的60%～70%为宜，糖类来源主要从米、面、谷类食物中摄取。若患者食欲过分减退，仅能进食流质或半流质，而影响糖类摄入量，则此时可在摄入主食的同时，适量进食一些葡萄糖、麦芽糖、蔗糖和蜂蜜。必要时还可静脉注射葡萄糖，以补充糖源不足。但是总糖量供给不能过高，过多的糖在体内氧化产生热能，容易加速脂肪贮存，导致患者体重过重，引起肥胖，不利于肝炎治疗与恢复，且可能发展为脂肪肝。

（4）不过分限制脂类 脂肪代谢在肝脏进行，如脂蛋白的合成、脂肪酸的氧化和酮体的生成。脂类也是肝脏修复所必需，脂肪又是脂溶性维生素的溶解和携带者，缺乏脂肪就限制维生素A、维生素D、维生素E和维生素K的供应。脂肪可刺激胆汁分泌，促进脂溶性维生素吸收，提供必需脂肪酸。而必需脂肪酸的作用之一是参与磷脂的合成，使脂肪从肝脏顺利运出，故对预防脂肪肝的形成有利。某些必需脂肪酸，如亚油酸对受损肝细胞的修复及新生肝组织的生长是一种必需的原料，故在肝炎膳食中过分"忌油"、限制脂肪的摄入量对肝病的恢复是不利的，一般情况下每天供给50～60g脂肪（包括烹调油和食物本身所含的脂肪都计算在内）。当然脂肪供给量要因病情而异，以本人能够耐受，又不影响其消化功能为度。急性期患者一般都厌油腻，脂肪摄入量很少；恢复期患者肝功能趋向正常，食欲好转，脂肪供给量可占总热量的20%～25%。脂肪的供给宜采用易消化的植物油，因为病变的肝脏仍能对植物油进行正常代谢。应限制胆固醇高的食物，如猪油、动物内脏、蛋黄、乌贼鱼、贝类等，目的在于减轻肝脏的负担，改善胆固醇的代谢障碍。

（5）补充充足的维生素 维生素对肝细胞的解毒、再生和提高免疫力等方面有特殊意义。一些抗氧化营养素如维生素 A、维生素 C、维生素 E 等有保护肝脏的作用。用维生素 K、维生素 C、维生素 E 与药物协同作用可快速降低转氨酶，注射维生素 K_3 可减轻肝炎的肝区疼痛，维生素 K 可降低血清胆红素和胆固醇，缓解黄疸患者的皮肤瘙痒症状。除给患者提供富含维生素的膳食外，还可以适时、适量供给复合维生素制剂；但应注意脂溶性维生素不可过量，过量也会引起蓄积中毒。

（6）补充丰富的膳食纤维和水分　食物纤维有刺激胃肠蠕动、引起胃液分泌功能，有利于消化、吸收和排泄。肝炎患者如未发现腹水或浮肿，应进食含纤维素多的煮软蔬菜，每日约 400g，总进水量 1500～2000mL。

2. 不同体质类型的慢性肝炎食谱　不同体质类型的肝炎患者可参照以下的食谱方案。

（1）湿热质肝炎患者的饮食原则　湿热质者应培养良好的饮食习惯，少食多餐，食物应清淡、可口、易于消化，有助于清热利湿，严禁暴饮暴食，戒酒。

食物举例：

绿豆芽，味甘，性凉，归胃、三焦经；富含维生素 C、蛋白质和人体所必需的氨基酸；具有解热毒、利三焦的功效；适宜湿热质肝炎患者食用。

扁豆，味甘，性平，归脾、胃经；含蛋白质、脂肪、碳水化合物、粗纤维、钙、磷、铁、锌、硫胺素、烟酸、维生素 A、维生素 D、维生素 C 等；具有健脾养胃、解暑化湿、补虚止泻的功效；适宜湿热质肝炎患者食用。

芹菜，味甘、辛，性凉，归膀胱、胃、肝经；含有蛋白质、脂肪、碳水化合物、膳食纤维、多种维生素、胡萝卜素及钙、铁、磷、钾等营养成分；具有利尿消肿、降血压的功效；适宜湿热质肝炎患者食用。

苋菜，味微甘，性凉，归肺、大肠经；含有蛋白质、脂肪、胡萝卜素、维生素 C、维生素 K、烟酸、钙、磷等；具有清热利窍通便、凉血止痢的功效；适宜湿热质肝炎患者食用。

食谱举例见表 5-39。

表 5-39 湿热质肝炎患者食谱举例

方案	早餐	午餐	晚餐
方案 A	芹菜瘦肉粥 1 碗，鸡蛋 1 个，花卷 1 个	米饭 1 碗，凉拌面筋，鸡丝绿豆芽	馒头 1 个，烧腐竹，扁豆炒肉
方案 B	白米粥 1 碗，鸡蛋 1 个，素包子 1 个，芝麻拌扁豆	米饭 1 碗，白灼西蓝花，玉米莲藕炖排骨	米饭 1 碗，蚝油苋菜，芹菜肉末

（2）气虚质肝炎患者的饮食原则 应给予高蛋白、足量的维生素和矿物质，逐渐增强免疫能力；食物应新鲜可口、易于消化；若出现食欲差、厌油的症状，可进食低脂半流食或流食。

食物举例：

豇豆，味甘，性平，归脾、肾经；富含蛋白质、脂肪、糖类、膳食纤维、胡萝卜素、B 族维生素、烟酸、维生素 C、钙、铁、磷等；具有健脾补肾、止带止遗的功效，可以帮助消化，增进食欲；适宜气虚质肝炎患者食用。

山药，味甘，性温，归肺、脾、肾经；含有蛋白质、胡萝卜素、维生素 C、黏液质、淀粉酶、钙、铁、磷；具有补脾养胃、生津益肺、补肾涩精等功效；适宜气虚质肝炎患者食用。

兔肉，味甘，性凉，归肝、大肠经；属于高蛋白质、低脂肪、少胆固醇的肉类；具有补中益气的作用；适宜气虚质肝炎患者食用。

食谱举例见表 5-40。

表 5-40 气虚质肝炎患者食谱举例

方案	早餐	午餐	晚餐
方案 A	山药粥 1 碗，鸡蛋 1 个，馒头 1 个，凉拌香菜萝卜丝	米饭 1 碗，蚕豆炒鸡蛋，茶树菇炒肉片	米饭 1 碗，清炒土豆丝，豇豆空心菜炖鸡
方案 B	豆浆 1 杯，鸡蛋 1 个，花卷 1 个，洋葱拌木耳	米饭 1 碗，白灼菜心，洋葱烧兔	馒头 1 个，家常炒茄丝，豇豆炒猪瘦肉

七、肝硬化

（一）肝硬化概述

肝硬化（liver cirrhosis）是由一种或多种原因引起的，以肝组织弥漫性纤维化、假小叶和再生结节为组织学特征的慢性进行性肝病。病因包括病毒性肝炎、长期大量饮酒、循环障碍、药物或化学毒物、免疫疾病、寄生虫感染、遗传和代谢性疾病、营养障碍等。在我国，以病毒性肝炎导致的肝硬化为主，在欧美国家以酒精性肝硬化为主。肝硬化起病隐匿，病程发展缓慢，肝功能代偿期可无明显症状或症状较轻，表现为腹部不适、乏力、食欲减退、消化不良、腹泻等，常见于劳累后、精神紧张或免疫力低下时。失代偿期以门静脉高压和肝功能减退为特征，表现为食欲减退、恶心、厌食、消瘦、乏力、黄疸、出血、贫血、水肿、腹水、脾功能亢进等，其中腹水是最突出的临床表现。后期常可因并发上消化道出血、肝性脑病、继发感染等导致患者死亡。

（二）肝硬化与体质的关系

对乙肝肝硬化患者体质特点的研究发现，患者体质类型多为湿热质和阴虚质。湿热疫毒是慢性乙肝、肝硬化的主要致病因素，故湿热体质是慢性肝病、肝硬化的常见体质类型；湿热之邪留恋于体内，耗伤阴液，渐至阴虚，故阴虚质是其第二大体质类型。

研究认为，中医体质类型和疾病的预后有密切的关系。其中，阴虚质患者肝脏储备功能量化评分最高，临床情况也最严重，多有并发症，预后最差；湿热质患者次之；而其他体质类型患者病情轻，并发症少，预后也相对较好。

（三）肝硬化的体质营养学防治

1.肝硬化的营养治疗原则　通过膳食治疗增进食欲，改善消化功能；纠正病因，控制病情发展；供给丰富的营养素，增强机体抵抗能力，促进肝细胞修复再生及肝功能恢复。

（1）提供适宜的能量　肝硬化患者在不同阶段的能量消耗并不相同。

随着病情的加重，能量消耗增加，葡萄糖氧化降低，蛋白质和脂肪氧化增加。因此，能量摄入要适量，原则上以患者的标准体重来核定其每日能量，在此基础上可适度增加10%～20%。由于患者常有消化不良，应提供易消化、产气少的粮食为主，可适当多吃主食、蔬菜水果和动物性食物。每日三餐的能量按各1/3或按1/5、2/5、2/5比例提供。肠内营养是机体获得能量的最好方式，对于肝功能的维护、防止肠源性感染十分重要。只要肠道尚可用，应鼓励肠内营养，减少肠外营养。

（2）适当增加优质蛋白的供应　蛋白质的供应量以患者能耐受、能维持氮平衡、可促进肝细胞再生又不诱发肝性脑病为宜，可供给1.5～2g/（kg·d），或100～120g/d，但不能低于1.0g/（kg·d）。注意供给一定量高生物价的蛋白质。肝硬化后形成纤维组织使血液循环受影响，出现门静脉高压，肠道微血管中水分和电解质扩散至腹腔，造成腹水；血浆蛋白含量降低，使血浆胶体渗透压降低，进一步加重腹水形成。高蛋白饮食能纠正低蛋白血症，有利于腹水和水肿的消退。但有肝功能衰竭或肝性脑病倾向时，要限制蛋白质的供给，降至25～35g/d。

（3）提供适量脂肪　脂肪的供给以40～50g/d，占总能量的25%为宜。脂肪不宜过多，因为肝硬化时胆汁合成和分泌减少，脂肪的消化和吸收功能减退。脂肪过多，超过肝的代谢能力，则沉积于肝内，影响肝糖原的合成，使肝功能进一步受损。但脂肪过少时制作的食物口味差，影响患者的食欲。胆汁性肝硬化患者应给予低脂肪、低胆固醇饮食。

（4）提供适量碳水化合物　肝糖原贮备充分，可防止毒素对肝细胞造成损害。睡前适当补充葡萄糖可减少蛋白质和脂肪的消耗。碳水化合物的供给以350～450g/d为宜。避免含粗糙的、不溶性膳食纤维多的食物，可选用含可溶性膳食纤维多的食物如山楂糕、果酱、果冻汁等。对半乳糖血症的肝硬化患者应限制奶及奶制品，以切断乳糖的来源；而对于果糖不耐受症的肝硬化患者，蔗糖、含果糖的水果和蔬菜必须从膳食中取消。

（5）提供丰富的多种维生素　肝直接参与维生素的代谢过程，为了保护肝细胞和防止毒素对肝细胞的损伤，宜供给富含维生素的食物，也可以制剂的形式补给。对于非酒精性肝硬化患者，建议增加维生素A 5000～15000IU/d；而对于酒精性肝硬化患者，应慎用维生素A制剂。对有胆道梗阻的胆汁淤积患者，可适量补充维生素E。维生素K与凝血酶原的合成有关，对凝血时间延长及出血的患者，要及时给予补充（10mg/d，共3天）。补充维生素C可促进肝糖原合成，使血中维生素C的浓度升高，保护肝细胞，促进肝细胞再生。腹水中维生素C的浓度与血液中含量相等，故有腹水时更应大量补充维生素C。

（6）限制钠与水的摄入 有水肿和轻度腹水的患者应食用低盐饮食，食盐量不超过2g/d。严重水肿时宜食用无盐饮食，钠限制在0.5g/d左右，禁用含钠多的食物，如海产品、火腿、松花蛋、肉松、酱菜等腌制品、味精等。长期低钠饮食会引起低钠血症，应注意观察患者的血钠水平。每天进水量应限制在1000mL以内。

（7）补充锌、镁等微量元素 肝硬化患者应多食用猪瘦肉、牛肉、羊肉、蛋类、鱼类等含锌量较高的食物。患者常存在镁离子缺乏，应补充含镁多的食物，如绿叶蔬菜、豌豆、乳制品和谷类等食物。服利尿剂时，应多食用含钾高的食物，如番茄、南瓜、橘子、香蕉等。

（8）饮食注意事项 ①少食多餐，除了一日三餐主食外，可增加两次点心。②食物应新鲜、无霉变，以免摄入可加重肝细胞损害的黄曲霉毒素、农药、食品添加剂等。③要细嚼慢咽，食物以细软、易消化、少纤维、少产气的软食或半流质为主，避免生、硬、大块、粗糙的食物，如带刺的鱼、带碎骨的畜禽肉、油炸和油煎的食物、不易煮软的蔬菜，以免引起曲张的食管静脉破裂出血。④为了激发患者的食欲，烹调方法应多样化，注意菜肴的色、香、味、形。⑤不用或尽量少用辛辣刺激性食品或调味品。

2. 不同体质类型的肝硬化食谱 不同体质类型的肝硬化患者可参照以下的食谱方案。

（1）湿热质肝硬化患者的饮食原则 应忌酒和一切辛辣及刺激性食品，避免油炸及干硬的食品，多食具有清热利湿功效的食物。

食物举例：

薏苡仁，味甘、淡，性凉，归脾、胃、肺经；含蛋白质、脂肪酸、碳水化合物、糖类、少量维生素 B_1，氨基酸中含有亮氨酸、赖氨酸、酪氨酸等；具有利肠胃、消水肿、健脾益胃之功，久服轻身益气；适宜湿热质肝硬化患者食用。

空心菜，味甘，性寒，归肝、心、大肠、小肠经；含有蛋白质、脂肪、叶绿素、膳食纤维、胡萝卜素、叶酸、烟酸、维生素 A、维生素 C、维生素 E、钾、钠、钙、氯等；具有清热解毒、凉血利尿的功效；适宜湿热质肝硬化患者食用。

莴苣，味甘、微苦，性凉，归胃、膀胱经；含有蛋白质、脂肪、B 族维生素、维生素 A、胡萝卜素、甘露醇、莴苣素、钙、铁、硒等；具有利五脏、通经脉、清热利尿的功效，对改善湿热下注等证较好；适宜湿热质肝硬化患者食用。

食谱举例见表 5-41。

表 5-41 湿热质肝硬化患者食谱举例

方案	早餐	午餐	晚餐
方案 A	薏仁粥 1 碗，鸡蛋 1 个，全麦面包 1 块，凉拌青豆	米饭 1 碗，蚝油生菜，肉末空心菜	米饭 1 碗，西红柿炒鸡蛋，藕片炒肉
方案 B	牛奶 1 杯，鸡蛋 1 个，田园三明治 1 块	米饭 1 碗，时蔬炒豆腐，香菇蒸虾盏	馒头 1 个，菠菜炒粉丝，莴苣拌虾仁

（2）阴虚质肝硬化患者的饮食原则　采用高能量、高蛋白质、高维生素的饮食，并密切观察病情的发展，及时选择合适的治疗方案。

食物举例：

豆浆，味甘，性平，归肺、胃经；富含蛋白质和钙、磷、铁、锌等几十种矿物质，以及维生素 A、B 族维生素等多种维生素；具有补虚润燥、清热化痰、利尿通淋、利大肠的功效；适宜阴虚质肝硬化患者食用。

番茄，味甘、酸，性凉，归肝、胃、肺经；含蛋白质、脂肪、碳水化合物、胡萝卜素、维生素 B_1、维生素 B_2、维生素 C、维生素 E、烟酸、苹果酸、钙、钾、钠等；具有助消化、清热杀菌、凉血止血、利尿、清肝明目等功效；适宜阴虚质肝硬化患者食用。

香蕉，味甘，性寒，归脾、胃、大肠经；含蛋白质、脂肪、碳水化合物、膳食纤维、胡萝卜素、B族维生素、维生素C、烟酸、钙、磷、铁等营养成分；具有益气生津、清胃滑肠、降血压等功效；适宜阴虚质肝硬化患者食用。

食谱举例见表5-42。

表5-42 阴虚质肝硬化患者食谱举例

方案	早餐	午餐	晚餐
方案A	小米粥1碗，鸡蛋1个，素包子1个，凉拌西葫芦	米饭1碗，干锅圆白菜，水蒸鲈鱼	花卷1个，香蕉沙拉，素炒西蓝花，香橙排骨
方案B	豆浆1杯，鸡蛋1个，馒头1个，凉拌秋葵	米饭1碗，清炒豆苗，清蒸龙利鱼片	米饭1碗，红烧腐竹，番茄肉丸鸡蛋汤

第三节 心血管疾病

一、原发性高血压

（一）原发性高血压概述

原发性高血压(primary hypertension)是以血压升高为主要临床表现，伴或不伴有多种心血管危险因素的综合征，通常简称高血压。如果高血压是由于某些疾病（如肾脏病、原发性醛固酮增多症、嗜铬细胞瘤等）引起的，称为继发性高血压。高血压是多种心、脑血管疾病的重要病因和危险因素，影响心、脑、肾等重要脏器的结构和功能，最终导致这些器官的功能衰竭，是心血管疾病死亡的主要原因之一。

随着人口老龄化、城镇化进程，生活方式和膳食结构的改变，高血压的患病率呈增长趋势，并越来越年轻化，儿童和中青年高血压的患病率呈持续上升趋势。我国高血压患病率和流行趋势存在地区、城乡和民族差异，随年龄增长而升高。北方高于南方，华北和东北属于高发区；沿海高于内地；城市高于农村；高原少数民族地区患病率较高。男、女性高血压总体患病率差别不大，青年期男性略高于女性，中年后女性略高于男性。

1.高血压的临床表现 高血压患者起病隐匿，病情发展缓慢，患者在早期多无不适症状，常在体检时才发现。患者早期血压不稳定，容易受情绪、生活变化的影响而波动。随着血压持续增高，会出现头痛、头晕、头颈疼痛。长期高血压可引起肾、心和眼睛的病变；出现精神情绪变化、失眠、耳鸣、日常生活能力下降、易疲劳、易怒和神经质等症状。

2.高血压的诊断 我国目前采用 WHO 和国际高血压学会给出的高血压诊断标准和分类（表 5-43）。

表 5-43　血压水平的分类和定义

类别	收缩压（mmHg）	舒张压（mmHg）
正常血压	＜ 120	＜ 80
正常高值	120～139	80～89
高血压	≥ 140	≥ 90
1 级高血压（轻度）	140～159	90～99
2 级高血压（中度）	160～179	100～109
3 级高血压（重度）	≥ 180	≥ 110
单纯收缩期高血压	≥ 140	＜ 90

（二）原发性高血压与体质的关系

原发性高血压的发病与某种体质特征的人群相关，地区的不同使高血压患者的体质类型存在一定的差异。大量研究表明，痰湿质和阴虚质是原发性高血压的多发体质类型。同时南方地区以痰湿体质为主要偏颇体质，北方地区以阴虚体质为主。

痰湿质者，多表现为形体肥胖、身重懒动。多因脾胃虚弱或是平素饮食不节，久则痰湿内生，清阳不升，温煦作用减弱，阻碍气血的正常运行，导致血行不畅、脉道失和、清窍失养，或痰郁化热，上扰清窍，或因情志不遂，致郁而生热，耗伤津液，浊痰上扰清窍等，皆可产生眩晕。痰湿体质是高血压发病的重要体质基础，调理痰湿体质对疾病的预防具有积极意义。

阴虚质是由于体内精血津液等阴液亏少而形成的，以阴虚内热为表现特征的体质状态。高血压的病位以肝肾为主，始终都存在肝肾阴虚、水不涵木的病理机制。阴虚之质者，易生内热，热扰于上则发为眩晕；或阻于头部经络则头痛；阴虚则阳亢，阳亢于上，易发头痛、眩晕；肝阴不足，则肝失所养、肝风内动，上扰清窍致头痛、眩晕。同时，随着年龄的增长，阴虚体质高血压患者的发病率逐渐升高。

（三）原发性高血压的体质营养学防治

1. 原发性高血压的营养治疗原则 高血压营养治疗的目的是通过营养素的平衡摄入，限制食盐和减少酒精的摄入，使心排血量恢复正常，总外周阻力下降，降低血压，减少药物用量，最终达到血压恢复正常和减少高血压的并发症。

（1）减少钠盐摄入 钠盐可显著升高血压，增加高血压的发病风险，而钾盐则可对抗钠盐升高血压的作用。我国各地居民的钠盐摄入量均显著高于 WHO 每日应少于 5g 的推荐，而钾盐摄入则严重不足。因此，所有高血压患者均应采取各种措施，尽可能减少钠盐的摄入量，钠摄入量应低于 2000mg/d，并增加食物中钾盐的摄入量。

（2）补充钾、钙 钾可对抗钠升高血压的作用，对血管的损伤有保护作用，钾摄入量应达到每日 3.5～4.7g，建议摄入的钾、钠比值为 2∶1。由于食物中钾含量丰富，是钾的最佳来源，不建议通过药物或补充剂获得钾。钙可以缓解血管平滑肌收缩，增加尿钠的排泄，有利于降低血压，但目前证据较薄弱。钙的推荐摄入量与普通成人一致，建议达到每日 800～1000mg。

（3）限制热量和体重 过多的热量导致超重和肥胖，是导致血压升高的重要原因之一，而以腹部脂肪堆积为典型特征的中心性肥胖会进一步增加高血压等心血管疾病与代谢性疾病的风险。适当降低体重，减少体内脂肪含量，可有效降低血压。能量摄入可依据理想体重，按 25～30kcal/kg

计算每天总能量，根据年龄、性别、活动量等进行调整。三大营养素供能比例为蛋白质 10% ～ 15%，脂肪 20% ～ 30%，碳水化合物 55% ～ 60%。

（4）减少脂肪和胆固醇的摄入　饱和脂肪酸（动物脂肪、反式脂肪酸）和胆固醇与血压呈正相关，摄入脂肪过多还可导致肥胖。因此，高血压患者应限制脂肪的热能比在 30% 以内，饱和脂肪酸供热比< 10%。胆固醇每日摄入< 300mg。

（5）足量的膳食纤维　膳食纤维可以调节糖类和脂类代谢，降低胆固醇的吸收，有助于防治高血压及其并发症。研究发现膳食纤维摄入< 12g/d 的成年人，其高血压的发病率显著高于膳食纤维摄入> 24g/d 者，补充膳食纤维可进一步降低血压。建议达到 25 ～ 30g/d。

（6）戒烟限酒　戒烟可明显降低心血管病、癌症等疾病的风险。长期过量饮酒是高血压、心血管病发生的危险因素，饮酒还可对抗降压药的作用而使血压难以控制。戒酒后，除血压下降外，降压药的疗效也可改善。

2.不同体质类型的原发性高血压食谱　所有高血压患者都应该坚持健康的生活方式，主要包括合理膳食、控制体重、戒烟限酒、适量运动等。

不同体质类型的高血压患者可参照以下的食谱方案。

（1）痰湿质高血压患者的饮食原则　痰湿质者多表现为形体肥胖，在血压升高的同时，可能伴有血脂、血糖的升高，因此最重要的是合理饮食、控制热量、减轻体重，少吃葡萄糖、果糖及蔗糖，预防并发症的产生；多吃新鲜水果和蔬菜，尤其是富含膳食纤维的食物，对预防心血管疾病、糖尿病等都有益处；养成良好的生活习惯，坚持适量运动。

食物举例：

芹菜，味甘、辛，性凉，归膀胱、胃、肝经；含有蛋白质、脂肪、碳水化合物、膳食纤维、多种维生素、胡萝卜素及钙、铁、磷、钾等营养成分；具有利尿消肿、降血压的功效，作为高纤维食物还可以促进肠蠕动；适宜痰湿质高血压患者食用。

苦瓜，味苦，性寒，归心、肝经；含有蛋白质、脂肪、胡萝卜素、B族维生素、维生素C、苦瓜苷、多种氨基酸、半乳糖醛酸、果胶、钙、磷、铁等，其中维生素C是瓜类中含量最高的；具有清暑涤热、明目、解毒、减肥的功效；适宜痰湿质高血压患者食用。

胡萝卜，味甘，性微温，归肺、脾经；含有蛋白质、脂肪、碳水化合物、钙、铁、果胶、挥发油及各类维生素，还含有淀粉、无机盐和多种氨基酸；具有补脾消食、养肝明目、润肤美容、清热解毒、通利肠道的功效；适宜痰湿质高血压患者食用。

薏苡仁，味甘、淡，性凉，归脾、胃、肺经，含有蛋白质、脂肪酸、碳水化合物、糖类、少量维生素 B_1；具有利肠胃、消水肿、健脾益胃的功效，久服轻身益气；适宜痰湿质高血压患者食用。

柚子，味甘、酸，性寒，归肝、脾、胃三经；含有糖类、胡萝卜素、B族维生素、维生素C、挥发油及多种矿物质；具有清热化痰止咳、开胃消食、解酒、降低血液黏度、降脂、降压等功效；适宜痰湿质高血压患者食用。

食谱举例见表5-44。

表5-44 痰湿质高血压患者食谱举例

方案	早餐	午餐	晚餐
方案A	低脂牛奶1杯，鸡蛋1个，全麦面包2片，蔬菜沙拉	米饭1碗，炒苋菜，胡萝卜山药鲫鱼汤	花卷1个，家常烧面筋，核桃里脊肉
方案B	山药薏米白菜粥1碗，鸡蛋1个，素包子1个，拌菠菜	杂粮米饭1碗，清炒生菜，牛肉鲜菜汤	米饭1碗，芝麻拌苦瓜，虾仁炒芦笋
方案C	豆浆1杯，鸡蛋1个，杂粮馒头1个，凉拌胡萝卜丝	米饭1碗，芹菜豆腐干，清蒸鱼	荷叶山药粥1碗，馒头半个，苦瓜炒鸡蛋，炒油麦菜

（2）阴虚质高血压患者的饮食原则 阴虚质高血压患者平时应多食用具有滋阴润燥作用的食物，少吃辛辣食物。建立良好的饮食习惯和膳食制度，要注意某些食物与降压药物之间的相互作用；另外在降压治疗时，患者不宜服用天然甘草或含甘草的药物；由于茶叶易和药物结合沉淀，降低

药物效果，故服用降压药时忌用茶水送服。

食物举例：

莲子，味甘，性凉，归脾、肾、心经；营养价值较高，含有丰富的蛋白质、脂肪和碳水化合物，钙、磷和钾含量非常丰富；具有补脾止泻、益肾涩精、养心安神的功效；适宜阴虚质高血压患者食用。

莲藕，味甘，性寒，归心、脾、胃经；含有丰富的铁、维生素和膳食纤维等多种营养物质；具有益胃生津、除烦解渴、清热止血的功效；对阴虚内热的人非常适宜，适宜阴虚质高血压患者食用。

番茄，味甘、酸，性凉，归肝、胃、肺经；含有蛋白质、脂肪、碳水化合物、胡萝卜素、维生素 B_1、维生素 B_2、维生素 C、维生素 E、烟酸、苹果酸、钙、钾、钠等；具有生津止渴、健胃消食、凉血平肝、清热解毒的功效；适宜阴虚质高血压患者食用。

蟹，味咸，性寒，归肝、胃经；含有丰富的蛋白质、微量元素等营养；具有清热的功效；适宜阴虚质高血压患者食用。

石榴，味甘、酸、涩，性温，归肺、肾、大肠经；营养价值高，富含丰富的水果糖类、优质蛋白质、易吸收脂肪等，可以补充人体能量和热量；具有降压、降脂、控制血糖的功效；适宜阴虚质高血压患者食用。

食谱举例见表 5-45。

表 5-45　阴虚质高血压病患者食谱举例

方案	早餐	午餐	晚餐
方案 A	银耳莲子粥 1 碗，鸡蛋 1 个，花卷 1 个，蒜泥拌茄子	米饭 1 碗，银丝黄瓜，糖醋素子鸡	全麦馒头 1 个，上汤娃娃菜，番茄双蛋
方案 B	豆浆 1 杯，鸡蛋 1 个，肉包子 1 个，酸辣藕丁	米饭 1 碗，炒素什锦，赛螃蟹	花卷 1 个，粉丝蒸白菜，木须肉
方案 C	牛奶 1 杯，鸡蛋 1 个，豆沙包 1 个，芫荽花生米	米饭 1 碗，翡翠彩蔬卷，炸茄盒	米饭 1 碗，蒜蓉西蓝花，莲藕炖排骨

二、冠心病

（一）冠心病概述

冠心病 (coronary heart disease,CHD) 全称冠状动脉粥样硬化性心脏病，是由于冠状动脉发生粥样硬化使血管狭窄或阻塞导致心肌缺血缺氧而引起的心脏病。冠心病是一个全球性健康问题，是欧美国家最常见的一种心脏病，发病年龄呈年轻化趋势。在发达国家，心血管疾病是引起死亡的"第一号杀手"，冠心病是猝死的主要原因。在发展中国家，由于生活水平的提高、膳食结构的不合理、吸烟等不良因素，冠心病的发病率在逐年上升，成为致死的主要原因之一。

冠心病多见于 40 岁以上的人群，男性高于女性，且以脑力劳动者居多。我国冠心病的发病率和死亡率城市高于农村，北方高于南方，近年来均呈上升趋势。大量研究表明，脂代谢紊乱、糖尿病、高血压、吸烟、超重和肥胖、长期静坐等是冠心病的重要致病因素。这些因素大多可以通过改善饮食和调整生活方式来调控。早期营养干预可以预防动脉粥样硬化的发生和发展，有助于患者病情的稳定与康复。

1.冠心病的临床表现和分型 根据冠状动脉病变的位置、程度和范围不同，可以将冠心病分为以下 5 种类型：

（1）隐匿型 患者无明显临床症状，仅在体检时发现心电图呈缺血性改变或出现放射性核素心肌显像改变。此型也称为无症状性冠心病。

（2）心绞痛型 是由于冠状动脉供血不足，心肌急剧、暂时性缺血与缺氧所引起的临床综合征。主要表现为阵发性的胸骨后压榨样疼痛，可放射至心前区与左上肢，常常由于劳动或情绪激动引发病情，持续数分钟，休息或用硝酸甘油制剂后可缓解症状。

（3）心肌梗死型 此型为冠心病较为严重的类型，由于冠状动脉阻塞、心肌急性缺血性坏死所引起。患者有剧烈而较持久的胸骨后疼痛、发热、白细胞增多和进行性心电图变化，可导致心律失常、休克或心力衰竭出现。

（4）心肌硬化型　长期心肌缺血可导致心肌逐渐纤维化，表现为心脏增大、心力衰竭和心律失常。

（5）猝死　多为心脏局部发生电生理紊乱或起搏、传导功能发生障碍，引起严重心律失常，导致心脏骤停而死亡。

2. 冠心病的诊断　根据典型心绞痛的发作特点和体征，含用硝酸甘油后缓解，结合年龄和存在冠心病危险因素，排除其他原因所致的心绞痛，一般即可建立诊断。

心绞痛严重度的分级：根据加拿大心血管病学会（CCS）分级分为四级。

Ⅰ级：一般体力活动（如步行和登楼）不受限，仅在强、快或持续用力时发生心绞痛。

Ⅱ级：一般体力活动轻度受限。快走、饭后、寒冷或刮风中、精神应激或醒后数小时内发作心绞痛。一般情况下平地步行200m以上或登楼一层以上受限。

Ⅲ级：一般体力活动明显受限，一般情况下平地步行200m，或登楼一层引起心绞痛。

Ⅳ级：轻微活动或休息时即可发生心绞痛。

（二）冠心病与体质的关系

多项研究均表明气虚质、血瘀质、痰湿质是冠心病患者中偏颇体质的主要类型。

"气为血之帅"，气能行血、气能生血，由于气虚质者多表现为元气不足，从而影响血液的循行。元气亏虚，不能到达五脏四肢，推动无力，则血脉痹阻而成胸痹，从而在气虚的基础上形成气滞血瘀之证。

血瘀质是体内有血液运行不畅的潜在倾向或血瘀内阻的病理基础，以血瘀表现为主要特征的体质状态，瘀血内阻则易患胸痹。《古今医鉴·心痛》中提出："心痹痛者……素有顽痰死血。"《针灸甲乙经》也提及瘀血可以致胸膈闷痛。血瘀质冠心病患者轻者心胸刺痛，固定不移，重者心痛彻背，痛如刀绞，伴见胸闷、心悸，舌质紫暗有瘀点，脉细涩。

痰湿质者多形体肥胖，腹部肥满且松软不实，肥胖人易生痰湿，而痰浊是胸痹心痛病（冠心病）的主要病理因素，贯穿其发生发展的始终。《金匮要略》指出，胸痹发生之处，"必有痰浊阻其间"。表明痰湿者因其脂质能量代谢紊乱及内分泌失调等更易患冠心病。

（三）冠心病的体质营养学防治

1. 冠心病的营养治疗原则 冠心病的防治原则是在平衡膳食的基础上，控制总热能和总脂肪，限制膳食饱和脂肪酸和胆固醇摄入，保证充足的膳食纤维和多种维生素，保证适量的矿物质和抗氧化营养素。但在发生心肌梗死或心力衰竭等危急情况时，营养膳食措施可作适当的调整。

（1）限制胆固醇 胆固醇的建议目前存在许多争议，大量证据显示较高剂量的胆固醇（768mg/d）饮食并没有导致更加严重的心血管疾病的发病风险，但是膳食调查显示胆固醇摄入过量与高胆固醇血症（TC和LDL-C）有关，目前的难题是阈值的确定缺乏临床证据。近年的国内外膳食指南均没有决定胆固醇的推荐摄入量，但是过多摄入胆固醇显然没有任何益处和根据，所以专家仍然建议，动物源性胆固醇应该低于200mg/d，对于冠心病的防治有重要意义。

（2）限制脂肪 主要限制的是饱和脂肪酸和反式脂肪酸，其中反式脂肪酸是由不饱和脂肪酸氢化而成，危害更大。建议每日脂肪总量不超过膳食供能的25%，饱和脂肪酸不是人体的必须营养素，建议不超过膳食总能量的7%。适量的单不饱和脂肪酸占总能量的10%左右，充足的多不饱和脂肪酸占总能量的6%～10%。

（3）补充植物甾醇 植物甾醇（phytosterol，也称植物固醇）在结构上与胆固醇相似，在植物油、坚果种子、豆类等含量较丰富。植物甾醇通过抑制胆固醇的吸收可降低血清TC，从而减少心血管病的风险，国内外进行了大量植物甾醇降血脂作用的剂量–效应关系研究，由于实验条件不同，最低有效剂量从0.8～3.6g/d不等，综合考虑建议植物甾醇摄入达到2g/d，单纯通过饮食难以达到这一目标值，调查显示我国居民的日摄入量为322mg，可能需要依赖强化食品和膳食补充剂。植物甾醇已被批准为新资源食品，食用阈值< 3.9g/d。

（4）限制总能量，保持适宜体重　总能量要适合年龄、性别、生理代谢特点和身体活动强度，可根据 HB 能量公式计算或简易能量系数法，一般每日摄入量建议在 25 ～ 30kcal/kg 为宜。对膳食总能量进行限制，并与身体活动相结合，保持体重在合理的范围，适宜的体重应考虑年龄和身体成分比例，包括瘦体重比例和体脂率等，建议 BMI 在 18.5 ～ 23.9kg/m^2 之间，腰围< 90/95cm（男 / 女）。

（5）适量的糖类　单糖、双糖等精制糖的危害目前越来越得到重视，限制糖类对冠心病的防治意义重大。建议每日糖类总量占总能量 50% ～ 60%，多糖类为主，尽量减少精制糖，甚至杜绝食用。粗粮、水果、蔬菜等含有糖类的同时，还有较高含量的纤维素和维生素，对冠心病的防治有利。

（6）适量蛋白质和植物蛋白优先　蛋白质的总需求与健康人推荐一致，轻体力活动下 1.0 ～ 1.5g/（kg·d）为宜，建议供热比 15% ～ 20%，并建议植物蛋白占比过半，多食用黄豆及豆制品、薯类和全谷物等。动物蛋白中鱼类是推荐的蛋白来源，其同时富含多不饱和脂肪酸，对动脉斑块有一定的防治作用。

（7）足量的矿物质和维生素　冠心病首先需要限制钠的摄入，建议每日钠盐摄入低于 5g。多食用新鲜蔬菜和水果，保证维生素的摄入量，包括维生素 C、叶酸、维生素 E 等。

（8）足量的膳食纤维　大量的研究结果证实，膳食纤维具有降甘油三酯和胆固醇的作用，建议冠心病患者的摄入量达到 25 ～ 30g/d。强调可溶性膳食纤维的摄入，建议达到 10 ～ 25g/d。

（9）限制饮酒　一般建议酒精摄入男性不超过 25g/d，女性不超过 15g/d。不建议通过饮酒来预防和控制冠心病，尤其病前不饮酒者。

2. 不同体质类型的冠心病食谱　冠心病患者应严格遵照营养处方和建议，调整饮食结构，包括限制总能量并控制体重，减少脂肪尤其是饱和脂肪酸和胆固醇的摄入，保持适宜的脂肪酸比例，限制单糖、双糖，保证足量的维生素和矿物质。适宜食物：谷类、牛奶、酸牛奶、脱脂牛奶、鸡蛋、鱼、虾、去皮鸡肉、瘦猪肉、蔬菜、水果、鲜菇、黑木耳、豆类及豆类制品、核桃仁、芝麻等。限制食物：去脂肪的牛羊肉、火腿、贝类等。禁用食物：含动物脂肪高的食物，如肥羊、肥猪肉、肥鹅、剁碎猪五花肉的肉馅；高胆固醇食物，如动物的内脏、鱼子、蟹黄、猪皮、带皮猪蹄、全脂奶油、腊肠等；刺激性食物，如芥末、辣椒、白酒、浓咖啡、胡椒、咖喱等。

不同体质类型的冠心病患者可参照以下的食谱方案。

（1）气虚质冠心病患者的饮食原则　气虚质应培补元气、补气健脾为主。饮食调养选择性平偏温、健脾益气食物，如小米、土豆、鸡蛋、鸡肉等，选择营养丰富而易消化吸收的食物。食物选择上尽量避免红肉和熟加工食物，优先选择豆类、鱼类作为优质蛋白来源。

食物举例：

山药，味甘，性温，归肺、脾、肾经；含有蛋白质、胡萝卜素、维生素C、黏液质、淀粉酶、钙、铁、磷等；对人体有特殊的保健作用；适宜气虚质冠心病患者食用。

葱，味辛、平，性温，归肺、胃二经；含有果胶、胡萝卜素、维生素C、烟酸、有机硫、挥发油、辣素、大蒜素、磷、铁、钙等；其杀菌散寒解毒、令人发汗、调和营卫，对气虚体质较为适宜，且经现代研究证实具有降低血脂、胆固醇的作用；适宜气虚质冠心病患者食用。

豆浆，味甘，性平，归肺、胃经；可补虚润燥、清热化痰、利尿通淋、利大肠；适宜气虚体质兼有高血压、高脂血症、冠心病者食用。

牛肉，味甘，性温，归脾、胃经；含有蛋白质、肌氨酸、维生素等营养物质；具有补中益气、滋养脾胃、强健筋骨、化痰息风、止渴止涎的功效；适宜气虚质冠心病患者食用。

葡萄，味甘、酸，性平，归肺、脾、肾经；含有矿物质钙、钾、磷、铁及多种维生素，以及多种人体必需氨基酸；具有补气血、强筋骨的功效；适宜气虚质冠心病患者食用。

食谱举例见表 5-46。

表 5-46　气虚质冠心病患者食谱举例

方案	早餐	午餐	晚餐
方案 A	豆浆 1 杯，鸡蛋 1 个，馒头 1 个，青椒海带丝	米饭 1 碗，香菇豆角，鱼头炖豆腐	大枣桂芪粥 1 碗，花卷 1 个，洋葱炒芦笋，虾仁炒秋葵
方案 B	小米粥 1 碗，鸡蛋 1 个，素包子 1 个，花生米拌芹菜	五谷红枣饭 1 碗，瘦肉汤，笋片菜心	米饭 1 碗，韭菜炒绿豆芽，西蓝花炒鸡丁
方案 C	牛奶 1 杯，鸡蛋 1 个，杂粮馒头 1 个，凉拌胡萝卜丝	米饭 1 碗，清炒莴笋，山药排骨汤	牛肉面 1 碗

（2）血瘀质冠心病患者的饮食原则　血瘀质人群在饮食上应选择具有活血化瘀功效的食物，如生山楂、红糖、油菜、香菇等；但注意不宜食用收涩、寒凉、冰冻之品。平时应注意补充富含 B 族维生素、维生素 C、维生素 E 的食物，多食用新鲜绿叶蔬菜。深色蔬菜富含维生素 C 和胡萝卜素，并含有丰富的膳食纤维，可减少体内胆固醇吸收，保护心血管。

食物举例：

荞麦，味甘，性凉，归脾、大肠经；富含芦丁、柠檬素，对保护血管、促进细胞增生有较好作用，还可以防止毛细血管脆性出血，可用于预防高血压引起的脑出血、视网膜出血等；适宜血瘀质冠心病患者食用。

洋葱，味辛，性温，归心、脾经；含有蛋白质、糖、B 族维生素、维生素 C、粗纤维及硒、硫胺素、核黄素等多种营养成分；具有降脂、降压、解痉、抗癌、防癌的功效；适宜血瘀质冠心病患者食用。

茄子，味甘，性凉，归胃、肠经；含有蛋白质、脂肪、维生素 B_1、维生素 C、维生素 P、胡萝卜素、烟酸、钙、磷；具有保护血管、防癌、抗癌等功效；适宜血瘀质冠心病患者食用。

丝瓜，味甘，性凉，归肺、肝经；营养丰富，含有各类大量的维生素、矿物质及皂苷、脂肪、蛋白质、谷氨酸、木糖胶等物质；具有清热化痰、凉血解毒、解暑除烦、通经活络的功效；适宜血瘀质冠心病患者食用。

山楂，味酸、甘，性微温，归脾、胃、肝经；含有蛋白质、脂肪、果胶、胡萝卜素、B族维生素、维生素C、烟酸、乌素酸、山楂素、铁、钾等营养成分；有开胃消食、化痰、收敛止痢、降压降脂、活血化瘀等功效；适宜血瘀质冠心病患者食用。

食谱举例见表5-47。

表5-47　血瘀质冠心病患者食谱举例

方案	早餐	午餐	晚餐
方案A	牛奶1杯，鸡蛋1个，花卷1个，黄瓜拌黄豆	米饭1碗，响油丝瓜，黑木耳烧鱼片	馒头1个，橘皮鲫鱼汤，山楂莲藕
方案B	桃仁粥1杯，鸡蛋1个，馒头1个，芥末瓜丝	米饭1碗，素什锦，肉末烧茄子	米饭1碗，洋葱炒笋片，盐水虾
方案C	豆浆1杯，鸡蛋1个，素包1个，果仁菠菜	荞麦杂粮饭1碗，白菜炒豆芽，洋葱炒鸡肉	米饭1碗，黄瓜皮蛋，彩椒蒸肉糜

（3）痰湿质冠心病患者的饮食原则　痰湿体质者在饮食上要少吃肥甘厚腻、滋补的食物，以清淡为主，多摄取宣肺、健脾、化湿和通利三焦的食物，如薏米、赤小豆、扁豆、蚕豆等。能量摄入满足代谢和活动需求，达到维持适宜体重的目的，尽量选择低热卡和饱腹感较强的食物，减少糕点、饼干、油条、油饼等能量高的食物。

食物举例：

扁豆，味甘，性平，归脾、胃经；营养丰富，含蛋白质、脂肪、碳水化合物、粗纤维、钙、磷、铁、锌、硫胺素、烟酸、维生素A、维生素D、维生素C等；具有健脾养胃、解暑化湿的功效；适宜痰湿质冠心病患者食用。

芹菜，味甘、辛，性凉，归肺、胃、肝经；含有蛋白质、脂肪、碳水化合物、纤维素、维生素、矿物质等营养成分，其中B族维生素的含量较多，矿物质元素钙、磷、铁的含量更是高于一般绿色蔬菜；具有降压利尿、降血脂、镇静安神、助消化、补血润肤等功效；适宜痰湿质冠心病患者食用。

蒿子秆，味辛、甘，性凉；含蛋白质、碳水化合物、粗纤维、钙、铁、磷、胡萝卜素、维生素 B_1、维生素 B_2、烟酸、维生素 C；可以调节体内的水液代谢，消除水肿、利尿通便；适宜痰湿质冠心病患者食用。

鲤鱼，味甘，性平，归脾、肾经；蛋白质含量高，脂肪多为不饱和脂肪酸，能最大限度地降低胆固醇，可以防治动脉硬化、冠心病；适宜痰湿质冠心病患者食用。

无花果，味甘，性平，归肺、脾、胃经；含有膳食纤维、胡萝卜素、多种维生素和矿物质、苹果酸、柠檬酸、脂肪酶、蛋白酶、水解酶等营养物质；具有降血脂、助消化、润肠通便、抗癌、通乳、解毒利咽等功效；适宜痰湿质冠心病患者食用。

食谱举例表（5-48）：

表 5-48　痰湿质冠心病患者食谱举例

方案	早餐	午餐	晚餐
方案 A	薏苡莲子粥 1 碗，鸡蛋 1 个，馒头 1 个，捞汁小瓜丝	米饭 1 碗，蚝油扁豆，虾仁娃娃菜	糙米饭 1 碗，冬瓜排骨汤，香菇油菜
方案 B	五谷豆浆 1 杯，鸡蛋 1 个，花卷 1 个，凉拌杏鲍菇	米饭 1 碗，苦瓜炒鸡蛋，豉香芹菜鸡丝	米饭 1 碗，干锅菜花，鸡丝拌青瓜
方案 C	牛奶 1 杯，鸡蛋 1 个，瘦身三明治	米饭 1 碗，蒿子秆炒香干，清蒸鲤鱼	米饭 1 碗，菠菜拌粉丝，海带萝卜炖肉

第四节　肾脏疾病

一、慢性肾炎

（一）慢性肾炎概述

慢性肾小球肾炎（chronic glomerulonephritis，CGN）简称慢性肾炎，是由多种原因引起的一组肾小球疾病，以免疫炎症为主，可原发或继发于其他疾病。本病可发生在不同年龄段，以中青年为多，男女发病率之比为

2∶1。慢性肾炎后期，患者多出现贫血，主要是由于肾实质受损，红细胞生成素生成减少及营养不良。贫血的严重程度与肾脏病变及肾脏功能减退成正比。

1. 慢性肾炎的临床表现　临床表现主要为蛋白尿、血尿、水肿、高血压和肾功能损害。由于肾脏不能排泄尿素和肌酐，而致血尿素、肌酐水平升高，体液、钾、钠和磷潴留。肾脏活化红细胞生成素和维生素 D 的能力受损，加上厌食、食欲缺乏造成铁、叶酸和蛋白质摄入不足，均会导致肾性贫血，常发生贫血、低钙、骨质疏松和高磷血症。钠和水代谢异常造成高血压和钾潴留，可引起心脏节律障碍。有机酸的潴留引起代谢性酸中毒。

2. 慢性肾炎的分型　慢性肾炎大致可分为以下几个临床类型。

（1）普通型　一般每 24 小时的尿蛋白为 1.5 ～ 3.5g，可有血尿、管型尿、高血压、肾功能损害等症状。

（2）肾病型　除普通型临床表现以外，每 24 小时尿蛋白大于 3.5g，血浆蛋白低下，白蛋白可小于 3g，患者多有程度不等的水肿。

（3）高血压型　除普通型临床表现外，尚有持续性中度以上的高血压症状。

（4）隐匿型　仅有轻度肾功能损害，预后较好。

（二）慢性肾炎与体质的关系

在慢性原发性肾小球肾炎的临床研究中发现，偏颇体质以气虚质、阳虚质为主。慢性肾炎的中医基本病机是肺失宣降通调，脾失转输，肾失开阖，膀胱气化失常，导致体内水液潴留，泛滥肌肤而成水肿。肺脾之气不足，影响及肾；肾主水，主要靠肾的气化对机体的水液起分布、代谢等作用，气化的动力是肾阳，阳虚则易出现水液代谢紊乱，即阳虚水泛；阳虚和气虚互为因果，相互影响发病。临床上可发现慢性原发性肾小球肾炎常见乏力、怕冷等症状，可通过补气、温补肾阳等中药调理有所改善。

（三）慢性肾炎的体质营养学防治

1. 慢性肾炎的营养治疗原则　营养治疗的目的是根据不同疾病状态提

供合理营养方案，增强机体抵抗力，预防感染，减少发作诱因，防止病情恶化。

（1）根据肾功能损害情况决定蛋白质摄入量　不能过度限制蛋白质摄入，以免造成营养不良；在有限制的蛋白质入量范围内，要优先选择牛奶、鸡蛋、新鲜瘦肉、鱼等优质蛋白质进食；肾功能正常的慢性肾炎患者应该摄入正常量蛋白质，以不超过每公斤体重 1g/d 为宜；当肾功能不全出现少尿、水肿、高血压等症状时，应适当限制蛋白质摄入量，每公斤体重 0.6g/d 左右，不超过 50g/d，同时配合麦淀粉饮食治疗；有氮质血症的患者，其肾组织 2/3 以上已损坏，高蛋白饮食能造成肾小球高灌注及高滤过，可能是其促进肾小球硬化、加速肾功能损害的主要机制。因此控制蛋白质的摄入，是治疗上颇为重要的一环。

（2）碳水化合物和脂肪作为热能的主要来源　在低蛋白饮食加必需氨基酸治疗的同时，必须保证每日进食有足够的热量。应适当增加饮食中糖类（如麦淀粉、藕粉及食糖等）及植物油的比例，以保证摄入的蛋白质能被机体充分利用去合成自身蛋白质，纠正机体负氮平衡。热能以每公斤体重 30～35kcal/d 计算，在 2000～2200kcal/d 为宜。

（3）适时调整入水量，供给足量维生素　排尿量正常情况下，可不限制水分，采用日常饮食即可。当出现水肿和高血压时，入水量要严格限制，简单的计算方法是以前一天的尿量（mL）加 500mL，入水量不超过 1000mL/d。每日应供给足量的新鲜蔬菜和水果，如冬瓜、胡萝卜、鲜藕、西红柿、金针菜、蜜桃、梨、西瓜、橘子等，满足机体对各种维生素的需要。

（4）采用低钠饮食，利尿消肿　低钠饮食指摄入食盐 2～3g/d，以减轻机体水、钠潴留，有利降压及利尿。患者有水肿、少尿（尿量少于 500mL/d）、高血压合并心力衰竭、肺水肿时，应严格忌盐。对于食盐缺乏患者，可考虑用无钠盐或无盐酱油等作为食盐代用品来烹调饮食。

（5）以尿量和血钾水平调节钾盐的摄入　患者尿量在 1000mL/d 以上时，不必限制钾盐的摄入；尿量在 1000mL/d 以下或有高血钾，应选用低钾饮食。将蔬菜切成小块，浸泡后用大量水同煮，弃水食用可降低新鲜蔬菜中钾含量。常用食物中含钾在 100mg/100g 以下的有猪血、猪肠、海参、蛋类、面筋、南瓜、藕粉、花菜、粉皮等。

（6）适量补充微量元素　慢性肾炎因促红细胞生成素减少，低白蛋白血症常伴难治性贫血，应食用含铁丰富的食物如油菜、木耳、红枣、桂圆、赤小豆等纠正贫血，同时及时补充铁剂、维生素 B_{12}、叶酸等。慢性肾炎除了缺铁同时兼有缺锌状态，除口服铁制剂外，提倡营养补锌，摄入含锌高的食物，如牛肉、羊肉、蛋黄、动物胎盘、鱼类、大豆、黄豆、枸杞等，纠正患者的缺铁、锌状况。

（7）少吃或不吃辛辣刺激性食物　辛辣刺激性食物及海腥食物应少吃或不吃。

2. 不同体质类型的慢性肾炎食谱　不同体质类型的慢性肾炎患者可参照以下的食谱方案。

（1）气虚质慢性肾炎患者的饮食原则　慢性肾炎病程长，每日的总能量应根据患者的标准体重、生理条件、劳动强度、工作性质等而定。但不应过于进补，以防滋腻碍胃，影响脾胃的消化吸收功能。

食物举例：

马铃薯，味甘，性平、微凉，归脾、胃、大肠经；含有碳水化合物，还含有蛋白质、维生素 B_1、维生素 B_2、维生素 C 和矿物质钙、磷、铁；具有和中养胃、健脾利湿、宽肠通便的功效；适宜气虚质慢性肾炎患者食用。

山药，味甘，性温，归肺、脾、肾经；含有蛋白质、胡萝卜素、维生素 C、黏液质、淀粉酶、钙、铁、磷；具有补脾养胃、生津益肺、补肾涩精等功效；适宜气虚质慢性肾炎患者食用。

苹果，味酸、性平，甘，归脾、胃经；含有碳水化合物 (蔗糖、还原糖)、有机酸、果胶、蛋白质、钙、铬、磷、铁、钾、锌和维生素 A、B 族维生素、维生素 C 及膳食纤维；具有通便排毒、减肥降脂、美容养颜等功效；适宜气虚质慢性肾炎患者食用。

鲫鱼，味甘，性平，归脾、胃、大肠经；所含的蛋白质质优、齐全、易于消化吸收，是肝肾疾病、心脑血管疾病患者的良好蛋白质来源；适宜气虚质慢性肾炎患者食用。

食谱举例见表5-49。

表5-49　气虚质慢性肾炎患者食谱举例

方案	早餐	午餐	晚餐
方案A	白米山药粥1碗，萝卜丝包子1个	馒头1个，清炒小白菜，冬瓜鸡丝	米饭1碗，素炒西蓝花，荷兰豆炒肉丝
方案B	藕粉粥1碗，麦淀粉蒸饺	米饭1碗，豇豆炒茄子，肉末海带丝	杂粮馒头1个，鲫鱼豆腐汤

（2）阳虚质慢性肾炎患者的饮食原则　可适当提高碳水化合物的供给量，以满足患者的生理能量需求；烹调时需限制盐、酱油、味精的用量，必要时可用平衡盐。

食物举例：

南瓜，味甘，性温、平，归胃、大肠经；富含维生素A、维生素C、蛋白质、胡萝卜素、精氨酸、葫芦巴碱和果胶等营养物质；具有促进生长发育、降糖、降血脂、防癌、抗癌、助消化、通便利尿、提高免疫力等功效；适宜阳虚质慢性肾炎患者食用。

胖头鱼，味甘，性平，归脾、胃经；含有多种营养素；凡久病体虚，气血不足，或产后精血亏损，腰酸倦怠者，可为滋补食疗品；适宜阳虚质慢性肾炎患者食用。

食谱举例见表5-50。

表5-50　阳虚质慢性肾炎患者食谱举例

方案	早餐	午餐	晚餐
方案A	小米南瓜粥1碗，花卷1个	青菜牛肉面1碗	米饭1碗，香烧胡萝卜，香菇鸡翅
方案B	牛奶1杯，馒头片两片	米饭1碗，烧茄子，清蒸胖头鱼	花卷1个，番茄鸡蛋汤，黄瓜炒肉片

二、肾病综合征

（一）肾病综合征概述

肾病综合征（nephrotic syndrome，NS）是指因肾脏病理损害所致的一组具有一定内在联系的临床症候群，多因遗传、感染或自身免疫等因素所引发的肾小球滤过膜损伤导致，常见症状为大量蛋白尿、低蛋白血症、高脂血症，以及水、钠潴留造成的水肿。随着病情的发展，患者抵抗力减弱，会出现蛋白质营养不良症。

1. 肾病综合征的临床表现 临床上将肾病综合征分为原发性和继发性两大类。原发性肾病综合征，是由原始病变发生在肾小球的疾病所引起，急性肾小球肾炎、急进性肾小球肾炎、慢性肾小球肾炎等都可在疾病过程中出现肾病综合征。继发性肾病综合征，即继发于全身性疾病者，如糖尿病肾病、系统性红斑狼疮肾炎、肾淀粉样变、感染、药物性疾病、某些结缔组织病及遗传性疾病等均可引起肾病综合征。肾病综合征的定义是由临床表现所界定的，它包括以下几方面：

（1）大量蛋白尿 为肾病综合征必备的第一个特征。由于肾小球滤过膜对血浆蛋白的通透性增加，致使原尿中蛋白含量增多，超过近曲小管上皮细胞的重吸收能力而形成大量蛋白尿，其成分中主要是白蛋白。一般尿蛋白总量大于 3.5g/d 以上，有高达 30g 者。

（2）低白蛋白血症 为肾病综合征必备的第二个特征。主要是由于大量蛋白尿造成低白蛋白血症，血清白蛋白 < 30g/L，儿童 < 25g/L。患者常伴有营养不良，一般呈负氮平衡。常有贫血，乏力，毛发稀疏、枯黄，肤色苍白、失去润泽，指甲可见白色横行的宽带等表现。儿童患者可影响其生长发育。

（3）高脂血症 血清胆固醇 > 6.5mmol/L。血浆白蛋白降低时，蛋白质合成增加，同时亦刺激脂蛋白的合成，而脂蛋白分解酶活力下降，机体总胆固醇、三酰甘油、低密度和极低密度脂蛋白等均可明显升高。

（4）水肿 尿中大量蛋白使血浆胶体渗透压下降，肾小球滤过率下降，使水潴留在组织间隙形成水肿。水肿常受摄入的钠量、患者的体位、组织的弹性、输入液量及有无心肝疾患的影响，其严重程度与蛋白尿及低蛋白血症的程度不完全成线性比例。肾病综合征的水肿程度轻重不一，以组织疏松处最为明显。常出现于眼睑及下肢，严重者可全身水肿或见胸腔、腹腔，甚至心包积液。

（5）高血压　成人肾病综合征者20%～40%有中度高血压，通常在（140～170）/（95～110）mmHg之间。

（二）肾病综合征与体质的关系

原发性肾病综合征的中医体质研究发现，阳虚质是具有共性的多发体质类型。本病的病机多与肺、脾、肾三脏密切相关，阳气虚弱，不能蒸腾、气化水液，造成体内液体的潴留；同时由于脾肾阳虚，精微不能固摄，故蛋白相对而言容易流失，因此阳虚体质为肾病综合征的常见体质类型。

（三）肾病综合征的体质营养学防治

1. 肾病综合征的营养治疗原则　肾病综合征的营养治疗必须针对患者具有大量蛋白尿、低蛋白血症、水肿和高脂血症的四大特点，以保护肾功能，减缓肾功能恶化程度，配合药物治疗，积极预防和治疗并发症为目的。

（1）**按病程变化调节蛋白质摄入量**　血浆蛋白低于正常者，给予高蛋白质饮食，供给量以每公斤1.5～2.0g/d计算，总量控制在100～120g/d，以纠正和防止血浆蛋白降低、贫血及营养不良性水肿。优质蛋白质占蛋白总量的60%～70%，一旦出现肾功能衰竭或氮质血症，应限制蛋白质，摄入量控制在50g/d左右。

（2）**供给充足的能量、无机盐和维生素**　能量供给为30～35kcal/（kg·d），使蛋白质能为机体充分利用。由于长期大量蛋白尿，同时丢失与蛋白结合的某些无机盐和微量元素，使人体钙、镁、锌、铁等元素缺乏，应给予微量元素含量丰富的蔬菜、水果、杂粮、海产品等。饮食中要补充维生素A、维生素D和维生素B₂、维生素C等，多食用含维生素丰富的食物。

（3）少盐、无盐或少钠饮食 无水肿者摄入盐量不超过 $2 \sim 3g/d$（1g 食盐的含钠量为 400mg），不再加食其他含盐食物。有水肿现象者在烹调时不再加盐或用其他含盐食物，一般加糖醋以增加口味，饮食中食物内的含钠量应不超过 1000mg/d。水肿严重者除在烹调时不再加食盐或其他含盐食物外，还要计算一天饮食中的含钠量，不超过 $250 \sim 500mg/d$。注意进食含碱主食及含钠高的食物，如咸蛋、咸菜、萝卜、菠菜、小白菜、油菜等。

（4）控制脂肪摄取种类及摄入量 烹调油以植物油为主，对高胆固醇者，适当限制含胆固醇高的食物如蛋黄、动物内脏、海鲜等，胆固醇摄入量应 < 300mg/d。对高脂血症者，应限制摄入动物内脏、肥肉、某些海产品等富含胆固醇及脂肪的食物。供给脂肪总量为 $50 \sim 70g/d$，占总热能的 20% 以下，严重高脂血症者应该限制脂肪和糖的摄入。

2. 阳虚体质肾病综合征患者食谱

阳虚质肾病综合征患者的饮食原则：仔细了解患者的饮食习惯与行为及用膳情况，耐心指导患者严格采用低盐、低脂、优质蛋白质和维生素、矿物质饮食，注意控制饮水量。

食物举例：

花生，味甘，性平，归脾、肺经；含有蛋白质、脂肪、糖类、维生素 A、维生素 B_6、维生素 E、维生素 K、钙、磷、铁等营养物质；具有健脾养胃、调和气血、止血、通乳、降脂、利尿降压等功效，对高血压、水肿有辅助治疗作用；适宜阳虚质肾病综合征患者食用。

韭菜，味甘、辛，性温；归肝、胃、肾经；含蛋白质、碳水化合物、膳食纤维、胡萝卜素、B族维生素、维生素 C、硫化丙烯、挥发油、钙、磷等，含钾较丰富，含钠较少；具有温肾助阳、暖中行气的功效；适宜阳虚质肾病综合征患者食用。

南瓜，味甘，性温、平，归胃、大肠经；富含维生素 A、维生素 C、蛋白质、胡萝卜、精氨酸、葫芦巴碱和果胶等营养物质，具有高钾低钠

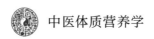

的特点；可调节体内体液代谢，尤其适合高血压伴有浮肿的患者和肾病患者，同时可提高免疫力、助消化、排便；适宜阳虚质肾病综合征患者食用。

牛肉，味甘，性温，归脾、胃经；所含蛋白质为优质蛋白，营养价值很高；能提高机体抗病能力，对生长发育及手术后、病后调养的人特别适宜，《本草拾遗》言其"消水肿，除湿气，补虚，令人强筋骨、壮健"；适宜阳虚质肾病综合征患者食用。

食谱举例（表5–51）：

表5–51 阳虚质肾病综合征患者食谱举例

方案	早餐	午餐	晚餐
方案A	白米粥1碗，肉包1个，拌黄瓜	米饭1碗，西红柿炒圆白菜，香干韭菜炒肉丝	米饭1碗，白菜粉丝炖豆腐，小炒牛肉
方案B	小米南瓜粥1碗，花卷1个	米饭1碗，蒸茄子，龙眼虾球	米饭1碗，炒苋菜，土豆烧鸡

第六章

特殊人群的饮食调理和营养

儿童、老年人和孕产妇由于处在特殊的生命阶段，具有与一般成年人不同的生理特点、体质特征和营养需求。本章分别介绍儿童、老年人和孕产妇的生理和体质特点、营养需求和膳食指南，可为特殊人群的饮食调养提供相应指导。

第一节　儿　童

一、儿童的生理特点和体质特点

（一）儿童的生理特点

国际《儿童权利公约》界定的儿童是指 18 岁以下人群，医学界将儿童规定为 14 岁以下。根据各年龄组解剖生理特点，儿童期又分为：①围产期：胎儿满 28 周到生后一周。②新生儿期：从娩出到生后 28 天。③婴儿期：或称乳儿期。从生后 28 天到 1 周岁。④幼儿期：1～3 周岁。⑤学龄前期：从幼儿期结束到入小学前，即 3～6 周岁。⑥学龄期：从入小学到青春发育开始，一般指 6～12 岁。⑦青春期：从第二性征出现到生殖功能基本成熟，女孩一般比男孩早 2 年。随地区、气候、种族而异，中国大部分地区女孩自 10～13 岁、男孩自 12～15 岁开始，分别在 18～20岁完成。每一年龄阶段的生理、心理、病理均有其显著的特点，与成人更

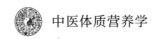

有明显不同。年龄越小，差别越大。

儿童期是人生长发育的最重要阶段，身体在质和量两方面均发生着显著的动态变化。生长表示身体和器官的量的增长；发育指细胞、组织器官的分化完善及其功能的成熟，也即质的变化，如大脑的发育。全身各系统发育的速度不同，一般按自上而下的次序进行。头部发育最早，停止也早；下肢发育的开始及停止较迟；神经系统和淋巴系统的发育先快后慢。出生后第一年，脑的发育最快。幼儿期咽部淋巴组织和扁桃体增长较快，10岁以后发育减慢。生殖系统及肌肉到青春期后迅速发育。身高及体重在婴幼儿期及青春期有两次高速度增长。

中医学认为，儿童由于身体的不断生长发育，其阴阳也处在不断变化之中。正如徐灵胎《杂病源·阴阳》言："阴中复有阳，阳中复有阴，则此少彼多，其中便有变化。"清代余梦塘《保赤存真》言："真阴有虚，真阳亦有虚……阳可以统阴，阴不可统阳。"是指儿童的阴阳虽较成人为少，但儿童之阳可以统摄其阴。在儿童阴阳平衡的更迭过程中，阴对阳的制约力相对较弱，因此，阳的性质在儿童的生理功能中更为显著，即变动、生发、改造、发展。儿童之阳的性质活跃，处于人一生中阳之活跃程度的顶峰。如《灵枢·天年》有云："人生十岁，五脏始定，血气已通，其气在下，故好走。二十岁，血气始盛，肌肉方长，故好趋……"小儿喜动、接受能力强、学习能力远胜于成人等特点皆是以阳为用的表现。

（二）儿童的体质特点

相较于成人，小儿具有其特有的体质特点。历代医家对此的论述颇丰，其中尤为经典的是"纯阳之体"、"稚阴稚阳"之体、"少阳"之体、"五脏有余不足"之体四种学说，这四种学说至今仍对临床有指导意义。

1. 纯阳之体 《颅囟经》曰："凡孩子三岁以下，呼为纯阳，元气未散。"被历代医家所尊崇。

对于纯阳学说，历代医家有不同的理解，归纳起来主要有以下三个方面：一是认为"有阳无阴"，或阳盛阴微。《育婴家秘·鞠养以慎其疾四》云："小儿纯阳之气，嫌于无阴。"钱乙《小儿药证直诀·四库全书总目提要》说："小儿纯阳，无烦益火。"基于这种观点，有些书上把一两岁以内小儿睡眠中头部出汗解释为纯阳造成的阳气蒸腾。二是认为小儿"阴亏阳亢"，患病后多从阳化，易化热化火。刘完素《黄帝素问宣明论方·小儿门》说："大概小儿病，纯阳多热，冷少。"叶天士《临证指南医案·幼科要略》也说："襁褓小儿，体属纯阳，所患热病最多。"三是认为小儿"元阳未耗"。

上述第一种观点把小儿看成了盛阳之体，显然违背了阴阳学说的阴生于阳，阳生于阴，阴阳互根，互相依存之旨。元代朱震亨《格致余论·慈幼论》认为："人生十六岁以前，血气俱盛，如日方升，如月将圆，惟阴长不足。"指出小儿发育迅速，对水谷精气的需求迫切，因而相对地感到阴不足，并非指纯阳无阴。明代张介宾《类经·阴阳类》说："阳不独立，必得阴而后成……阴不自专，必因阳而后行。"说明阴阳是互相依存的。清代冯兆张《锦囊秘录》说："天癸，阴气也，阴气未至，故曰纯阳，原非谓阳气有余之论。"认为"纯阳"是指小儿肾气不足，天癸未至。第二种观点把"纯阳"理解为阳旺热盛，从小儿病变特点推断，小儿热病多，疾病易于热化，实际上临床中小儿疾病寒化并非少见，如新生儿窒息、新生儿硬肿症及小儿危重症中表现为虚寒证象较多。可见，将小儿热病归咎于"纯阳"是不全面、不恰当的。

2. 稚阴稚阳之体　"纯阳之体"在临床中应用存在一定的弊病，故后世有医家提出异议。清代儿科医家陈复正《幼幼集成·凡例》指出："幼科论证，悉以阳有余、阴不足立论，乖误相承，流祸千古，后人误以婴儿为一团阳火，肆用寒凉，伤脾败胃。"温病学家吴鞠通《温病条辨·解儿难》指出："古称小儿纯阳，此丹灶家言，谓其未曾破身耳，非盛阳之谓。小儿稚阳未充，稚阴未长也"。从理论上否定了"纯阳之体"之说，创立了小儿为"稚阴稚阳"之体的新说。郑启仲评价"稚阴稚阳"说从功能和物质的角度对小儿生理体质的认识趋向全面，几被中医界公认。

3. "少阳"之体　近代医家张锡纯《医学衷中参西录》言："盖小儿虽为少阳之体，而少阳实为稚阳，有若草木之萌芽，娇嫩畏寒。"明确提出了小儿为"少阳之体",并对其含义及其与小儿生理病理的关系进行了较全面的论述。安效先认为小儿少阳说反映了两个方面:一方面,小儿"五脏六腑成而未全""全而未壮",各种生理功能都较稚嫩;另一方面,小儿生机蓬勃,发育迅速。此学说全面地抓住了小儿的体质特点,较之"纯阳"说与"稚阴稚阳"说更科学合理。现代儿科医家朱锦善认为,小儿"少阳"说既包含生机萌发、其气方长的生理特点,又包含易患热病、易致肝火的病理特点。

4."五脏有余不足"之体 宋代儿科名医钱乙在《小儿药证直诀》中指出,小儿"五脏六腑,成而未全……全而未壮……脏腑柔弱……易虚易实"。钱氏认为小儿五脏热病中心和肝多实热,肾无实热,肺脾则虚热具备,其在五脏补泻方中,心、肺、脾三脏中有补有泻,肝则有泻无补,肾则有补无泻。万全根据钱氏的上述见解,从中悟出五脏之中"肝常有余,脾常不足,心常有余,肺常不足,肾常不足",以及"阴常不足,阳常有余"之说。

通过对小儿体质分型的认识,可以帮助医师掌握小儿疾病发生发展的客观规律,提高辨证的准确程度,正确地选择和使用药物,减少药物对小儿机体的不良反应,以起到转化和调整体质类型的作用,使偏颇体质类型逐渐趋于正常,最终达到提高机体免疫力、减少疾病发生的目的。

二、儿童的营养需求和膳食建议

儿童处于生长发育过程中,需从食物中获取营养素来修补旧组织,增长新组织,产生能量,维持生理活动。年龄越小,生长发育越快,代谢越旺盛,而消化功能越差。如何选择适合不同年龄儿童营养需要的食物及喂养方式,是儿童保健中的重要问题。

儿童对各种营养素的需要量与成人不同,各年龄组间也有差异。小儿时期体液相对比成人多。新生儿体液总量约占体重的80%,婴儿约占70%,学龄儿童约占65%,而成人约占60%。故小儿年龄越小,所需水分越多。由于小儿生长发育的需要,每日所需蛋白质、维生素、矿物质及微量元素均比成人要多，任何一种营养素的缺乏，都可造成各种营养缺乏症而危及小儿生长发育及生命。

（一）婴幼儿的营养需求和膳食建议

1. 婴幼儿的营养需求　婴幼儿喂养，尤其是出生后最初 6 个月的纯母乳喂养，是儿童营养的重要基础。保护、支持和促进婴幼儿时期的合理喂养，是控制和降低营养不良的关键措施。婴幼儿时期喂养主要包括母乳喂养、辅助食品（以下简称"辅食"）添加及辅食营养补充、特殊情况下的喂养指导等。WHO 推荐的婴幼儿最佳喂养方式为从出生到 6 月龄的纯母乳喂养，此后继续母乳喂养至 2 岁或 2 岁以上，同时自婴儿 6 月龄开始，及时、合理、适量且安全地添加辅食和进行辅食营养补充，以满足婴幼儿的营养需求。

2. 婴幼儿的膳食建议

婴幼儿的生长发育及对添加食物的适应性存在一定的个体差异，添加辅食的时间、种类、数量及快慢等应根据婴儿的具体情况灵活掌握，循序渐进。婴儿辅食主要有三种：液体食物、泥糊状食物、固体食物。婴儿出生 4 个月后，体内储存的铁基本耗尽，需要从辅食中获取生长需要的铁元素。从 6 月龄开始，需要逐渐给婴儿一些非乳类食物，6 ~ 12 月龄婴儿可添加菜汁、果汁、米粉、米泥、果泥、软饭、烂面、切成小块的水果、蔬菜等，以增强消化功能，促进婴儿神经系统发育，并培养良好的饮食习惯使其顺利过渡到进食普通食物。

婴幼儿喂养和辅食添加也应遵循"辨体施养"的原则，按照体质类型合理给予。不提倡过早给婴幼儿食用牛乳或代乳品，尤其过敏体质婴幼儿，食用牛乳易诱发"奶癣"。选择辅食种类也应结合婴幼儿体质类型。虚寒性体质婴幼儿应以谷物类辅食为主，可适当推迟添加蔬菜、水果类辅食，添加量也相应减少；湿热、阴虚体质婴幼儿则可以较早添加蔬菜、水果类辅食，添加量也可相应增加。

（二）学龄前儿童的营养需求和膳食建议

1. 学龄前儿童的营养需求　3 ~ 6 岁处于儿童发育和成长的重要时期，

也是儿童生长发育较为迅速的阶段，儿童的新陈代谢旺盛，神经系统及骨骼发育迅速。尤其是面临现代生活方式的转变、饮食习惯的变化，儿童的膳食结构也发生变化。因此，如何搭配营养、给儿童合理膳食对于促进其健康成长具有重要意义。

2.学龄前儿童的膳食建议

（1）食物中营养素摄入的建议

①能量：是儿童生长发育和基础代谢的重要需求，由于3～6岁儿童的体表面积较小，基础代谢率较大，基础代谢约占总能量需要量的60%。性别对能量的分配和选择影响不大，但多哭好动的儿童比安静的孩子所需要的能量要多。

②宏量营养素：蛋白质是儿童成长过程中所需的，主要维生素也是提高和保证身体良好成长的基础。膳食搭配要确保蛋白质的质量能够满足儿童的成长需求。对于3～6岁儿童，由脂肪提供的能量在30%～35%为宜，含有适量的脂肪有助于增加儿童进食欲望。脂肪中必需脂肪酸应占总能量的1%，才能保证儿童正常生长，预防脱屑性皮炎的发生。对碳水化合物的需要量因儿童而异，活动量较大的儿童需求量较大，供给也应相应增大。

③微量营养素：据估计，儿童成长期平均每日用于骨骼生长需要的钙150mg左右；平均每天需要每千克体重1.0mg的铁，以供每天损失及消耗所用；儿童锌的摄入量应为12mg/d，缺锌时会出现诸如发育缓慢、食欲不振、免疫力低等表现；儿童碘的推荐摄入量为50μg/d；维生素A与机体的生长、骨骼发育、生殖、视觉及感染有关；儿童也是特别容易发生维生素D缺乏的人群，维生素D缺乏可引起佝偻病；维生素B_1为水溶性维生素，在体内储存极少，需每日适量补充。

（2）"辨体施养"建议　学龄前儿童的体质不仅由先天因素决定，也随着出生后生活环境的变化逐渐发生变化。出生时为平和体质的儿童，如婴幼儿期未给予合适的喂养，有可能形成偏颇体质。而出生时为偏颇体质的儿童，经过合理的喂养，偏颇体质也可能逐渐得到纠正。学龄前儿童脏腑娇嫩，饮食性味宜调和平缓，不宜过偏，不宜食用过寒、过热，或过酸、过苦、过甘、过辛、过咸的食物。应根据儿童体质类型适当调配饮食性味，做到"辨体施膳"。

（三）学龄期儿童的营养需求和膳食建议

1. 学龄期儿童的营养需求　学龄期儿童机体各器官继续发育，智力发育大大加快，控制、理解、分析、综合能力增强，身体活动也增多，所需要的能量和各种营养素的量相对比成人高，尤其是能量、蛋白质、脂类、钙、锌和铁等营养素。如7岁男童的体重大多为22～24kg，仅为成人的1/3，但每日摄入能量约7.11MJ（1700kcal），蛋白质的摄入量约为40g，均接近轻体力活动的成年男子需要量的75%；而11岁的男童，已达到轻体力劳动成年男子的能量和蛋白质的需要量，即9.83MJ（2350kcal）和60g。

一般推荐轻体力活动的学龄期儿童每天需要的能量为5.23～7.53MJ（1250～1800kcal），中体力活动的学龄期儿童每天需要的能量为6.07～8.58MJ（1450～2050kcal）；每日需要碳水化合物120～150g。为了满足儿童的消化吸收和身体需要，蛋白质的供应要量够质优，推荐每日摄入蛋白质40～60g，占总能量的10%～15%，优质蛋白质占总蛋白质的1/3以上。脂肪不宜过多，占总能量的20%～30%。其余65%左右的能量由碳水化合物提供。

由于骨骼、牙齿的迅速发育，需要大量钙、磷等矿物质作为骨骼钙化的原料，推荐学龄儿童摄入量为钙800～1200mg，磷470～640mg，镁220～320mg；微量元素铁、锌、铜、碘、硒也不可缺少。碘90～110μg，锌7～10μg；男生每日摄入铁10～11mg，女生10～14mg。学龄儿童对A、C、D、B族维生素的需求均接近或大于成人需要的水平。

2. 学龄期儿童的膳食建议

（1）三餐合理，规律进餐　学龄期儿童应做到一日三餐，两餐间隔4～6小时，三餐定时定量。早餐提供的能量应占全天总能量的25%～30%、午餐占30%～40%、晚餐占30%～35%。要保证早餐的营养充足，早餐应包括谷类、禽畜肉蛋类、奶类或豆类及其制品和新鲜蔬菜、水果等食物。三餐不能用糕点、甜食或零食代替。每日需要摄入奶或奶制品 300g 以上，少食含能量高、脂肪高、食盐高或添加糖高的餐饮和食品。如某餐摄入了较多的能量高的食物，如油炸食品，其他餐次要减少主食和动物性食物的食用量。

（2）合理选择零食，足量饮水，不喝含糖饮料　零食是指一日三餐以外的所有食物和饮料，不包括水。学龄儿童可选择清洁卫生、营养丰富的食物作为零食，如新鲜蔬菜、水果、坚果、奶及奶制品、大豆及其制品等。可以在两餐之间吃少量零食，餐前 30 分钟不宜再吃零食。学龄儿童每日应少量多次、足量饮用清洁的饮用水，首选白开水。建议 6 岁儿童每日饮水 800mL；7～10 岁儿童每日饮水 1000mL；11～13 岁男生每日饮水 1300mL，女生每日饮水 1100mL。在天气炎热出汗较多时应适量增加饮水量。饮水应少量多次，不能口渴后再饮，建议每个课间饮用 100～200mL 水，闲暇时每小时饮用 100～200mL 水。

（3）纠正偏食，控制肥胖儿童饮食　学龄儿童正处于生长发育的关键时期，适宜的身高和体重增长是营养均衡的体现。家长对于孩子偏食、挑食行为应该早发现、早纠正。调整食谱，增加食物多样性，让孩子认识并尝试各种食物，避免食物偏好。对于已经超重肥胖的儿童，要在保证正常发育的前提下适当调整膳食结构、控制总能量摄入，减少高脂肪、高能量食物的摄入，避免零食和含糖饮料，同时应增加超重肥胖儿童的运动频率和强度。

（4）体质调养与"辨体施膳"　学龄期儿童已形成较为稳定的体质类型，据调查，九种体质类型在 6～12 岁儿童中都占有一定的比例。应采取合理的饮食调养方法，根据食物性味搭配日常饮食，针对儿童体质类型进行保健或调理，但不宜摄入性味过偏的食物，同时注意不要摄入过多含激素、添加剂、防腐剂的食品。

（四）青春期的营养需求和膳食指南

1. 青春期营养需求　青春期是儿童到成人的过渡期，该时期延续了学龄期儿童合成代谢大于分解代谢的特点。受性激素等因素的影响，体格生长在该时期出现出生后的第二个高峰，且有明显的性别差异。青春期体重的增长与身高平行，同时内脏器官增长和体格增大，青少年时期对能量和营养素的需要也比成年人相对要高，而且该时期的营养需要与生理成熟程度密切相关。生活方式的改变也会引起儿童和青少年营养素需要的改变。10岁以后营养素的需要，因性别和年龄不同而有所不同，主要是因为女生成熟较早，并且同性别青春期开始年龄的变异性很大，而某些营养素在不同性别和生物年龄有不同的生理需要，这些差异在青春后期变得更加明显。

2. 青春期膳食指南　青少年的饮食习惯特点是：①学习任务较重可能导致三餐不规律，不能按时进食，或吃饭速度较快；②在外就餐较儿童期增多；③高能量的食物及饮料等零食摄入偏多；④消费快餐食品；⑤因保持身材而有意节食。以上饮食习惯可导致膳食不平衡，如摄入脂肪、饱和脂肪、钠和胆固醇过量，维生素及矿物质不足。因此，应当注意纠正不良饮食习惯，按照以下营养供给所需食物。

（1）食物中营养素摄入的建议　①能量：在青春期能量的需求会增加。适度活动的青少年中男性每日需要的平均能量为2700kcal，女性为2300kcal。②蛋白质：和能量一样，比起实际年龄，青春期蛋白质的需求与生长的模式更相关，青少年中男性每日需要的蛋白质摄入量为75g，女性为60g。③铁：其生理功能主要是合成血红蛋白，青春期少女因生长发育迅速与月经失血需要更多的铁元素，因此青少年中男性每日铁的需要量为16g，女性为18g。④锌：补充足够的锌元素。有少数青春期女性因追求苗条而不吃动物性食品，导致锌缺乏。青少年中男性每日锌的需要量为11.5g，女性为8.5g。⑤碘：适当补碘。为了满足生长发育的需要，机体需要摄入充足的碘来合成甲状腺素，对碘的需求量猛增，青少年每日碘的需要量为120μg。

（2）"辨体施膳"建议　可以根据青少年的体质特点给予相应的膳食。如湿热体质易生痤疮，可减少动物脂肪的摄入；气虚体质的青少年有内向、不爱交际、喜静不喜动等表现时，应特别注意增加补气的食物以保证精力充沛，如南瓜、山药、蘑菇、猪蹄、猪肚、牛肉等；气郁体质有情绪不稳定、容易抑郁、经前乳房胀痛者，可以适当食用黄花菜、佛手、玫瑰花茶等；阳虚体质青少年容易怕冷、手脚冰凉、痛经、嗜睡者，可以适当食用羊肉、韭菜、虾等。

第二节　老年人

一、老年人的生理特点和体质特点

（一）老年人的生理特点

衰老是各器官和系统不断发生不可逆变化的积累所表现出来的结果。随着年龄的增长，衰老首先表现在形态结构方面的变化，其后就是心理、生理功能的下降，其中最明显的几个方面特征是：

1. 外观的变化　出现毛发变白、脱发，肌肉萎缩，皮下脂肪减少，皮肤弹性减弱，皱纹增多，出现老年斑，驼背，身高缩短，关节磨损，韧带失去弹性，行动迟缓。

2. 代谢功能降低　①合成代谢降低，分解代谢增高，尤其是蛋白质的分解代谢大于合成代谢，致器官、肌肉细胞及多种蛋白类酶的合成降低，而导致器官、肌肉及物质代谢功能下降，体成分发生改变。②基础代谢降低。由于老年人体内的瘦体重（去脂组织）或代谢活性组织减少，脂肪组织相对增加，与中年人相比，老年人的基础代谢降低 15% ～ 20%。

3. 消化系统功能减退　①老人由于牙齿的脱落而影响食物的咀嚼。②由于味蕾、舌乳头和神经末梢功能退化，嗅觉和味觉迟钝而影响食欲。③肠道消化酶（胃酸、胃蛋白酶、胰酶等）分泌减少、肠蠕动减缓使机体对食物的消化和吸收率降低，并有便秘现象产生。

4. 体成分改变　总体而言，随年龄增长体内瘦体组织减少而脂肪组织增加，使体成分发生改变。①细胞数量下降，突出表现为肌肉组织的重量减少而出现肌肉萎缩，器官细胞数量减少致器官体积变小，功能下降。

②身体水分减少，主要为细胞内液减少，影响体温调节，降低老年人对环境温度改变的适应能力。③骨组织矿物质和骨基质均减少，致骨密度降低、骨强度下降，易出现骨质疏松症和骨折。据估计，70～80岁时的骨量，女性降低约30%，男性降低约15%。

5. 器官功能改变　①肝脏功能降低，致胆汁分泌减少和食物消化及代谢相关蛋白类酶合成减少，进一步降低了老人的消化能力和物质代谢。加上肾功能降低，影响到维生素D在肝脏和肾脏中的活化和利用。有人估计，70岁时，肝肾功能仅相当于30岁时的50%～60%。②胰腺分泌功能降低，使老人对糖代谢的调节能力下降，有人估计，65～75岁时，约40%老人糖耐量降低。③免疫组织重量减少和免疫细胞数量下降，使老人免疫功能降低而易于罹患感染性疾病。④老人心率减慢，心脏搏出量减少，血管逐渐硬化，高血压患病率随年龄增加而升高。⑤肾小管夜晚重吸收能力降低，夜尿增多。⑥肺活量减少，呼吸功能减退。⑦晶体硬化，出现老花眼，耳蜗神经退化，会发生耳鸣并听力减退。⑧记忆力下降（尤其是近期记忆）、性格改变，智力衰退。

6. 心理问题　丧偶老人、空巢老人由于生活孤寂，缺少兴趣，干扰了正常的摄食心态。部分老年人由于经济状况拮据，购买力下降，或行动不便，外出采购困难，影响了对食物的选择。有些老人因退休而离开工作岗位和工作环境，一时尚不能适应，引起食欲下降。在性格特征、情绪状况、社会文化背景等心理活动方面，也常出现忧郁、焦虑、悲观、失落、自卑、消极等病态心理。

古代医家对于老年人生理特点的认识可总结为四大类，分别为虚、痰、瘀、郁。

"虚"是老年体质的共性。正如《素问·上古天真论》所说的"七八，肝气衰，筋不能动，天癸竭，精少，肾脏衰，形体皆极；八八，则齿发去"。老年人脏腑功能衰退，阴阳气血俱衰，尤其是肾精亏虚成为老年体质的基本特点。

"痰"是脏腑功能失调，体内水液代谢障碍所形成的病理产物。首先，由于老年脏腑功能减退，脾失健运，运化水液无力，致水液代谢失调而生痰湿。老年人大多会有多种长期慢性疾病，迁延曰久，则生痰瘀。《临证指南医案·积聚》说："经年累月，外邪留着，气血皆伤，其化为败瘀凝痰。"血瘀也可导致痰浊内生，《诸病源候论·痰饮病诸候》有"诸痰者，此由血脉壅塞……而成痰也"之说。随着生活水平的提高，肥甘厚味的食用，加上日渐虚弱的脾胃，湿邪留滞体内形成痰湿。

老年人气血衰弱、运行不畅，"瘀"是其体质的又一大特点。如《灵枢·天年》提出"六十岁，心气始衰，苦忧悲，血气懈惰，故好卧"。人到老年，阴阳不调也会导致气血失调，从而气血运行失常形成血瘀。气郁则气机运行不利，"气为血之帅，血为气之母"，故血行必然不畅，形成血瘀。同样，痰浊既是病理产物也是致病因素，也可造成血瘀，因为痰浊阻滞气机，气不行则血不行，由此引发血瘀。

"郁"指气机郁滞。血瘀和痰浊会进一步导致气机运行不畅，形成气郁。而气郁也可导致脏腑功能失调，气机不畅而引起血瘀、痰浊等病理产物。老年人常产生孤独感、失落感，再加上年老体衰，不免会有疾病缠身的痛苦，情绪上的失调极易造成气郁。

（二）老年人的体质特点

历代医家关于老年人体质的论述颇丰，为现代老年人体质分类和相关研究奠定了基础。继 2009 年中华中医药学会颁布《中医体质分类与判定》标准并被纳入《国家基本公共卫生服务规范》之后，2013 年国家中医药管理局发布了《老年人中医药健康管理服务技术规范》，仍采取王琦教授创立的"九种体质分类法"描述和定义老年人体质。不同体质的老年人具有相应的特点。调查发现，老年人的体质特点以虚为主，气虚、阳虚、阴虚是其主要体质类型。

1. 古代医家对老年人体质特点的认识 北宋著名医学家陈直所著《养老奉亲书》是我国现存最早的一部老年养生学专著。在《养老奉亲书·下籍·形证脉候第二》中提出了"虚阳"体质。"高年之人，形羸气弱，理自当然。其有丈夫、女子，年逾七十，面色红润，形气康强，饮食不退，尚多秘热者。"这是陈直表述的老年人中的一种特殊体质类型，可称之为长寿体质类型。

金元四大家之一的刘完素提出老年人多为"气衰"及"阴虚阳实"之体。他在《素问玄机原病式·六气为病》中指出："故老人之气衰，多病头目昏眩，耳鸣或聋，上气喘咳，涎唾稠黏，口苦舌干，咽嗌不利，肢体焦痿，筋脉拘倦，中外燥涩，便溺闭结，此皆阴虚阳实之热证也。"并说："但须临时识其阴阳虚实，则无横夭之冤。慎不可妄以热药养其真气，则真气何由生也？"这一认识至今仍符合临床实际。

清代名医叶桂认为老年体质的特点应该以虚立论。具体从两个方面看：①下元虚衰：他认为老年人体质的首要特点就在于肾气虚，应该"肾主封藏，宜固之摄之""少阴空虚，保真为要"。②阳明脉衰：他在医案中多次提到"阳明脉络已空""望六年岁，阳明脉衰""高年阳明气乏"等，认为阳明脉衰是老年不可忽略的体质特点之一。

2. 现代中医老年人九种体质分类及其特点 中医体质学创始人王琦教授把老年人体质类型分为平和质、气虚质、阳虚质、阴虚质、痰湿质、湿热质、血瘀质、气郁质、特禀质九种体质类型。

平和体质老年人由于体内的阴阳气血津液功能较协调，机体的衰老速度比同龄人缓慢，其外貌比同龄人要显得年轻。体型匀称，面色、肤色较为润泽，目光有神，唇色红润；舌色淡红，苔薄白。语言流利，语调较有力。饮食睡眠二便基本正常。精力较充沛，性格随和开朗，无明显不适症状。

气虚体质老年人除了衰老的常见表现外，肌肉松软，皮肤容易暗淡松弛，易生眼袋，面色萎黄，目光少神，唇色少华；舌淡红，舌体胖大，边有齿痕。肺活量下降，精力不足，气短懒言，易疲劳，易出汗。易患感冒，易头晕、心慌。骨密度下降易发骨折，情绪上容易有悲观忧郁的心理。

阳虚体质老年人除了衰老的常见表现外，平素畏冷，精神不振，睡眠偏多；喜热饮食，大便溏薄，小便清长。特别容易较早出现性欲、生殖功能的减退。眼睑浮肿。喜欢寡居独处，记忆力减退，易悲伤忧愁。

阴虚体质老年人除了衰老的常见表现外，容易表现为皮肤干燥易生皱纹，皮肤弹性差易松弛，小便短涩，大便干燥；舌红少津少苔。容易患高血压病、糖尿病、干燥综合征、骨质疏松等疾病，常出现耳聋耳鸣、失眠、眩晕等症状。

痰湿体质老年人除了衰老的常见表现外，体脂分布容易出现异常，表现为形体肥胖，由于肥胖继发关节损伤引起行动迟缓、引起机体代谢异常而易患糖尿病、高脂血症、高尿酸血症，引起血液循环异常而引发高血压病、动脉粥样硬化、肾小球硬化、血管性痴呆，这些疾病加速机体的老化。

湿热体质老年人除了常见的衰老表现外，头皮易出油而引起脱发，并可出现皮肤瘙痒或湿疹、口苦、大便黏滞。易患代谢性疾病，如糖尿病、高脂血症，女性易患老年性阴道炎和泌尿系感染，男性易患前列腺炎。

血瘀体质老年人除了衰老的常见表现外，容易出现黄褐斑和老年斑、面色暗滞，须发早白、脱发；舌质暗有点、片状瘀斑，舌下静脉曲张。血瘀质容易出现血管硬化，引发高血压病、心脏病、肾小球硬化、脑梗死等疾病。

气郁体质老年人除了一般的常见表现外，皮肤容易长黄褐斑、老年斑，性欲减退，睡眠时间缩短。易患抑郁症、焦虑症和老年痴呆，近期记忆减退，经常反复提及过去的人和事，喜欢独处，社交欲望和能力明显减退。

特禀体质老年人除了常见的衰老表现外，患有过敏性疾病的特禀质之人，容易发生过敏性鼻炎、哮喘、皮肤发红、皮疹、抓痕、皮损。

二、老年人的营养需求和膳食建议

（一）老年人的营养需求特点

1. 热能供给量应适当降低　由于老年人基础代谢降低，又因活动量日益减少，脂肪性组织增加，因而对热能的需要比成年人少。60 岁以上老年人总热能的供给可减少 15% ～ 30%，约 6270 ～ 8360kJ。如果超重，应减少高热能食品如肥肉、米饭、糖、面食、油炸食品。

2. 注重蛋白质的供给　蛋白质供给不足的老年人更易出现头发脱落、

指甲断裂、肌肉松弛、额头出现皱纹，衰老现象明显。因为头发、指甲、肌肉都由蛋白质构成，要维持它们的弹性和光泽，必须供给适量的蛋白质。一般认为，优质蛋白质应占蛋白质总量的50%左右。虽然老年人体内代谢过程以分解代谢为主，所需要蛋白质较多，但在"量"的方面不宜过多。因老年人消化能力减弱、肾功能减退。60岁以上的老年人需要的蛋白质，可按每日每千克体重1～1.2g供给，如果低于0.7g就会发生入不敷出的情况。食品供给应是以鱼、瘦肉、蛋奶类、大豆或豆制品为主的优质蛋白质。

3. 适当控制脂肪的摄入量　脂肪供给的热能比蛋白质和糖类高1倍以上，过多的脂肪会沉积在体内使人发胖，而且不利于心血管和肝脏维持正常功能。由于老年人对脂肪的消化吸收能力减退，因此要少吃脂肪多的食物，特别要少食动物性脂肪。当然控制脂肪也不必过严，因为如果食物中脂肪过少，一方面会影响营养素之间的适宜比例 (一般膳食中的脂肪占总热能的20%～25%)，另一方面会影响脂溶性维生素的吸收。

4. 增加维生素的供给量　应充分供应维生素 B_1、维生素 B_2、烟酸、维生素 E、维生素 C、维生素 D 等。其中，维生素 D 对老年人尤为重要，供给适当量的维生素 D 能促使钙质很好地吸收，从而避免牙齿过早地脱落。维生素 C 能降低血中胆固醇，防止老年人血管硬化，增强抵抗力，延缓衰老过程。因此，老年人膳食供应上应增加富含维生素的食物。

5. 注意补充含铁和钙的食物　中老年人缺钙容易患骨质疏松症，引起腰痛、驼背、内分泌障碍、甲状腺肿大、失眠等，因此要供给足够的钙，可通过食用牛奶、豆制品、虾皮、海带等食物补充。另外，老年人循环系统功能较差，体内血流速度和血流量都降低，造血功能衰退，血红蛋白量减少，易出现贫血，故应多供给含铁丰富的绿叶蔬菜及海带、木耳等食品。此外，还应特别注意低盐，以防高血压发生。

6. 供给充足的水分　由于老年人直肠、结肠萎缩，排便能力差，肠道中黏膜分泌减少，容易引起便秘，应适当增加饮水量。老年人每日可饮水2000mL左右，佐餐食用粥和汤，可以满足水分的供应。但应注意，水分

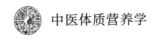

太多也会增加心脏和肾脏的负担。

（二）老年人的膳食建议

1. 食物的选择方面

（1）食物要多样化 人体需要的营养素有多种，各种食物的营养价比值不同，任何一种单一的天然食物都不能提供人体所需的全部营养素。因此，合理的膳食必须由多种食物组成，才能达到平衡膳食的目的。

（2）油脂要适量 要避免吃太多的脂肪，特别是含脂肪酸较多的动物性脂肪。因为对老年人来说，过多的动物脂肪会使血液中的胆固醇增高，易使动脉发生粥样硬化，从而引起各种心脑血管疾病。

（3）食盐要限量 这对老年人来说尤其重要，食盐摄取过多是引起高血压的重要因素之一，合理的用量是每日 5～6g。

（4）甜食要少吃 多吃糖对牙齿不利，而且食糖只是纯热能食物，几乎不含其他营养素，老年人热能需求较低，无须食用含糖较高的甜食。热能高对老年人无益。

（5）多吃新鲜蔬菜、水果 多吃新鲜蔬菜、水果可保证维生素和无机盐的供给，其中纤维素与果胶能促进肠蠕动，防止粪便在肠内滞留以预防便秘和肿瘤。

（6）食物要易于消化 65岁以上老年人应该与5～6岁的幼儿吃相似的食物，肥肉、重油点心、油炸糕、油拌凉菜等最好不吃。宜多食入口即溶的软食。

2. 饮食习惯方面

（1）饥饱要适当 老年人消化能力下降，饱食不利于健康，也不宜过分节食。

（2）饮食务求清淡 在保证营养需要的基础上，老年人的饮食以清淡为宜。清淡与素食是有区别的，平衡膳食、荤素搭配，这样才有利于各种营养素的互补。吃荤食以瘦肉为主，并用煮、蒸、炖等方法烹制或做成肉菜汤，而不宜炒食。

（3）宜少量多餐 为了节食，每餐吃七八分饱即可，但营养必须优质而充足。为了适应老年人的消化能力，每日可把三餐分成四五餐吃。

（4）饮食环境要舒适　为使老年人能充分摄取必需的营养，要尊重其长期以来的饮食习惯，在允许的范围内尽量提供老年人爱吃的食物，除注意色、香、味以外，饮食环境也很重要，要避免让老年人单独用餐。

3. 结合体质类型搭配饮食，做到"辨体施膳"　老年人体质分类和成年人一样，包括平和质、气虚质、阳虚质、阴虚质、痰湿质、湿热质、血瘀质、气郁质、特禀质，但是九种体质的临床表现与成年人有所差异。在遵循营养学原则的基础上，根据不同体质的特点选用不同性味的食物，以维护健康状态，调整体质偏颇，延年益寿。

平和体质老年人虽气血尚健旺，也可适当选择补益作用较强的食物；气虚、阳虚体质老年人饮食虽以补益为主，但要注意不可峻补，防止"虚不受补"；阴虚体质老年人应注意滋补不可太过，以免产生"滋腻碍胃"，影响消化吸收；实性体质如痰湿、湿热、血瘀、气郁体质老年人在调理偏颇时注意缓缓图之，不可用偏性太强的药物或食物；特禀体质老年人注意避免接触过敏原，以免诱发过敏反应，平时多吃具有补气固表作用的食物，调整免疫系统功能。

第三节　孕产妇

一、孕产妇的生理特点和体质特点

（一）孕产妇的生理特点

1. 孕妇的生理特点　①内分泌的改变：卵巢及胎盘激素分泌增加，甲状腺激素、胰岛素等其他激素水平升高。②孕期消化功能的改变：受孕期黄体酮分泌的增加导致消化液消化酶的分泌减少，孕妇会出现消化不良。③孕期血液容积、血液成分的改变：孕期28到32周时，血液容积增加到最大值，将增加一半的血量，为1.3～1.5L，然而血细胞的增加并不成正比，由此导致孕期生理性贫血。④孕期肾功能改变：由于孕期血量增加，肾小球的吸收能力没有相应增加，从而造成尿液中葡萄糖的含量大为增加，有可能达到平时的 10 倍。⑤孕期体重的增加：孕期增重是正常现象，一般整个孕期体重增加 10 ~ 12.5kg。

2. 产妇的生理特点　产后 42 天之内称产褥期。此期是母体生理变化最明显的时期，特别是皮肤排泄功能旺盛，出汗量多，尤以睡眠时更明显；又由于产后卧床较多，腹肌和盆底肌松弛，易发生便秘；又因为活动较少，进食高蛋白、高脂肪的食物较多，故易发生产后肥胖。除此以外，产后生理上的改变还有：①血中激素水平急剧降低。胎盘生乳素在 1 天之内，雌激素、孕激素在 1 周之内降到妊娠之前正常水平。②基础代谢率增高。一般基础代谢比未哺乳妇女高 20%。以保证自身机体的恢复和哺乳的顺利完成，为了保证分泌优质的乳汁，母体对能量、优质蛋白质、脂肪、无机盐、维生素和水的需求均相应增加。③母体的子宫及其附件将逐渐恢复孕前状态，而乳房则进一步加强它的活动，喂哺有利于使产后妇女性器官和机体有关部分更快地复原。④母体在怀孕期间储备约 6kg 的体脂，在哺乳过程中可以逐步消耗。⑤乳腺分泌乳汁。分娩后，随着雌激素水平的下降，垂体分泌的催产素持续升高，促进乳汁分泌。此外，婴儿对乳头的吮吸刺激和婴儿的存在与活动（如哭声）对母亲的刺激等，都能反射性引起乳汁分泌。乳母消耗的热能及各种营养素较多，必须及时给予补充。

（二）孕产妇的体质特点

1. 古代医家对孕产妇体质特点的认识　南宋陈自明所著《妇人大全良方》里，提出了"妇人以血为基本"的学说。女子怀孕之后，精血下以养胎，使其他脏腑处于相对血虚的状态；女子生产过程中，伤气耗血，因此产后期女子处于相对阴血亏虚的状态。生产过后，体内瘀血不能及时排出也容易导致血瘀体质的发生；哺乳期"心主于血，上为乳汁，下为月水也。"（《妇人大全良方·调经门·月水不通方论第八》）可见妇人在哺乳期间，对阴血的需求也较高。

唐末昝殷所著《经效产宝》是我国现存最早的妇产科专著，书中对妇女孕产前后体质的变化有所论述。认为妇女生产之后，因其气血骤去，因而体质状态与产前迥然不同，多表现为"产后多虚"的体质特点。如《经效产宝·产后心惊中风方论第十七》指出，产妇"产后心气虚损""产后多虚弱羸瘦"；《经效产宝·产后汗不止方论第二十五》也明确提出"凡产后皆血气虚"。因此治疗产后病重视调理气血，补益脾肾。

2. 孕产妇九种体质分类及其特点　平和质孕妇精力充沛、面色红润，不易出现妊娠疾病；研究表明，现代孕妇人群中气虚质的占比最高，多表现为乏力、气短、自汗，由于气虚质孕妇脾胃多虚弱，容易出现妊娠期糖尿病等；阳虚质多表现为倦怠嗜睡、怕冷的状况，易患胎动不安、妊娠水肿、缺乳等；阴虚质多表现为头晕耳鸣、苔黄少苔、面色潮红的状况，并可发生胎动不安、妊娠眩晕、妊娠期高血压等；痰湿质多表现为手足心潮湿多汗、胸闷沉重、大便不爽等，除易产生胎动不安之外，还可能发生糖代谢异常等；湿热质多表现为烦躁、油脂分泌旺盛、大便黏滞臭秽等状况，容易出现妊娠期糖尿病、妊娠期高血压等；气郁质由于其敏感多疑等心理特点，容易出现产后抑郁或焦虑；血瘀质容易出现心悸少寐、四肢麻木、面色晦暗等状况，易发生胎动、胎漏、异位妊娠等；特禀质孕妇由于先天禀赋不足，其体质可遗传给胎儿。

二、孕产妇的营养需求和膳食建议

（一）孕期妇女的营养需求

1. 能量　孕期的能量消耗包括母体生殖器增长和胎儿生长发育的需要，以及母体用于产后泌乳的脂肪储备。能量的需要量（EER）在孕早期、孕中期和孕晚期分别比非孕的同龄人群在参考值的基础上每日增加300kcal、450kcal 和 500kcal。应注意控制纯能量食品的摄入，选择营养素密度高的食物。

2. 碳水化合物　推荐膳食碳水化合物摄入量占总能量的 50% ～ 65%，每日碳水化合物总量以不低于 150g 为宜，并注意食物来源中的血糖指数和血糖负荷指标。

3. 蛋白质　蛋白质是生命的基础，胎儿早期肝脏尚未发育成熟，缺乏合成氨基酸的酶，所有氨基酸皆为必需氨基酸，均需由母体提供。《中国居民膳食营养素参考摄入量》（2013版）建议，孕中、晚期膳食蛋白质分别比未孕的同龄人在参考值的基础上每日再增加15g和30g。

4. 脂类 孕期要储备3～4kg脂肪以备产后泌乳需要。《中国居民膳食营养素参考摄入量》（2013版）建议，孕妇膳食脂肪的可耐受范围(AMDR)应占总能量的20%～30%，饱和脂肪酸＜10%，n-6和n-3多不饱和脂肪酸分别占总能量的2.5%～9%和0.5%～2%；亚油酸和α-亚麻酸的适宜摄入量（AI）分别占总能量的4%和0.6%。孕期膳食脂肪中的磷脂及长链多不饱和脂肪酸对胎儿脑神经系统和视网膜等的发育甚为重要，胎儿期和出生数月需要相当数量的ARA和DHA，这些多不饱和脂肪酸必须由母体提供。EPA和DHA的AI分别为0.05g/d和0.20g/d；EPA＋DHA的AMDR为0.25～2.0g/d。

5. 矿物质

（1）钙 孕期钙的补充可降低母体高血压、妊高征和先兆子痫的危险。我国孕妇膳食钙的实际摄入量为500～800mg/d。钙供给不足可影响胎儿的生长发育及母体的骨密度。摄入过多可能导致便秘，也可能影响其他营养素的吸收。《中国居民膳食营养素参考摄入量》（2016版）建议，孕中期和孕晚期钙的推荐摄入量（N）在同龄人群参考值的基础上增加200mg/d。

（2）铁 缺铁性贫血是世界公认的四大营养缺乏病之一，保证充裕的铁供给应贯穿整个孕期的各个阶段。孕早期铁缺乏与早产和婴儿低出生体重有关。孕期铁的摄入不仅要保证孕妇自身的需要，还因母乳中铁含量极低，必须在孕期为胎儿储备充足的铁，以满足出生后4个月内铁的需要量。孕中期和孕晚期铁的推荐摄入量（RN）在同龄人群参考值的基础上分别增加4mg/d和9mg/d。

（3）碘 碘缺乏可使孕妇甲状腺素合成减少，导致甲状腺功能减退，降低母体的新陈代谢，减少对胎儿营养素的提供。还可致胎儿甲状腺功能低下，从而引起以发育迟缓、认知能力降低为标志的克汀病。孕早期碘缺乏引起的甲状腺功能低下导致的神经损害更为严重。孕期碘的推荐摄入量在同龄人群参考值的基础上增加 110μg/d。

（4）锌　母体摄入充足的锌可促进胎儿的生长发育和预防先天性畸形。孕期锌的推荐摄入量（RND）在同龄人群参考值的基础上增加 15mg/d。铁剂补充大于 30mg/d 可能干扰锌的吸收，建议妊娠期间治疗缺铁性贫血的孕妇同时适量补充锌。

6. 维生素

（1）维生素 A　孕期维生素 A 缺乏可引起早产、胎儿宫内发育迟缓及婴儿低出生体重。过量可导致自发性流产和新生儿先天性缺陷，包括中枢神经系统畸形、颅面部和心血管畸形。《中国居民膳食营养素参考摄入量》（2016 版）建议，孕中、晚期膳食维生素 A 参考摄入量为在同龄人群参考值的基础上增加 70μg RAE/d。

（2）维生素 D　孕期维生素 D 缺乏可导致母体和婴儿钙代谢紊乱。包括新生儿低钙血症、手足抽搐、婴儿牙釉质发育不良及母体骨质软化症。孕期膳食维生素 D 的参考摄入量为 10μg/d。

（3）维生素 E　维生素 E 可以保护细胞膜，尤其对红细胞膜上长链多不饱和脂肪酸的稳定性有保护作用。孕期维生素 E 的补充可能对预防新生儿溶血有益。孕期膳食维生素 E 的 AI 为 14mg/d。

（4）维生素 K　维生素 K 与凝血有关，凝血过程中至少有四种因子依赖维生素 K 在肝脏内合成，因此缺乏维生素 K，凝血过程受阻。维生素 K_1（叶绿醌）存在于绿叶蔬菜中，维生素 K_2（甲基萘醌）多由细菌合成。常见的维生素 K 缺乏性出血症的原因：孕期服用维生素 K 抑制药者，如阿司匹林、抗癫痫药；早产儿由于维生素 K 不易通过胎盘，胎儿肝内储存量少，早产儿体内更少；新生儿初乳中维生素 K 含量低，初生婴儿开奶迟，肠道细菌少，不能有效合成维生素 K 等。产前补充维生素 K 或新生儿补充维生素 K 均可有效预防。孕期膳食维生素 K 的建议摄入量为 80μg/d。

（5）维生素 B_1　维生素 B_1 缺乏可导致胃肠道功能下降，加重早孕反应，引起营养不良。中、晚期膳食维生素 B_1 的参考摄入量分别为在同龄人群参考值的基础上增加 0.2mg/d 和 0.3mg/d。

（6）维生素 B_2 维生素 B_2 缺乏可使胎儿生长发育迟缓，缺铁性贫血也与维生素 B_2 的缺乏有关。中、晚期膳食维生素 B_2 的参考摄入量分别为在同龄人群参考值的基础上增加 0.2mg/d 和 0.3mg/d。

（7）维生素 B_6 充足的维生素 B_6 可减轻早孕反应，预防妊高征。孕期膳食维生素 B_6 的参考摄入量为在同龄人群参考值的基础上增加 0.8mg/d。

（8）叶酸 摄入不足可引起出生低体重、胎盘早剥、神经管畸形和巨幼细胞性贫血。神经管形成开始于胚胎发育的早期（受精卵植入子宫的第 16 周），因此叶酸的补充需从计划怀孕或可能怀孕前开始，推荐量为 600μg/d。由于食物叶酸的生物利用率仅为补充剂的 50%，因此以营养补充剂形式或食用叶酸强化食物更有效。孕期膳食叶酸的参考摄入量为在同龄人群参考值的基础上增加 200μg DFE/d。

（二）产后妇女的营养需求

1. 热量 妇女在分娩的过程中会消耗大量的能量，产后几天又需要为新生儿的喂养和生活投入大量的精力。因此，母亲的热能摄入量要比普通妇女每天多 500kcal。

2. 高蛋白 产妇产后除子宫等生殖器官、皮肤和各类组织需要恢复外，还要满足母乳中蛋白质的数量和质量，因此需要有充足的蛋白质补充。

3. 充足的脂类 乳母膳食中脂肪的构成可影响乳汁中的脂肪成分，乳中各脂肪酸的比例随乳母膳食脂肪酸摄入状况而改变。除此之外，脂肪在皮下的适量储存可滋润皮肤，增加皮肤弹性。

4. 维生素 脂溶性维生素中，要注重维生素 A、维生素 D 的补充。因为维生素 A 只能少量地进入乳汁，而维生素 D 几乎不能进入乳汁。此外，还应注意维生素 B_1 的摄入量。

5. 矿物质 钙和铁是防止产妇缺钙和贫血的重要物质；此外，碘和锌这两种元素对婴儿神经的生长发育和免疫功能有重要的作用，并且很大程度上受乳母膳食的影响。

（三）孕期妇女的膳食建议

1. 食物应多样化。每日膳食应该包括粮谷类（米、面等）、动物性食物、豆类、奶类及其制品、蔬菜和水果类。这些食物能提供孕妇和胎儿所需的各种基本营养素，如蛋白质、脂类、碳水化合物、常量和微量元素、维生素等。要多吃能提供优质蛋白的食物，如鱼、肝、鸡、瘦猪肉、鸡蛋、奶类、豆制品等；米、面等主食（碳水化合物）是孕妇和胎儿热量的主要来源，不可缺少，并要做到粗细粮搭配；多食富含维生素的新鲜水果、蔬菜；另外应多食富含叶酸的食物，如新鲜蔬菜叶、橘子、动物内脏等；奶类、豆制品、虾皮和海带等食物含钙较多，也应多食。

2. 选择最佳食品：①新鲜食物为首选，冷冻食品次之，最后选择罐头食品。②选择表面完好，有光泽的水果、蔬菜。③应选用粗加工的面粉做面包和点心，而不要选择精加工食品如精白面粉、精白糖等。麸皮含丰富的纤维素，小麦胚芽含多种维生素、常量和微量元素。

3. 注意食物的形、色、味，使其引起食欲。选择食物要容易消化和吸收，这样有利于防止妊娠呕吐。多喝水、食用富含纤维素和维生素的食物，可以防止便秘。进餐后半小时尽量避免平躺，以避免胃酸逆流造成恶心感。

4. 为减少呕吐反应，三餐切勿多食，以免引起胃部不适或恶心呕吐。妊娠反应明显的孕妇可选用山楂、糖葫芦、酸梅、杏、柑橘、咸菜、牛肉干、陈皮梅、酸奶、凉拌粉皮、凉拌番茄或黄瓜等，以增进食欲。频繁呕吐者应选择稀粥、藕粉、酸梅汤、西瓜汁、山枣汁、椰子汁及多汁的水果，补充水分、营养，调剂口味。

5. 宜进食低脂肪、易消化的清淡饮食。孕妇胃酸分泌减少，胃排空时间延长，使得高脂肪的食物不易消化，易加重胃肠道负担，更易引起剧烈的呕吐。因此，宜选择低脂肪、易消化的清淡膳食，如新鲜蔬菜、水果、米汤、稀粥、豆浆等。

6. 宜进食高热能、高维生素的食物。孕妇呕吐症状较轻时，可增加鸡蛋、动物肝脏、瘦肉、鲤鱼、河虾和豆制品等富含蛋白质的食品，特别是鲤鱼，有治疗妊娠水肿、胎动不安、反胃吐食的功效。食量不大时，应少食用含水分多、热能低、体积大的蔬菜，并应采取少食多餐的进食方式。如晨起呕吐较剧，宜食烤馒头片、面包干等。

7. 不同孕期的"辨体施膳"

（1）孕早期　孕早期妇女体质延续了孕前状态，由于妊娠反应影响进食，原有阳虚、气虚的孕妇其怕冷、体虚乏力症状更加明显，应多食具有温补、益气作用的食物，不食生冷，以免诱发腹泻和消化不良。原有阴虚的孕妇，因孕期便秘加重，仍应多食滋阴润燥、润肠通便的食物。原有痰湿、湿热的孕妇由于湿阻中焦，恶心呕吐较为明显，应多食清淡、利湿、健脾理气的食物。原有血瘀的孕妇，怀孕后应慎用活血化瘀之品。原有气郁的孕妇，可适当进食具有行气理气作用的食物，但不可行气作用过强。原为特禀体质的孕妇，孕期应避免接触过敏原，以免诱发过敏性疾病。

（2）孕中晚期　随着孕月增加，孕妇体内能量代谢旺盛，一般会出现怕热、易出汗的表现。因此，孕中晚期应慎用温补作用较强的食物，更不可随意用药物进补。在食物性味选择上忌用大寒、大热等偏性过强的食物，除孕早期妊娠反应较重时可适量吃酸性食物，妊娠反应缓解后应以气味平和中正的食物为主，不可过酸、过咸、过甜、过辣。

（四）产后妇女的膳食建议

1. 产后妇女摄入营养素建议

（1）多吃富含蛋白质的食物　蛋白质不仅要满足产妇的需要，其质量还可影响乳汁的分泌。瘦肉、鱼、蛋、乳和家禽类含有丰富的蛋白质，豆类及其制品也含有大量优质蛋白。

（2）脂肪摄入适量　过于油腻的食物对产妇并无好处，应以清淡饮食为主。肉类、动物油脂、豆类、花生仁、核桃仁、菜籽和芝麻中均含有一定的脂肪。

（3）以碳水化合物为主食　所有的谷物类如大米、面粉等都是碳水化合物的来源。另外还要适量摄入粗粮，如玉米、小麦（包括麦片）、小米、红薯等。

（4）常量和微量元素，尤其是钙、铁和锌应摄入充分　产妇和婴儿都需要摄入充足的钙来维持体内钙需求，奶和奶制品是钙的主要来源；为补充分娩时失血及防治贫血，产妇应注意摄入富含铁的食物，如动物血、肝脏等；锌与婴儿大脑生长发育和免疫功能等关系密切，也要注意充分摄入，贝壳类海产品、红色肉类和动物内脏都是富锌食品。

（5）维生素　我国膳食中维生素A一般供应不足，故应多选用含维生素A丰富的食物，如鱼肝油、蛋、肝。菠菜、胡萝卜中含胡萝卜素，是安全的维生素A来源，也应多摄入。B族维生素参与能量代谢。小米、玉米、糙米、麦粉、豆类及青菜和水果中都含有大量的B族维生素。维生素C参与抗氧化和免疫调节等多种生理功能。各种新鲜蔬菜、柑橘、橙柚、草莓、柠檬、葡萄中都含维生素C。维生素D与钙的吸收关系密切，而乳汁中维生素D含量很低，应从鱼肝油、蛋类和乳类等维生素D含量丰富的食物中补充。

2. 产后妇女"辨体施膳"建议　妇女生产之后，因其气血骤去，体质状态与产前迥然不同，多表现为"产后多虚"的体质特点，应重视调理气血、补益脾肾。中国人一般对"坐月子"比较重视，产妇饮食多温补作用强，营养丰富。可多吃鸡汤、牛肉、红枣等益气补血的食物，初产后7日内脾胃虚弱，以汤、粥类为主；7日后可正常饮食，根据体质情况和身体恢复情况合理搭配饮食性味。气血虚者可加大进补力度，必要时在食物中加人参、黄芪、当归等，制成药膳调理；阴虚便秘者可多吃蔬菜、水果润肠通便；痰湿、湿热体质则多吃清热利湿作用的食物；血瘀体质容易恶露不尽，可多吃活血化瘀作用较强的食物，必要时以生化汤等中药促进恢复；气郁体质者易发生乳痛乳胀，可多吃疏肝理气作用较强的食物，必要时辅以中药、按摩通乳；特禀体质者在产后尽量不要接触过敏原，以免诱发过敏性疾病。

附录 《中医体质分类与判定》标准

中华中医药学会发布

ZYYXH/T157-2009

中医体质分类与判定

（Classification and Determination of Constitution in TCM）

前　言

本标准附录为规范性附录。

本标准由中华中医药学会发布。

本标准由中华中医药学会体质分会提出。

本标准主要起草单位：北京中医药大学。

本标准主要起草人：王琦、朱燕波。

本标准首次发布。

引　言

　　《中医体质分类与判定》标准是我国第一部指导和规范中医体质研究及应用的文件。该标准的编写和颁布，旨在为体质辨识及与中医体质相关疾病的防治、养生保健、健康管理提供依据，使体质分类科学化、规范化，体现中医学"治未病"的思想，为实施个体化诊疗提供理论和实践支持，提高国民健康素质。

　　中医"治未病"需要找到行之有效的方法和途径，《中医体质分类与判定》标准为"治未病"提供了体质辨识的方法、工具与评估体系。

　　中医体质学者经过近30年的研究，根据人体形态结构、生理功能、心理特点及反应状态，对体质进行了分类，并制定了中医体质量表及《中医体质分类与判定》标准。该标准是应用了流行病学、免疫学、分子生物学、遗传学、数理统计学等多学科交叉的方法，经中医临床专家、流行病学专家、体质专家多次论证而建立的体质辨识的标准化工具，并在国家973计划"基于因人制宜思想的中医体质理论基础研究"课题中得到进一步完善。应用本标准在全国范围进行了21948例流行病学调查，显示出良好的适用性、实用性和可操作性。

　　本标准简明实用，可操作性强，符合医疗法规和法律要求，具有指导性、普遍性及可参照性，适用于从事中医体质研究的中医临床医生、科研人员及相关管理人员，可作为临床实践、判定规范及质量评定的重要参考依据。

　　本标准审定组成员：张伯礼、杨明会、沈同、刘保延、李乾构、唐旭东、仝小林、彭勃、陈淑长、周宜强、刘雁峰、陈珞珈、王承德、孙树椿、丁义江、汪受传、段逸群、花宝金、陈信义、刘大新、马健。

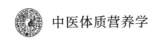

中医体质分类与判定

1 范围

本标准规定了中医关于体质的术语及定义、中医体质9种基本类型、中医体质类型的特征、中医体质分类的判定。

本标准适用于中医体质的分类、判定及体质辨识治未病。

2 术语和定义

下列术语和定义适用于本标准。

中医体质 constitution of TCM

中医体质是指人体生命过程中，在先天禀赋和后天获得的基础上所形成的形态结构、生理功能和心理状态方面综合的、相对稳定的固有特质。是人类在生长、发育过程中所形成的与自然、社会环境相适应的人体个性特征。

3 中医体质9种基本类型与特征

3.1 平和质（A型）

3.1.1 总体特征：阴阳气血调和，以体态适中、面色红润、精力充沛等为主要特征。

3.1.2 形体特征：体形匀称健壮。

3.1.3 常见表现：面色、肤色润泽，头发稠密有光泽，目光有神，鼻色明润，嗅觉通利，唇色红润，不易疲劳，精力充沛，耐受寒热，睡眠良好，胃纳佳，二便正常，舌色淡红，苔薄白，脉和缓有力。

3.1.4 心理特征：性格随和开朗。

3.1.5 发病倾向：平素患病较少。

3.1.6 对外界环境适应能力：对自然环境和社会环境适应能力较强。

3.2 气虚质（B型）

3.2.1 总体特征：元气不足，以疲乏、气短、自汗等气虚表现为主要特征。

3.2.2 形体特征：肌肉松软不实。

3.2.3 常见表现：平素语音低弱，气短懒言，容易疲乏，精神不振，易出汗，舌淡红，舌边有齿痕，脉弱。

3.2.4 心理特征：性格内向，不喜冒险。

3.2.5 发病倾向：易患感冒、内脏下垂等病；病后康复缓慢。

3.2.6 对外界环境适应能力：不耐受风、寒、暑、湿邪。

3.3 阳虚质（C型）

3.3.1 总体特征：阳气不足，以畏寒怕冷、手足不温等虚寒表现为主要特征。

3.3.2 形体特征：肌肉松软不实。

3.3.3 常见表现：平素畏冷，手足不温，喜热饮食，精神不振，舌淡胖嫩，脉沉迟。

3.3.4 心理特征：性格多沉静、内向。

3.3.5 发病倾向：易患痰饮、肿胀、泄泻等病；感邪易从寒化。

3.3.6 对外界环境适应能力：耐夏不耐冬；易感风、寒、湿邪。

3.4 阴虚质（D型）

3.4.1 总体特征：阴液亏少，以口燥咽干、手足心热等虚热表现为主要特征。

3.4.2 形体特征：体形偏瘦。

3.4.3 常见表现：手足心热，口燥咽干，鼻微干，喜冷饮，大便干燥，舌红少津，脉细数。

3.4.4 心理特征：性情急躁，外向好动，活泼。

3.4.5 发病倾向：易患虚劳、失精、不寐等病；感邪易从热化。

3.4.6 对外界环境适应能力：耐冬不耐夏；不耐受暑、热、燥邪。

3.5 痰湿质（E型）

3.5.1 总体特征：痰湿凝聚，以形体肥胖、腹部肥满、口黏苔腻等痰湿表现为主要特征。

3.5.2 形体特征：体形肥胖，腹部肥满松软。

3.5.3 常见表现：面部皮肤油脂较多，多汗且黏，胸闷，痰多，口黏腻或甜，喜食肥甘甜黏，苔腻，脉滑。

3.5.4 心理特征：性格偏温和、稳重，多善于忍耐。

3.5.5 发病倾向：易患消渴、中风、胸痹等病。

3.5.6 对外界环境适应能力：对梅雨季节及湿重环境适应能力差。

3.6 湿热质（F型）

3.6.1 总体特征：湿热内蕴，以面垢油光、口苦、苔黄腻等湿热表现为主要特征。

3.6.2 形体特征：形体中等或偏瘦。

3.6.3 常见表现：面垢油光，易生痤疮，口苦口干，身重困倦，大便黏滞不畅或燥结，小便短黄，男性易阴囊潮湿，女性易带下增多，舌质偏红，苔黄腻，脉滑数。

3.6.4 心理特征：容易心烦急躁。

3.6.5 发病倾向：易患疮疖、黄疸、热淋等病。

3.6.6 对外界环境适应能力：对夏末秋初湿热气候，湿重或气温偏高环境较难适应。

3.7 血瘀质（G型）

3.7.1 总体特征：血行不畅，以肤色晦暗、舌质紫暗等血瘀表现为主要特征。

3.7.2 形体特征：胖瘦均见。

3.7.3 常见表现：肤色晦暗，色素沉着，容易出现瘀斑，口唇暗淡，舌暗或有瘀点，舌下络脉紫暗或增粗，脉涩。

3.7.4 心理特征：易烦，健忘。

3.7.5 发病倾向：易患癥瘕及痛证、血证等。

3.7.6 对外界环境适应能力：不耐受寒邪。

3.8 气郁质（H型）

3.8.1 总体特征：气机郁滞，以神情抑郁、忧虑脆弱等气郁表现为主要特征。

3.8.2 形体特征：形体瘦者为多。

3.8.3 常见表现：神情抑郁，情感脆弱，烦闷不乐，舌淡红，苔薄白，脉弦。

3.8.4 心理特征：性格内向不稳定、敏感多虑。

3.8.5 发病倾向：易患脏躁、梅核气、百合病及郁证等。

3.8.6 对外界环境适应能力：对精神刺激适应能力较差；不适应阴雨天气。

3.9 特禀质（I型）

3.9.1 总体特征：先天失常，以生理缺陷、过敏反应等为主要特征。

3.9.2 形体特征：过敏体质者一般无特殊；先天禀赋异常者或有畸形，或有生理缺陷。

3.9.3 常见表现：过敏体质者常见哮喘、风团、咽痒、鼻塞、喷嚏等；患遗传性疾病者有垂直遗传、先天性、家族性特征；患胎传性疾病者具有母体影响胎儿个体生长发育及相关疾病特征。

3.9.4 心理特征：随禀质不同情况各异。

3.9.5 发病倾向：过敏体质者易患哮喘、荨麻疹、花粉症及药物过敏等；遗传疾病如血友病、先天愚型等；胎传疾病如五迟（立迟、行迟、发迟、齿迟和语迟）、五软（头软、项软、手足软、肌肉软、口软）、解颅、胎惊、胎痫等。

3.9.6 对外界环境适应能力：适应能力差，如过敏体质者对易致敏季节适应能力差，易引发宿疾。

4 中医体质分类的判定

4.1 判定方法

回答《中医体质分类与判定表》的全部问题（见附录），每一问题按

5 级评分,计算原始分及转化分,依标准判定体质类型。

原始分 = 各个条目分值相加

转化分数 = [(原始分 - 条目数) / (条目数 ×4)] ×100

4.2 判定标准

平和质为正常体质,其他 8 种体质为偏颇体质。判定标准见下表。

平和质与偏颇体质判定标准表

体质类型	条件	判定结果
平和质	转化分 ≥ 60 分	是
	其他 8 种体质转化分均 < 30 分	
	转化分 ≥ 60 分	基本是
	其他 8 种体质转化分均 < 40 分	
	不满足上述条件者	否
偏颇体质	转化分 ≥ 40 分	是
	转化分 30 ～ 39 分	倾向是
	转化分 < 30 分	否

4.3 示例

示例 1:某人各体质类型转化分如下:平和质 75 分,气虚质 56 分,阳虚质 27 分,阴虚质 25 分,痰湿质 12 分,湿热质 15 分,血瘀质 20 分,气郁质 18 分,特禀质 10 分。根据判定标准,虽然平和质转化分 ≥ 60 分,但其他 8 种体质转化分并未全部 < 40 分,其中气虚质转化分 ≥ 40 分,故此人不能判定为平和质,应判定为是气虚质。

示例 2:某人各体质类型转化分如下:平和质 75 分,气虚质 16 分,阳虚质 27 分,阴虚质 25 分,痰湿质 32 分,湿热质 25 分,血瘀质 10 分,气郁质 18 分,特禀质 10 分。根据判定标准,平和质转化分 ≥ 60 分,且其他 8 种体质转化分均 < 40 分,可判定为基本是平和质,同时,痰湿质转化分在 30 ～ 39 分之间,可判定为痰湿质倾向,故此人最终体质判定结果为基本是平和质,有痰湿质倾向。

（规范性附录） 中医体质分类与判定表

平和质（A型）

请根据近一年的体验和感觉，回答以下问题。	没有（根本不）	很少（有一点）	有时（有些）	经常（相当）	总是（非常）
（1）您精力充沛吗？	1	2	3	4	5
（2）您容易疲乏吗？*	1	2	3	4	5
（3）您说话声音低弱无力吗？*	1	2	3	4	5
（4）您感到闷闷不乐、情绪低沉吗？*	1	2	3	4	5
（5）您比一般人耐受不了寒冷（冬天的寒冷，夏天的冷空调、电扇等）吗？*	1	2	3	4	5
（6）您能适应外界自然和社会环境的变化吗？	1	2	3	4	5
（7）您容易失眠吗？*	1	2	3	4	5
（8）您容易忘事（健忘）吗？*	1	2	3	4	5

判断结果：□是　　□基本是　　□否

（注：标有*的条目需要先逆向计分，即：1→5，2→4，3→3，4→2，5→1，再用公式计算转化分）

气虚质（B型）

请根据近一年的体验和感觉，回答以下问题。	没有（根本不）	很少（有一点）	有时（有些）	经常（相当）	总是（非常）
（1）您容易疲乏吗？	1	2	3	4	5
（2）您容易气短（呼吸短促，接不上气）吗？	1	2	3	4	5
（3）您容易心慌吗？	1	2	3	4	5
（4）您容易头晕或站起时晕眩吗？	1	2	3	4	5

请根据近一年的体验和感觉，回答以下问题。	没有（根本不）	很少（有一点）	有时（有些）	经常（相当）	总是（非常）
（5）您**比别人**容易患感冒吗？	1	2	3	4	5
（6）您喜欢安静、懒得说话吗？	1	2	3	4	5
（7）您说话声音低弱无力吗？	1	2	3	4	5
（8）您**活动量稍大**就容易出**虚汗**吗？	1	2	3	4	5

判断结果：□是　　□基本是　　□否

阳虚质（C型）

请根据近一年的体验和感觉，回答以下问题。	没有（根本不）	很少（有一点）	有时（有些）	经常（相当）	总是（非常）
（1）您手脚发凉吗？	1	2	3	4	5
（2）您胃脘部、背部或腰膝部怕冷吗？	1	2	3	4	5
（3）您感到怕冷、衣服**比别人**穿得多吗？	1	2	3	4	5
（4）您**比一般人**耐受不了寒冷（冬天的寒冷，夏天的冷空调、电扇等）吗？	1	2	3	4	5
（5）您**比别人**容易患感冒吗？	1	2	3	4	5
（6）您**吃（喝）凉的东西**会感到不舒服或者怕吃（喝）凉的东西吗？	1	2	3	4	5
（7）您**受凉或吃（喝）凉的东西后**，容易腹泻（拉肚子）吗？	1	2	3	4	5

判断结果：□是　　□基本是　　□否

阴虚质（D 型）

请根据近一年的体验和感觉，回答以下问题。	没有（根本不）	很少（有一点）	有时（有些）	经常（相当）	总是（非常）
（1）您感到手脚心发热吗？	1	2	3	4	5
（2）您感觉身体、脸上发热吗？	1	2	3	4	5
（3）您皮肤或口唇干吗？	1	2	3	4	5
（4）您口唇的颜色比一般人红吗？	1	2	3	4	5
（5）您容易便秘或大便干燥吗？	1	2	3	4	5
（6）您面部两颧潮红或偏红吗？	1	2	3	4	5
（7）您感到眼睛干涩吗？	1	2	3	4	5
（8）您感到口干咽燥、总想喝水吗？	1	2	3	4	5

判断结果：□是　　□基本是　　□否

痰湿质（E 型）

请根据近一年的体验和感觉，回答以下问题。	没有（根本不）	很少（有一点）	有时（有些）	经常（相当）	总是（非常）
（1）您感到胸闷或腹部胀满吗？	1	2	3	4	5
（2）您感到身体沉重不轻松或不爽快吗？	1	2	3	4	5
（3）您腹部肥满松软吗？	1	2	3	4	5
（4）您有额部油脂分泌多的现象吗？	1	2	3	4	5
（5）您上眼睑比别人肿（上眼睑有轻微隆起的现象）吗？	1	2	3	4	5
（6）您嘴里有黏黏的感觉吗？	1	2	3	4	5
（7）您平时痰多，特别是咽喉部总感到有痰堵着吗？	1	2	3	4	5
（8）您舌苔厚腻或有舌苔厚厚的感觉吗？	1	2	3	4	5

判断结果：□是　　□基本是　　□否

湿热质（F型）

请根据近一年的体验和感觉，回答以下问题。	没有（根本不）	很少（有一点）	有时（有些）	经常（相当）	总是（非常）
（1）您面部或鼻部有油腻感或者油亮发光吗？	1	2	3	4	5
（2）您易生痤疮或疮疖吗？	1	2	3	4	5
（3）您感到口苦或嘴里有异味吗？	1	2	3	4	5
（4）您大便黏滞不爽、有解不尽的感觉吗？	1	2	3	4	5
（5）您小便时尿道有发热感、尿色浓（深）吗？	1	2	3	4	5
（6）您带下色黄（白带颜色发黄）吗？（限女性回答）	1	2	3	4	5
（7）您的阴囊部位潮湿吗？（限男性回答）	1	2	3	4	5

判断结果：□是　□基本是　□否

血瘀质（G型）

请根据近一年的体验和感觉，回答以下问题。	没有（根本不）	很少（有一点）	有时（有些）	经常（相当）	总是（非常）
（1）您的皮肤**在不知不觉中**会出现青紫瘀斑（皮下出血）吗？	1	2	3	4	5
（2）您两颧部有细微红丝吗？	1	2	3	4	5
（3）您身体上有哪里疼痛吗？	1	2	3	4	5
（4）您面色晦暗，或容易出现褐斑吗？	1	2	3	4	5
（5）您容易有黑眼圈吗？	1	2	3	4	5
（6）您容易忘事（健忘）吗？	1	2	3	4	5
（7）您口唇颜色偏暗吗？	1	2	3	4	5

判断结果：□是　□基本是　□否

气郁质（H 型）

请根据近一年的体验和感觉，回答以下问题。	没有（根本不）	很少（有一点）	有时（有些）	经常（相当）	总是（非常）
（1）您感到闷闷不乐、情绪低沉吗?	1	2	3	4	5
（2）您容易精神紧张、焦虑不安吗?	1	2	3	4	5
（3）您多愁善感、感情脆弱吗?	1	2	3	4	5
（4）您容易感到害怕或受到惊吓吗?	1	2	3	4	5
（5）您胁肋部或乳房胀痛吗?	1	2	3	4	5
（6）您无缘无故叹气吗?	1	2	3	4	5
（7）您咽喉部有异物感，且吐之不出、咽之不下吗?	1	2	3	4	5

判断结果：□是　　□基本是　　□否

特禀质（I 型）

请根据近一年的体验和感觉，回答以下问题。	没有（根本不）	很少（有一点）	有时（有些）	经常（相当）	总是（非常）
（1）您没有感冒时也会打喷嚏吗?	1	2	3	4	5
（2）您没有感冒时也会鼻塞、流鼻涕吗?	1	2	3	4	5
（3）您有因季节变化、温度变化或异味等原因而咳喘的现象吗?	1	2	3	4	5
（4）您容易过敏（对药物、食物、气味、花粉或在季节交替、气候变化时）吗?	1	2	3	4	5
（5）您的皮肤容易起荨麻疹（风团、风疹块、风疙瘩）吗?	1	2	3	4	5
（6）您的皮肤因过敏出现过紫癜（紫红色瘀点、瘀斑）吗?	1	2	3	4	5
（7）您的皮肤一抓就红，并出现抓痕吗?	1	2	3	4	5

判断结果：□是　　□基本是　　□否

主要参考书目

［1］姜建国.伤寒析疑［M］.北京：科学技术文献出版社，1999.

［2］中华人民共和国卫生部疾病控制司.中国成人超重和肥胖症预防控制指南［M］.北京：人民卫生出版社，2006.

［3］国家卫生和计划生育委员会疾病预防控制局.中国居民营养与慢性病状况报告（2015年）［M］.北京：人民卫生出版社，2015.

［4］施洪飞，方泓.中医食疗学［M］.北京：中国中医药出版社，2016.

［5］温梦霞.9种体质怎么吃怎么补［M］.福州：福建科学技术出版社，2016.

［6］田辉.中医食疗药膳［M］.北京：中国画报出版社，2007.

［7］吴翠珍.医学营养学［M］.北京：中国中医药出版社，2016.

［8］张爱珍.医学营养学［M］.北京：人民卫生出版社，2009.

［9］申却骄，姚鸣春.中医营养学［M］.北京：中医古籍出版社，1990.

［10］王绪前.中医食疗［M］.北京：中国中医药出版社，2015.

［11］杨世忠.中医膳食食疗学［M］.北京：中医古籍出版社，2015.

［12］李叶.本草纲目食物养生速查手册［M］.北京：北京科学技术出版社，2015.

［13］杨月欣.中国食物成分表（标准版）［M］.北京：北京大学医学出版社，2018.

［14］刘志勇，游卫平，简晖.药膳食疗学［M］.北京：中国中医药出版社，2017.

［15］张奇文，朱锦善. 实用中医儿科学［M］. 北京：中国中医药出版社，2016.

［16］王琦. 中医体质学［M］. 北京：人民卫生出版社，2008.

［17］孟昭全，路芳. 中老年常见病药食宜忌［M］. 北京：中国中医药出版社，2016.

［18］孟靓靓，于静. 孕产妇药食宜忌［M］. 北京：中国中医药出版社，2016.

［19］孟昭全，孟靓靓. 儿科常见病药食宜忌［M］. 北京：中国中医药出版社，2009.

［20］马烈光. 中医养生保健学［M］. 北京：中国中医药出版社，2009.

［21］昝殷. 经效产宝［M］. 北京：人民卫生出版社，1955.

［22］中国营养学会. 中国学龄儿童膳食指南［M］. 北京：人民卫生出版社，2016.

［23］苏宜香. 儿童营养及相关疾病［M］. 北京：人民卫生出版社，2016.

［24］（美）克雷曼. 儿童营养学［M］. 北京：人民军医出版社，2015.